神经内科与骨科临床

杨 浩 陈焱彬 黄少波 著

吉林科学技术出版社

图书在版编目（CIP）数据

神经内科与骨科临床 / 杨浩, 陈焱彬, 黄少波著
. -- 长春 : 吉林科学技术出版社, 2018.7
ISBN 978-7-5578-4802-6

Ⅰ.①神… Ⅱ.①杨… ②陈… ③黄… Ⅲ.①神经系
统疾病—诊疗②骨疾病—诊疗 Ⅳ.①R741②R68

中国版本图书馆CIP数据核字(2018)第152364号

神经内科与骨科临床

著　　　杨　浩　陈炎彬　黄少波
出 版 人　李　梁
责任编辑　孟　波　孙　默
装帧设计　陈　磊
开　　本　889mm×1194mm　1/16
字　　数　290千字
印　　张　18.5
印　　数　1-3000册
版　　次　2019年5月第1版
印　　次　2019年5月第1次印刷

出　　版　吉林出版集团
　　　　　吉林科学技术出版社
发　　行　吉林科学技术出版社
地　　址　长春市人民大街4646号
邮　　编　130021
发行部电话/传真　0431-85635177　85651759　85651628
　　　　　　　　　85677817　85600611　85670016
储运部电话　0431-84612872
编辑部电话　0431-85635186
网　　址　www.jlstp.net
印　　刷　长春市中海彩印厂

书　　号　ISBN 978-7-5578-4802-6
定　　价　128.00元
如有印装质量问题　可寄出版社调换

PREFACE 前　言

　　神经科学和骨科学是新世纪科学发展前沿领域，随着影像学和检验学等诊断设备和技术的不断更新，神经内科和骨科已经达到相当高的水平，治疗效果和患者生存率都得到了显著的提高。为此，我们总结了多年的临床工作经验，参阅了大量的国内外最新、权威的文献资料，特编撰了《神经内科与骨科临床》一书。

　　本书从实用性出发，主要介绍骨科和神经内科常见疾病的诊断、鉴别诊断与治疗方法。本书总计6章，主要包括骨折、半髋关节置换术、腰椎滑脱、脊柱微创外科、激光、臭氧、等离子射频和神经内科病证及疾病等内容。编写过程中注重吸收近年来国内外先进救治技术，内容规范，实用性强，尽可能反映新理论、新概念、新的诊断及诊疗方法，以帮助读者进一步了解骨科和神经内科新进展。

　　由于我们的知识水平所限，书中难免存在不足和纰漏之处，诚恳希望读者批评、指正。

CONTENTS 目　录

第一章　骨折

第一节 肱骨近端骨折

一、基础理论与概念

（一）概述

（1）包括肱骨外科颈在内，及其以上部位的肱骨骨折被称为共骨近端骨折。

（2）肱骨近端骨折比较常见，占全身骨折的5%，占肱骨骨折的45%。

（3）女性发病率较高，是男性的2倍。

（4）最常见于老年骨质疏松患者；其次是高能量损伤的年轻人，往往合并头、颈、胸、脊柱等部位损伤。

（二）应用解剖

（1）肱骨近端的应用解剖：Codman将肱骨近端分成四个部分，肱骨头、大结节、小结节、肱骨干（图1-1），其他的重要解剖结构还有解剖颈、结节间沟和肱骨外科颈。

1）肱骨头与肱骨解剖颈相连，约为1/3个球体表面，表面覆盖软骨，从上面看肱骨头相对于肱骨髁横轴向后倾斜30°夹角。

2）肱骨解剖颈与肱骨头边缘紧密相连，是肩关节囊附着的部位。解剖颈骨折、移位时，肱骨头的血供受到严重破坏，预后不良。肱骨颈轴线与肱骨干轴线呈135°夹角，被称为肱骨的颈干角。

图1-1A.肱骨近端前面观及后面观，可见肱骨颈同肱骨长轴呈135°的颈干角；B.肱骨近端上面观，可见肱骨镜轴线同肱骨髁间轴线呈大约30°的后倾角；C.Codman将肱骨近端分成四个部分，肱骨头、大结节、小结节、肱骨干。

3）小结节位于解剖颈之前，是肩胛下肌附着处。

4）大结节位于肱骨近端外侧，是冈上肌、冈下肌、小圆肌附着处，低于肱骨头最高点6~8mm。在肩关节外展90°~120°时接触到肩峰，盂肱关节扣锁。因此在复位大结节骨折时，应注意其位置要低于肱骨头最高点，同时放置肱骨外侧钢板时，钢板上缘应在大结节以下5～8mm，否则将出现肩峰撞击，引起疼痛。

5）结节间沟位于大、小结节之间，是肱骨近端骨折复位过程中，判断旋转移位的重要的解剖标志，同时是在肱骨近端外侧放置钢板时重要的位置参考，钢板的内侧边缘应当位于结节间沟后外侧2～4mm。

6）肱骨外科颈是位于大、小结节以下的部分，是发生骨折的常见部位。肱骨外科颈骨折后，两侧骨折端的血供均较丰富，骨折愈合率高。

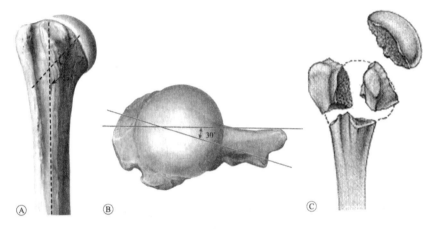

图1-1

（2）肱骨头的血供和骨折移位后血供破坏的判断

1）肱骨头的血液灌注主要来自弓状动脉：旋肱前动脉的升支，分出后沿结节间沟伴随肱二头肌长头腱走行，在大结节顶点水平进入骨内，在肱骨头内弯曲走向后方，被称为弓状动脉。供应肱骨头大部分的血供。

2）其余的血液供应来自大、小结节附着处进入干骺端的血管，以及旋肱后动脉的后内侧分支。

3）有研究表明：骨折的类型、肱骨头骨块上内侧干骺端的保留、内侧软组织的完整，可以协助判断骨折移位后肱骨头缺血的可能性：①解剖颈骨折非常少见，一旦发生，提示弓状动脉多受到严重破坏，预后不好。②肱骨头骨块上内侧干骺端保留得越长（＞8mm），提示肱骨头血供良好。③后内侧骨折，内侧突出部分的软组织保持完整，提示肱骨头血供仍能维持，并利于复位。

（3）肱骨头的骨小梁结构与钢板螺钉内固定

1）肱骨头中央和肱骨颈的骨小梁结构随着年龄的增长逐渐变得疏松。

2）肱骨头软骨下骨的骨密度最高。肱骨近端骨折行内固定时，螺钉尖部应止于软骨下骨5～10mm，既保证固定强度，同时避免螺钉切出进入盂肱关节。

3）肱骨距为肱骨近端内侧增厚骨板，是肱骨近端内侧重要的支撑结构，复位过程中恢复内侧支撑对于防止固定后肱骨头的塌陷有重要意义。肱骨近端的解剖锁定型钢板专门设计了两枚肱骨距螺钉，以抵抗肱骨头的内翻，很大程度上提高了内侧支撑和成角稳定性，在固定过程中应尽量置入该螺钉。

4）大、小结节处的骨质坚强程度有限，在复位过程中应避免过分的用点式复位钳等钳夹，以免加重骨块破碎。可采用巾钳等钳夹肌腱，牵拉复位并固定大、小结节。普通的缝合针能轻易穿过大、小结节的松质骨，可采取各种缝合技术固定大、小结节。

（4）肱骨近端的肌肉附着和骨折时的移位方向

1）肱骨近端覆盖着大量的肌肉，肌肉、肌腱的牵张作用导致骨折块的移位。

2）当肱骨近端发生四部分骨折时：冈上肌、冈下肌和小圆肌可牵拉大结节向上、向后移位；肩胛下肌和大圆肌牵拉小结节向内侧移位；胸大肌、肱二头肌肉、三角肌等牵拉肱骨干向上、内侧移位。

3）当肱骨近端发生三部分骨折时：①大结节同肱骨头相连时，冈上肌和冈下肌向后、向上牵拉，导致关节部骨块向外旋转，使肱骨头关节面旋转朝前，同时小结节向内侧移位，肱骨干向内侧、近端移位。②小结节同肱骨头相连时，肩胛下肌及大圆肌向内牵拉，导致关节部骨折块向内旋转，使肱骨头关节面旋转朝后，大结节部骨折块向上、向后移位，肱骨干向内侧、近端移位。

（5）肩袖：在肩胛骨骨折的章节中曾描述过肩袖的概念（请参考肩胛骨骨折应用解剖肩关节外展运动部分）

1）肩袖是包绕在肱骨头上面及前后形成的致密腱帽，由附着在大结节上的冈上肌、冈下肌、小圆肌和附着于小结节的肩胛下肌以及肱二头肌长头腱组成。

2）肩袖的作用主要体现在两个方面：①组成肩袖的肌群，为肩关节的活动提供力矩：冈上肌是肩关节外展的两个主要动力肌之一；肩胛下肌同冈下肌是肩关节内、外旋的主要动力肌。②肩袖是肩关节重要的稳定结构：冈上肌、冈下肌与肩胛下肌协同收缩提供张力，将肱骨头压在肩胛盂上，在盂肱关节参与的肩关节运动过程中起到杠杆的支点作用。③肱骨近端骨折治疗的重点之一就是复位和固定大小结节，修复肩袖的止点，获得大、小结节同肱骨干的生物型愈合，恢复肩关节的运动功能。

（6）肱二头肌长头肌腱

1）起始于肩胛骨盂上结节，走行于结节间沟，与肱二头肌相续。

2）肱二头肌长头是复位和重建大小结节关系过程中的重要参照标志。

3）在肱骨近端骨折的复位过程中，有可能嵌顿在骨块之间，阻碍复位，或造成骨不连。

4）在肩关节置换过程中，其张力可以作为肱骨近端假体插入肱骨干髓腔深度的参考。

（三）损伤机制

1.间接暴力

肱骨近端骨折中绝大多数是由于跌倒时上肢伸直着地，暴力沿上肢传导引起骨折，这种损伤类型多见于老年骨质疏松患者。

2.直接暴力

肱骨近端骨折中少数是由于车祸等高能量损伤，多见于年轻人；或者摔倒时肩部着地，多见于老年骨质疏松患者。

3.少见情况

电休克或癫痫发作，病理性骨折。

（四）骨折分型

（1）对于肱骨近端骨折的分型，目前在临床中普遍认同且应用最广泛的是Neer分型。

（2）Neer分型沿用了Codman的肱骨近端四部分理论，并根据骨折相互间的移位分为六型。

（3）这种分型注意到了骨折移位对软组织附着的破坏，强调失去软组织附着后，肱骨头坏死概率的升高。

（4）在Neer分型中，以肱骨头为参照物来判定骨折的移位程度。参照肱骨头，骨折块>45°成角或者骨折块间距离超过1cm时视为移位；如果移位没有达到标准，无论骨折块数量有多少，骨折都将被视为无移位。此定义过于精确，显得较为教条，是由Neer在发表此分型前JBJS编辑的要求所致。

（5）Neer分型中的特殊类型骨折

1）肱骨解剖颈骨折：该型骨折属Neer分型的两部分骨折，但非常罕见，且不同于其他类型两部分骨折。此类骨折肱骨头的血供破坏严重，一些学者认为内固定治疗继发肱骨头坏死的概率较大，主张一期采用肱骨头置换治疗。

2）外翻压缩型的四部分骨折：肱骨头＞45°成角移位和大、小结节移位。尽管骨折块粉碎严重、移位较大，但完整的肱骨内侧软组织，能够保证关节部的血液供应。预后比经典的四部分骨折好。

（五）肱骨近端骨折的评估

1.临床评估

（1）典型表现：健侧手扶托患肢紧贴胸壁，伴肿痛，患肢活动受限。

（2）血管

1）在合并肱骨头前脱位或肱骨干明显内移时，检查腋血管功能。

2）一旦损伤，立即行动脉造影或血管超声检查，积极处理。

（3）神经

1）损伤概率最高的为腋神经，查体时应检查神经功能，如果合并损伤，多采取保守治疗，对骨折治疗的影响不大。

2）伤后3～4周行肌电图检查，了解神经损伤范围。

3）如果伤后3个月神经无恢复迹象，行神经探查手术。

2.影像学评估

（1）肱骨近端X线片评估

1）正位：AP位肩胛盂与肱骨头有部分重叠，投照角度与身体矢状线成45°，即感光平面与肩胛骨平面平行时，为肩关节的真正前后位，此时肩胛盂与肱骨头无重叠。

2）腋位：腋位可以清楚地展示肩胛盂和肱骨头的关系，显示肱骨头的骨折。①传统腋位投照方式，上臂外展70°～90°，X线管球自下方指向腋窝投照，感光平面在肩关节上方平行放置。②Velpeau腋位：用于上臂贴胸固定无法外展的患者，X线自上向下投照，身体向后倾斜20°～30°，感光平面紧贴身体后方置于操作台上。③侧位：盂肱关节侧位像，X线管球位于身体后方，投照方向平行于肩胛冈，感光平面与投照方向垂直，肩胛骨呈Y形。

（2）CT扫描及重建：有助于对关节是否骨折、骨折的移位程度、压缩骨折及关节盂边缘骨折的判断。

（3）MRI不用于骨折诊断，可应用于判断肩袖的完整性。

二、手术治疗

（一）手术指征

1.非手术治疗

80%～85%的肱骨近端骨折为无移位或轻度移位的骨折，可通过非手术治疗获得满意的效果。非手术治疗还包括那些患有多种疾病，不能耐受麻醉或手术的体弱患者。

2.手术治疗

（1）闭合复位经皮穿针固定

1）用于骨质良好的外科颈骨折，一些三部分骨折和外翻压缩型四部分骨折。

2）干骺端粉碎是相对禁忌证。

（2）切开复位内固定

1）骨质是否能够满足内固定，是术前非常重要的评估内容。

2）可用于移位的两部分、三部分骨折和年轻人（年龄<45岁）的四部分骨折。

3）有限内固定可以用于单纯的大结节、小结节骨折，或者非粉碎肱骨外科颈骨折，某些三部分骨折以及外翻压缩型四部分骨折。

（3）髓内钉内固定：可以用于移位的外科颈骨折、累及大结节的三部分骨折。

（4）肱骨头置换

1）绝对适应证：肱骨头粉碎性骨折、肱骨头关节面压缩超过40%的压缩性、因手术延迟致使肱骨头严重吸收并影响肩关节功能的陈旧性骨折。

2）相对适应证：骨折合并肱骨头脱位、肱骨头劈裂性骨折、严重骨质疏松性骨折。

3）年轻患者（<50岁）首选切开复位内固定，慎行关节置换术。

4）局部伴有急性软组织感染、慢性骨髓炎等是关节置换的手术禁忌。

5）腋神经损伤所造成的三角肌麻痹是相对禁忌证，此时行肩关节置换可恢复部分关节功能。

（二）手术技术

（1）常规经三角肌胸大肌间沟入路进行肱骨近端切开复位内固定或肱骨头置换。

（2）三角肌劈开入路仅用于固定单纯大结节骨折。

（3）对大结节骨折向后移位的骨折，有时单纯经三角肌胸大肌间入路固定困难，可联合应用常规入路和劈开入路。

1.肱骨近端骨折切开复位、钢板内固定术

（1）体位与术前准备

1）沙滩椅位，躯干置于床的边缘，背后放一软垫使患者稍微向对侧倾斜，沿床的侧面放一透射线的上肢托或肩托。整个上肢在术中必须能够自由移动或操作。

2）术中C形臂辅助透视：多角度透视，包括腋位和APE，AP位透视应注意旋转上臂，多角度观察螺钉的长度。

（2）切口体表投影

1）用Marker笔标记出锁骨、肩峰、肩胛冈和喙突的骨性标志。

2）三角肌胸大肌间沟入路：切口始于喙突与锁骨之间，以斜行的方式向远端延长到三角肌附着处。

（3）手术入路（图1-2）

具体过程可以参见肩胛骨手术技术。

1）切开皮肤、皮下组织，切口远端三角肌与胸大肌分离，在此容易寻找头静脉。

2）头静脉的外侧钝性分开三角肌纤维，头静脉和小条三角肌纤维一起向内侧牵开保护，钝性分离三角肌胸大肌间沟到胸锁筋膜，暴露肱骨近端。

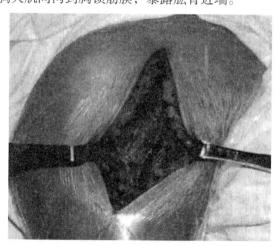

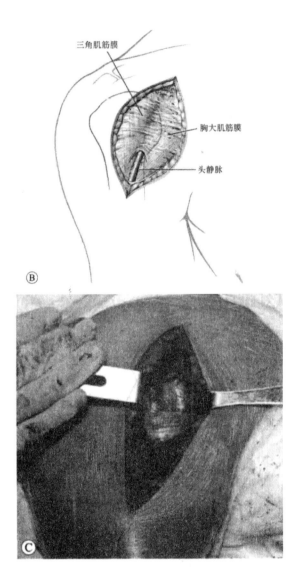

三角肌筋膜

胸大肌筋膜

头静脉

Ⓑ

Ⓒ

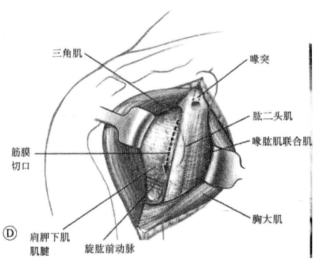

三角肌

喙突

肱二头肌

喙肱肌联合肌

筋膜
切口

胸大肌

Ⓓ

肩胛下肌
肌腱

旋肱前动脉

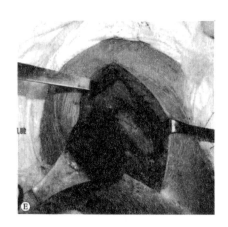

图1-2A-B.显露头静脉；C-D.在头静脉外侧钝性分开三角肌纤维，与部分三角肌纤维一起向内牵开保护；E.沿肱骨表面向外侧松解三角肌止点的前1/3，肱骨大结节嵴部位松解胸大肌止点的上部，显露骨折块。

3）切口远端，沿肱骨表面向外侧松解三角肌止点的前1/3；切口中部，在肱骨大结节嵴部位松解胸大肌止点的上部，便于显露、复位和固定骨折块。

4）术中时刻铭记避免损伤腋神经或肌皮神经。

5）术中外展上肢可松弛三角肌，有助于切口的显露。

（4）骨折的复位和固定技巧

1）针对Neer分型的不同类型骨折，有不同的复位技巧，下面分别阐述。

2）肱骨外科颈的二部分骨折：①可以通过牵拉患肢进行复位。②如果骨折断端存在嵌插，可以在牵引的同时，应用钝的骨膜剥离子插入断端缝隙之间，同时作为杠杆撬拨复位。③经外科颈的肱骨近端骨折复位后应当注意确认旋转对位，复位的标志有骨折线的对合和结节间沟。④还应该检查肱骨头的后倾角，此时可以屈肘90°，观察此时肱骨头的轴线间同肱骨髁的轴线（同前臂垂直）的夹角，应为30°。

3）肱骨近端的三部分骨折：①在肩胛下肌和冈上肌腱止点缝置粗的不可吸收线，向前牵拉，显露出后方的冈下肌肌腱止点同样缝置粗的不可吸收缝线。②骨质疏松的患者，在复位时应该牵拉并系紧留置的缝线，将三部分骨折转化成二部分骨折，如果使用复位钳，有可能使骨块进一步粉碎，增加复位难度、影响复位后的稳定性。③复位应在直视下进行，注意观察骨折线是否对合，是否还留有台阶。④对于二部分骨折，可以通过在近端骨块内置入螺纹导针作为杠杆，或者经过钢板使用非锁定螺钉复位其与肱骨干的位置关系。⑤复位后应该使用克氏针临时固定，注意克氏针应该从前方置入，避免影响外侧钢板的放置。⑥骨折复位且获得临时固定后，除了检查肱骨头的后倾，还应着重透视检查肱骨的颈干角的恢复情况，肱骨颈轴线同肱骨长轴存在135°的颈干角，在复位过程中应当给予恢复。

4）肱骨近端的四部分骨折：①对肱骨近端的四部分骨折，牵开大、小结节的骨块后，首先复位肱骨头骨块。可以在患者腋下垫折叠的铺单或者用拳头作为支点，同时牵引患肢，利用杠杆原理复位外翻的肱骨头。或者利用钝头的骨膜剥离子等协助复位肱骨头骨折块。②复位后克氏针临时固定肱骨头和肱骨干。③然后将留置的缝线拉紧，复位大、小结节骨块并系紧。④除正位检查颈干角外，同时需要进行腋位或者侧位的透视，检查肱骨干骺端同肱骨干是否存在向前或者向后的成角。

5）钢板固定：①钢板的正确位置是：沿肱骨轴线放置，钢板最高处位于大结节顶端下方5~8mm；钢板内侧缘稍偏结节间沟后方2~4mm。②透视评估钢板高度保证钢板不向上方突出（钢板模板顶端克氏针不能超过肱骨头最高点），否则钢板固定后撞击肩峰。③置入锁定螺钉，螺钉长度固定在肱骨头关节面软骨下骨，该位置抗拔出力量最大；对于内侧支撑不稳定、骨质疏松的患者，一定要拧入1~2枚肱骨距螺钉，以获得足够的内侧支撑力。通常肱骨头内拧入5枚螺钉，螺钉的数量根据骨质情况而定，如果骨质疏松，应多置入螺钉。④为了稳定大、小结节，可以在冈上肌、冈下肌、肩胛下肌的肌腱止点的腱骨交界处缝线，将缝线穿过钢板周围的缝合孔并系紧，形成张力带的效果，进一步稳定肩袖的结构。

（5）伤口闭合：通过透视确认复位和固定后，关闭三角肌胸大肌间隔，常规不需要引流。

（6）术后处理

1）肢体尽早活动（术后立即开始功能活动相对于制动3周后再开始功能锻炼，患者功能恢复更好）。

2）术后即开始钟摆运动锻炼（大结节骨折，术后4~6周避免做主动外展和外旋；小结节骨折，术后4~6周内避免做主动内旋和被动外旋）。

3）术后4~6周开始主动锻炼，8~12周开始抗阻力锻炼。

（7）经验与教训

1）骨折显露：①消毒铺单以前用C形臂机拍摄实际图像，确保足够可视性和方便操作复位。②肩关节外展可以松弛三角肌，有利于骨折显露。③缝线固定旋转袖的止点处，便于骨折块复位和固定。

2）骨折复位与固定

①肱骨外科颈骨折向前倾斜容易成角，通过抬上臂远端、朝地面推骨折部位向下纠正成角畸形。

②肱骨近端骨折复位固定过程中，内侧皮质是重要的支撑结构，对内侧皮质良好的复位和固定，是避免术后肱骨头塌陷和内翻的重要步骤，可以采取植骨、螺钉固定内侧骨块或者微型钢板作为支撑钢板。

③锁定钢板的锁定钉沿肱骨距进入肱骨头下部，对骨折的稳定固定非常重要：如果钢板设计或钢板放置原因无法置入这枚锁定螺钉时，可以使用1枚非锁定螺钉置入肱骨头的内下部。

④钢板安置的位置：A.钢板不能过于偏前，否则距离结节间沟距离过近，将影响肱二头肌长头腱和走行在结节间沟内的旋肱前动脉升支，影响肱骨头血供。B.钢板不能过于靠上，前文已经介绍过判断钢板高度的方法，若钢板放置过高，除可造成外展运动时肩峰撞击，还会造成肱骨距螺钉位置偏上，不能提供良好的内侧支撑。

⑤如果骨折短缩太多，通过手术无法获得有效的长度，可在喙突和肱骨干上分别置Schanz钉，使用肱骨牵开器维持复位。A.利用解剖型钢板复位：利用钢板的解剖形态，或利用钢板作为杠杆复位。B.利用腱骨结合部的缝合技术固定：主要用于大、小结节的复位和固定。C.避免骨折断端间隙和过度复位。

3）螺钉的长度与术中透视的重要性

①在钻孔时，应使用"敲门"技术，术者来回往复地敲击式钻孔，感受钻头在松质骨和软骨下较为致密的松质骨中不同的手感，确定钻孔的深度。

②为了防止骨质疏松患者术后移位，应尽量贴近软骨下骨，但为了防止术后螺钉切出，应保证5~10mm的距离。

③在置入螺钉后，应按照前述透视方法，多角度透视确定是否有螺钉过长；由于肱骨头自然存在的30°后倾角，因此将上臂尽量内旋，透视前后位，可以观察到肱骨头的大部分关节面。

2.肱骨近端骨折肩关节置换术

（1）体位及术前准备

1）沙滩椅位：将手术床头端抬起，尾端沉下，患者坐靠在40°～50°于术床上，髋、膝关节轻度屈曲。患肩胛部下方加一薄垫，使患肩抬离床面。上肢放在臂托上，术中可自由调整上肢的位置，方便手术。

（2）手术技巧

1）三角肌胸大肌间沟入路显露肱骨近端骨折（同肱骨近端骨折切开复位锁钉钢板内固定术）。

2）辨认肱二头肌长头肌腱，于肌腱的内外侧分别找出大、小结节并用不可吸收线悬吊标记，并向内外侧牵开，暴露肱骨头和关节盂。

3）取出粉碎的肱骨头。如果肱骨头脱位于喙突下，取出时要小心误伤腋部的血管、神经。如果肱骨头骨块脱入关节的后方，可将大结节和肱骨干牵向外侧，便于取出肱骨头。陈旧性骨折，肱骨头可能陷于瘢痕内，可将肱骨头粉碎，然后再逐步取出。

4）在大、小结节骨块腱骨附着处缝置预留的不可吸收缝线。

5）修整肱骨近端，髓腔锉轻度扩髓。

6）在肱骨近端皮质内钻孔，骨孔内穿入钢丝或不可吸收线，以便固定大、小结节。

7）将骨水泥注入肱骨近端髓腔，插入合适假体：①肱骨头的后倾：通常后倾25°～40°。可将前臂至于中立位，用拇指和示指捏住肱骨远端的内外髁，作为水平面的参考，假体向后倾25°～40°即可，此时假体翼应该对准节间沟后方。将假体试行复位并进行内、外旋转活动，内外旋转达到50°关节稳定说明后倾角合适。如果后方骨折脱位，后倾角应该可以减少5°～10%，如果前方骨折脱位，后倾角要增加5°～10°。原则是后倾不能<20°或者>40°。②假体柄深度合适：太深将减少肱骨的长度，缩短三角肌的有效长度；允许肢骨头下有放置大、小结节的空间；保持肱二头肌腱合适的张力。③骨质疏松导致肱骨近端髓腔宽大，很难与假体形成紧压配合，因此多采用骨水泥固定假体。注意在注射入骨水泥前，应在肱骨端钻孔并预置钢丝或不可吸收缝线，否则髓腔灌入骨水泥后很难进行该操作。

8）在大、小结节骨块上钻孔，通过预留的缝线，拉近大、小结节骨块，该部位的缝线可以对抗沿肱骨长轴的应力；将预留在大、小结节腱骨结合部分的缝线在内侧绕过假体柄完成环扎，该部位的缝线用来对抗大、小结节的分离应力。

9）将预置在肱骨干上的钢丝或不可吸收缝线，分别穿过大、小结节并收紧，将大、小结节与肱骨端和假体翅片固定在一起，形成一个整体运动单元。

10）取肱骨头内的松质骨植入骨折间隙。

11）不可吸收缝线修复肩袖。

12）冲洗、留置负压引流，逐层闭合切口。

（3）术后处理

1）肢体尽早活动，术后即开始钟摆运动锻炼。

2）术后4～6周开始主动锻炼，8～12周开始抗阻力锻炼。

（4）经验与教训

1）关节置换的目标是重建一个稳定、无痛、功能良好的肩关节。良好的复位和坚强的固定是术后早期功能锻炼的前提。

2）大、小结节的再附着和固定：通过钢丝或缝线等将大、小结节与肱骨端和假体翅片固定在一起，形成一个整体运动单元，恢复肩关节动力装置。

3）肱骨头取骨植入大、小结节与肱骨干之间的骨折间隙，可获得丰满的肱骨大结节，利于大、小结节与骨干之间的骨性愈合，减少大、小结节的骨性吸收。只有大、小结节与肱骨干之间达到骨性愈合，才能获得良好肩关节功能。

4）肩袖损伤修复不良会导致术后疼痛，因此恢复肩袖的完整性非常重要。可通过缝合等方式修复肩袖并增强愈合，以减少术后疼痛等并发症。

5）后倾角度的控制：应用肩关节假体植入系统的后倾角度器将假体后倾角度控制在30°左右。结节间沟可作为假体置入的参照，要求假体的翼置于结节间沟后方1cm处。肱骨头后倾只有在合适的角度范围内，才能保证大、小结节复位至正常的解剖位置。大、小结节的复位不良和愈合不佳，是影响预后的重要因素。

6）假体高度的控制：骨折造成骨性标志破坏，术中假体放置的高度缺乏参照，增加了假体置入的难度。假体的高度决定了肩关节周围软组织的张力，假体高度过高，一方面会限制肩关节活动，另一方面会造成大、小结节与骨干之间张力过大，影响大、小结节与骨干之间的骨愈合；假体高度过低会导致周围组织张力下降造成肩关节不稳。

7）反式肩关节置换在初次肩关节置换中很少应用，多为终极治疗。①任何原因导致的肩袖功能丧失，都会导致肱骨头失去向内的张力，肩关节活动时不能形成杠杆运动的支点，肩关节无法完成正常的功能。反式肩关节假体的特殊设计，可在肩袖失去功能的状态下，仍能保证肩关节获得杠杆的支点，完成肩关节的功能。②一些在骨折前肩袖已经损伤的病例，或手术中无法重建大、小结节和肱骨干及假体的连接的病例，即无法修复肩袖的情况下，可采用反式肩关节置换，重建肩关节的功能。③反式肩关节置换的并发症较多，假体使用寿命有限，是肩关节功能重建的终极解决方案，应严格手术适应证，谨慎采用。

3.肱骨大结节骨折切开复位空心钉（张力带）固定

（1）体位与术前准备：沙滩椅位，躯干置于床的边缘，背后放一软垫使患者稍微向对侧倾斜，沿床的侧面放一透射线的上肢托或肩托。

（2）切口体表投影

用Marker笔标记出锁骨、肩峰、肩胛冈和喙突的骨性标志：肩关节外侧入路：自肩峰外侧向远端5cm内切口，劈三角肌入路，显露移位的肱骨大结节；该入路位置较深，损伤腋神经的危险较大，术前应标记好腋神经走行的区域：肩峰下5cm处以远的宽2cm的区域。

（3）手术入路

1）在标记的安全区外，自肩峰向下沿肱骨长轴取5cm切口，切开皮肤及皮下组织。

2）沿肌纤维走行方向劈开三角肌，可以显露出其深方的肩峰下滑囊，注意在劈开的三角肌的下端顶点缝一针保护线，避免切口向下撕裂损伤腋神经。

3）切开肩峰下关节囊，显露出肱骨的上外侧部。

（4）骨折的复位和固定技巧

1）在冈上肌肌腱止点腱骨交界处缝置不可吸收缝线。

2）牵拉留置的缝线，复位大结节骨折块。

3）克氏针临时固定，透视检查骨折复位情况。

4）固定方式的选择：根据患者的骨质情况，选择合适的固定方式：①骨质较为疏松的患者，可以选择张力带固定，张力带固定的方式，可以选择8字缝法，或结合螺钉固定。②骨质较好的患者，可以选择1~2枚空心螺钉加压固定大结节骨折片，注意位置靠上的空心钉，不要加垫片，否则会使钉尾突出较高，导致肩峰撞击。

（5）闭合切口及术后处理：见切开复位内固定部分。

（6）经验与教训

1）大结节移位不明显，切口首选肩关节前侧入路，该切口表浅，上臂内旋即可显露骨折部位。若大结节向上、向后移位较大，可以辅助使用外侧切口方便骨折复位。

2）建议2枚空心螺钉固定

①1枚垂直骨折面，螺钉深度达于软骨下骨最佳。

②另1枚朝向肱骨干方向，穿内侧皮质为佳。

4.肱骨近端骨折的其他内固定方法

（1）肱骨外科颈骨折闭合复位经皮穿针内固定术

1）体位及术前准备同前。

2）闭合复位：肱骨外科颈常见的移位是远端短缩，伴有向前成角，此时应当在C形臂透视辅助下，一边牵引患肢远端，一边在成角位置向下压骨折远端。

3）手术入路：注意肱骨近端克氏针固定的安全区。

①避开肱二头肌长头腱，不要将其固定在肱骨。

②自前述腋神经危险区以下进针。

③进针区域位于三角肌的外侧；向内不要超出骨皮质过远，否则有可能损伤腋血管、神经。

4）骨折的固定：利用克氏针固定，可分为三组。①一根克氏针从外侧进针，通过肱骨干，至肱骨头的骨块的软骨下骨；另一根克氏针大致与其平行置入。②从前向后斜行置入，同前两根克氏针大致垂直，从另一个平面固定肱骨头。③如果合并大结节撕脱骨折，可在大结节方向向下进针。

5）术后处理：①患肢悬吊固定3周。②每周复查X线片，确定骨折及克氏针是否移位。③3～4周后在局麻下拆除克氏针。④复查见骨折线模糊后可以开始进行被动及主动功能锻炼。

（2）肱骨外科颈骨折闭合复位髓内钉内固定术

1）体位及术前准备及手术入路参见肱骨干骨折相关部分。

2）骨折的复位及内固定：①骨折的复位技巧，见前述闭合复位经皮穿针部分；如果肱骨近端处于外展位，髓内钉的进针点将位于肩峰下，此时可以打入螺纹导针作为杠杆，撬拨复位骨折近端。②髓内钉的置入技术，参见肱骨干骨折闭合复位髓内钉内固定部分。③由于肱骨近端钉的特殊设计，其近端有不同的固定方式，如螺旋刀片或者多平面锁定等方式，可以根据所选器材的类型进行锁定，在内侧皮质完整性破坏时，应当置入肱骨距螺钉，获得较好的内侧支撑，避免肱术后肱骨头的外翻和塌陷。④远端锁定螺钉置入时，应当注意在前述腋神经安全区远端置入，避免损伤腋神经。

4）经验与教训：①肱骨近端髓内钉置入过程中，需要劈开冈上肌肌腱，因此有可能造成肩袖损伤。②根据髓内钉末端的位置，选择合适长度的尾帽，在尾帽完全置入后，应当不突出于入钉点，否则将会造成肩袖的损伤。

（三）手术并发症及其防治策略

（1）关于锁定钢板治疗肱骨近端骨折的并发症，RobertC.Sproul等系统回顾了12份应用锁定钢板治疗肱骨近端骨折的研究，共514个病例，其中内翻畸形率16%，肱骨头坏死率10%，螺钉切出进入关节发生率8%，肩峰撞击发生率6%，感染率4%。

（2）内翻移位畸形与螺钉切出

1）应用锁定钢板进行固定时，首先要获得解剖复位，才置入螺钉进行最终固定。

2）后内侧皮质支撑的重要性：GeorgOsterhoff等的研究认为，肱骨距粉碎可以作为肱骨近端骨折预后不良的预测因素。必须重视后内侧皮质支撑的重要性，需要通过骨性接触或肱骨距螺钉重建内侧的支撑，防止内翻畸形。

3）肱骨头内不同部位骨密度和抗拔出能力：M.J.Tingart等通过定量CT研究了肱骨头不同部位的骨矿物质密度，发现肱骨头中部的骨矿物质密度最高，前上象限密度最低；而且骨矿物质密度同螺钉的抗拔出能力相关。

4）螺钉的数量和肱骨距螺钉：JohannesB.Erhardt等在尸体上的研究表明，螺钉数量增加，可以减少螺钉切出的发生概率，并推荐至少在肱骨头骨块置入5枚锁定螺钉，同时强调了肱骨距螺钉的重要性。

5）螺钉的深度：为防止螺钉切出同时保证固定的强度，应将螺钉置入软骨下骨5~10mm处。

6）内固定物的改进：为了防止螺钉切出进入关节的发生，设计生产了一些器械，其中新的理念如HandInnovations的光滑螺钉等。

（3）肩峰撞击

1）肩峰撞击通常由于内置物位置过高造成，术中要保证内置物上端位于大结节最高点以下5~8mm，否则有可能造成肩峰撞击，影响患肢外展角度，造成疼痛。

2）另一个造成肩峰撞击的原因是大结节没有足够良好的固定术，术后向近端移位，引起肩峰撞击。

（4）肱骨头缺血坏死

1）前文所述Hertel等评估了骨折对肱骨头血供影响的方法，为预后的判断提供了一定的依据。

2）Wijgman等报道了应用环扎和T型钢板的方法治疗肱骨近端三或四部分骨折后，其中37%的患者术后发生了肱骨头缺血坏死，然而这其中77%的患者仍可以获得较为满意的肩功能评分。

3）我们的经验是把握肩关节置换的手术适应证，根据患者的年龄、损伤程度选择合适的手术方案。对于肱骨头粉碎的患者，特别是高龄患者，可以采取一期肩关节置换术；大多数的患者仍可采用切开复位内固定的方式，尽量获得解剖复位；对于手术失败导致肱骨头缺血坏死影响功能，肱骨头已经吸收的陈旧骨折等，可以采取肱骨头置换术。

（5）异位骨化

1）文献报道肱骨近端骨折的异位骨化发生并不罕见，Neer报道了一组三部分、四部分骨折共117个病例，其中移位骨化发生率为12%。

2）异位骨化的相关危险因素有：推迟手术超过7d，软组织损伤程度，以及中枢神经的损伤。

3）对于高危险性的病例，可以在术后口服吲哚美辛25mg，一日三次，或行局部放疗预防异位骨化的行程。

4）异位骨化行程后，如果影响患肢运动，需行二次手术进行松解。

第二节　股骨粗隆间骨折

一、基础理论与概念

（一）概述

（1）粗隆间骨折占成年人总骨折的3.13%，占成年人股骨骨折的24.56%，占股骨近端骨折的50%。

（2）老年人多发，平均发病年龄是66～76岁。男女发病比例为1∶8～1∶2，女性的高发病率与绝经后骨骼的代谢异常密切相关。

（3）粗隆间骨折属于囊外骨折，很少影响股骨头供血，骨折部位为松质骨结构，血运丰富。因此，与股骨颈骨折不同，粗隆间骨折发生骨不连和股骨头坏死的概率很低。

（4）粗隆间骨折与股骨颈骨折相比，患者的年龄越大，合并的内科疾病越多，日常生活的依赖性越强，而且经常会有其他部位的骨折病史。

（5）粗隆间骨折多为老年患者，常合并多种内科疾病，手术进行牢固的固定，可以使患者早期活动，减少卧床并发症，降低病死率，改善生活质量。

（6）老年粗隆间骨折患者的围手术期综合治疗逐渐受到骨科医生的重视，是股骨粗隆间骨折治疗成败的关键因素之一。

（二）应用解剖

1.股骨粗隆部

股骨大、小粗隆之间的部分。

（1）以松质骨结构为主。

（2）血供丰富，由旋股内侧动脉和旋股外侧动脉的分支供应。

（3）骨折愈合率高。

2.股骨近端的力学支撑结构

（1）股骨粗隆部的骨小梁与股骨头部的骨小梁组成了一个吊臂样的三角形力学结构。主要压力骨小梁和次要压力骨小梁与内侧皮质以及后内侧的股骨距融为一体，起到承托作用，以此对抗髋部强大的内翻应力。

（2）股骨距位于股骨颈与股骨干连接部的内后侧，由多层致密的纵行骨板构成。它是股骨近端负重系统的重要组成部分，被称为"真性股骨颈"的基石。股骨距加强了股骨近端的力学承载能力，与压力和张力小梁共同形成一个完整的负重系统。

（3）粗隆间骨折的稳定性取决于股骨近端后内侧皮质骨的完整性，如果股骨距保持完整和正常对位，则该骨折的稳定性较好；如果股骨距断裂、分离或小转子骨折块较大，意味着骨折不稳定。

3.股骨粗隆部的肌附着及骨折块的移位机制

（1）臀中肌、臀小肌附着于大粗隆，大粗隆骨折后受其牵拉向上、向外移位。

（2）髂腰肌附着在小粗隆上，小粗隆骨折后受其牵拉向上、向内移位。

（3）内收肌使远端骨折向内、向上移位。

（4）整体上观察粗隆间发生骨折，患肢出现短缩、外旋畸形。

（三）损伤机制

1.直接暴力

老年患者多由于摔倒，髋关节着地，导致骨折；年轻人多由于车祸、高空坠落等高能量暴力导致骨折。

2.间接暴力

髋关节内翻或向前成角的应力导致粗隆间骨折；臀中肌和臀小肌强力收缩会导致大粗隆骨折；髂腰肌强烈收缩会导致小粗隆撕脱性骨折。

（四）骨折分型

1.Evans分型（图1-3）

以复位前、后骨折端能否获得稳定为基础，特别强调骨折复位后内侧皮质是否完整对重建髋关节稳定的重要性。稳定性骨折表现为后内侧的骨皮质保持完整，或仅有少许粉碎，骨折复位后能获得稳定；不稳定性骨折主要以后内侧骨皮质粉碎为特征，复位后骨折端不易获得稳定。逆转子间骨折在内收肌的牵拉作用下，股骨干有向内侧移位的趋势，骨折端存较大的剪力，骨折极不稳定，复位困难，复位后也很难稳定，属于极不稳定的类型。

（1）Ⅰ型：骨折线顺粗隆间骨折，进一步分为四个亚型

1）Ⅰa：二块型骨折，无移位，稳定。

2）Ⅰb：三块型骨折，有轻度移位但可以复位，内侧皮质可以获得支撑，复位后稳定。

3）Ⅰc：三块型骨折，有移位难以复位，内侧皮质不能获得支撑，不稳定。

4）Ⅰd：粉碎型骨折，通常为四块或以上，内侧皮质破碎，不能获得支撑，不稳定。

（2）Ⅱ型：逆粗隆间骨折，不稳定骨折。

2.AO分型

A0分型既强调转子间骨折后内侧皮质的粉碎程度，同时也强调骨折是否累及外侧皮质的重要性。AO将转子间骨折归为股骨近端骨折中的A类型，分为A1、A2、A3三种类型，每型中根据骨折形态又分为3个亚型。

（1）A1型骨折：简单的两部分骨折，骨折线从大转子到远端内侧皮质，内侧皮质只在一处断开。

1）A1.1型骨折表现为内侧皮质骨折恰位于小转子上。

2）A1.2型骨折表现为内侧皮质骨折有嵌插。

3）A1.3型骨折表现为骨折线延伸至小转子下，特点是小转子与近端骨折连为一体，受髂腰肌的牵拉近端骨块容易发生旋转移位。

（2）A2型骨折：经转子的多块骨折，内侧皮质至少两处断开。根据骨折块的数目和后侧粉碎的程度进一步分型。

1）A2.1为转子间有一个中间骨折块。

2）A2.2为转子间有多个中间骨折块。

3）A2.3为骨折延伸超过小转子下1cm。

（3）A3型骨折：骨折线向小转子下延伸或反斜型骨折，又称为逆转子间骨折。A3骨折难以复位和固定。

1）A3.1为斜行骨折。

2）A3.2为横行骨折。

3）A3.3为粉碎型骨折。

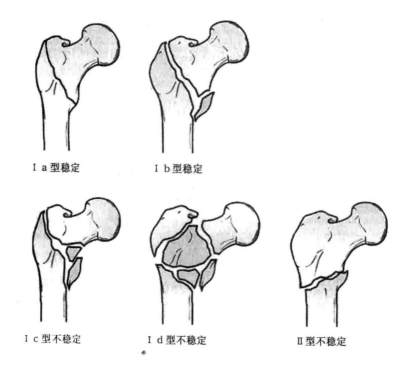

Ⅰa 型稳定　　　　Ⅰb 型稳定

Ⅰc 型不稳定　　　Ⅰd 型不稳定　　　Ⅱ型不稳定

图1-3　股骨粗隆间骨折Evans分型

（4）根据AO分类，转子间骨折的不稳定性主要表现在股骨近端的后内侧皮质粉碎、骨折线延伸至转子下，以及逆转子骨折。因此，A1.1A1.2A1.3A2.1为稳定型骨折；A2.2A2.3A3.1A3.2A3.3均为不稳型骨折。

（五）骨折评估

1.临床评估

（1）外伤后髋部疼痛，活动受限，无法站立或行走。

（2）典型表现：下肢短缩，外旋畸形通常 > 45°。

（3）患侧大转子部可出现肿胀或瘀斑，粗隆部压痛明显，轴向叩击足跟可引发髋部剧烈疼痛。

（4）常合并有桡骨远端骨折、肱骨近端骨折、肋骨骨折、脊柱压缩骨折，应加以排除。

（5）股骨粗隆间骨折会伴有隐性失血，入院后注意评估和监测患者的血流动力学情况及检验指标。

（6）老年患者在入院前及入院后，常常会有延误，饮食摄入减少，因此入院后还应注意生化检查，评估水、电解质情况，避免脱水、电解质紊乱、应激性溃疡等。

（7）应该在术前应行下肢静脉超声检查，评估下肢静脉血栓情况，术前、术后应用低分子肝素、Xa因子抑制剂等进行抗凝血治疗，避免下肢深静脉血栓脱落造成肺栓塞。

2.影像学评估

（1）骨盆正位及髋关节侧位：常规检查，一般能够确诊。

（2）CT检查及三维重建：可进一步判断骨折移位程度和方向，观察隐匿性骨折线，排除肿瘤病变。

（3）磁共振检查：可发现一些隐匿性的转子间骨折，排除肿瘤等导致的病理性骨折。

3.粗隆间骨折稳定性的评估

绝大多数的失败病例源于不稳定性骨折，区别粗隆间骨折的稳定性，对指导治疗至关重要。如下临床表现提示骨折不稳定。

（1）严重的旋转畸形，或严重的肢体短缩畸形。

（2）股骨近端后内侧失去支撑：影像学可见小粗隆骨折块较大。

（3）股骨头颈与股骨干之间明显移位：影像学可见股骨头颈部和股骨干失去接触。

（4）逆粗隆骨折：臀中、小肌向外、上方牵拉近端骨块，内收肌向内侧牵拉远端的股骨干，骨折端形成较大的剪力，属于极不稳定性的骨折。

（5）严重骨质疏松，Singh-index评估低于3。

（6）骨折粉碎：影像学可见骨折粉碎，骨块分离。有时正位相并不明显，但在侧位相上会看见明显粉碎的骨折。往往是在手术中透视侧位相时发现。

4.特殊类型的骨折与潜在不稳定性骨折的评估

（1）股骨颈基底部骨折：骨折位于或接近转子间线。

1）骨折位于髋关节囊外。

2）发生股骨头坏死的概率大于其他粗隆间骨折。

3）易发生旋转移位，很难判断。植入内固定时应控制旋转移位。

4）需要使用具有抗旋转的内固定器材固定。

（2）逆粗隆骨折

1）骨折线自股骨近端内侧皮质延伸到至远端外侧骨皮质。

2）骨折端存在较大的剪力，稳定性非常差，如果采用动力髋螺钉固定，将造成近端整体外移导致内固定失败。

3）因此A3型骨折多应用髓内钉内固定，如果选用钢板螺钉内置物则应使用动力髁螺钉（DCS）固定。

（3）A1.3型骨折：骨折线延伸至小粗隆下，小粗隆与股骨近端骨块相连。

1）臀中、小肌牵拉使骨折远端向上、向外移位，内收肌等牵拉使肢体上移短缩。

2）髂腰肌牵拉小粗隆，使近端骨块极度外旋，并向前、向内侧移位。

3）复位困难，需控制旋转，且很难维持复位。

（4）潜在的不稳定性骨折

1）当顺粗隆的粗隆间骨折，大粗隆与股骨干相连部分较少，或大粗隆骨块过薄，为潜在的不稳定性骨折。

2）该类骨折如果采取动力髋螺钉固定为拉力螺钉扩孔时，有可能造成医源性骨折，从A1-A2.1型稳定型骨折转化为A3型逆粗隆的不稳定骨折，导致固定失败。

二、粗隆间骨折的治疗

（一）保守治疗

（1）转子间骨折的保守治疗比手术治疗的病死率明显增高。原因是卧床使原有的内科疾病加重，同时还可以引起坠积性肺炎、褥疮、静脉血栓等并发症。

（2）保守治疗仅适用于内科疾病重，不能耐受麻醉和手术的患者。对于意识不清，不能自主活动的患者，或者伤前已经失去活动能力的患者，应该给予保守治疗。

（3）伤前能够行走，但因内科疾病不能实施手术的患者，应进行牵引治疗，并通过穿戴防旋鞋等，避免短缩、外旋畸形愈合，持续牵引8～12周后复查X线片，若骨折愈合，则逐步负重行走。

（4）伤前失去行走能力的患者，可以在控制疼痛的基础上，鼓励患者早期坐轮椅活动，以避免卧床导致的全身并发症。

（二）手术治疗

1.手术治疗的基本原则

（1）手术指征：粗隆间骨折患者多为老年人，长期卧床会引起各种并发症。因此，只要患者能够耐受手术，均应接受手术治疗。

（2）手术目的

1）对骨折进行坚强固定，实现早期离床活动，避免卧床并发症，降低病死率。

2）恢复髋关节的正常功能，防止内翻、短缩畸形等并发症。

（3）手术时机：301医院选择手术时机的经验如下。

1）一旦患者病情稳定，应尽快进行手术。

2）无内科疾病，或内科疾病较轻者，手术风险较小，应该在48h内尽快完成手术。

3）内科疾病较重，手术风险相对较大，需进行内科调整。一旦病情允许，应尽快手术。

4）内科疾病严重，手术风险非常大，或不能耐受手术，应该放弃手术，否则会加速患者的死亡。

2.手术方案的选择

（1）粗隆间骨折最常用的两种手术是闭合复位髓内钉内固定术和切开复位动力髋螺钉内固定术。此外还有人工股骨头置换术和外固定架等手术方法。

（2）近年来髓内固定正逐渐成为内固定的主流，虽然目前没有循证医学证据证明任何一种有明显的优势。

1）闭合复位髓内钉内固定术：①优势：承载负荷均匀，力学更合理；经皮操作；失血较少。②劣势：术中透视条件要求高，不易实施；翻修较困难；花费高。

2）切开复位动力髋螺钉内固定术：①优势：术中透视条件要求低，容易实施；技术容易掌握；容易翻修；花费低。②劣势：切开操作；失血较多；不适合于逆粗隆骨折和延及粗隆下的骨折；对于不稳定的粗隆间骨折有可能发生塌缩造成肢体短缩；不能获得良好的内侧支持的患者需要晚负重。

（3）对于Evans Ⅱ型的逆粗隆骨折，由于内收肌的牵拉作用致使骨折远端向内侧移位，臀中、小肌等的牵拉作用，致使骨折近端屈曲、外旋、外展移位，骨折端产生较大的剪力；应视为动力髋螺钉应用的禁忌证，故选择髓内钉固定或者切开复位动力骨果螺钉内固定。

（4）综上所述，对于Evans Ⅰa、Ⅰb型骨折，可以选择髓内钉和DHS固定，对于Ⅰc、Ⅰd型骨折，主要应用髓内钉固定，对于Evans Ⅱ型，可以选择髓内钉和动力髁螺钉固定。

3.手术技术

（1）股骨粗隆间骨折动力髋螺钉固定术

1）体位和术前准备与闭合复位

①体位及术前准备基本同股骨颈骨折闭合复位内固定术，患者平卧于牵引床，首先牵引患肢，然后内旋行闭合复位。

②术中透视判断髋内、外翻：大粗隆顶点与股骨头中心的关系，正常情况下这两点应该同处一个平面上。A.股骨头中心低于大粗隆顶点，髋关节处于内翻状态。B.股骨头中心高于大粗隆顶点，髋关节处于外翻状态。C.健髋术前X线平片可作为患髋颈干角的参考。

③复位标准：医生的外科技术决定了骨折的复位质量，骨折复位不良是内固定失败最重要的因素。股骨近端复位的标准如下：A.内翻不超过5°，外翻不超过20°。B.对于内翻畸形的复位严格程度明显高于外翻畸形，是由于适度的外翻可以减少偏心力矩，一方面可以减少内置物的剪切应力，另一方面也可以减少肢体的短缩程度。C.侧位像成角不能＞10°。D.旋转移位很难判断，可在透视下先将股骨髁调整至水平位置，再投照股骨近端标准侧位影像，即可获得真实的前倾角。

2）切口体表投影：透视下标记出大转子和股骨干长轴，作为手术切口的参考。

3）手术入路：A.沿切口体表投影切开皮肤及皮下组织，沿切口方向切开阔筋膜及阔筋膜张肌近端。B.切开股外侧肌的筋膜，钝性劈开股外侧肌。C.在股骨上下方，分别放置拉钩，钝性劈开股外侧肌，切断、结扎在术野中的肌肉穿支血管。

4）透视检查复位情况，如果闭合复位不满意，则可先清理断端内嵌顿的软组织，调整牵引的位置，恢复长度，旋转患肢，然后使用点式复位钳，一端置于小粗隆附近，夹紧复位钳完成复位。

5）根据钢板角度确定穿入导针的平面。①臀大肌骨性附着点的近侧小粗隆尖有助于确定135°钢板的进针点。②如果选用角度较大的钢板，一般套筒角度每增加5°，进针点应向远端移动5mm。

6）可在股骨颈前方钻入一枚克氏针至股骨头来确定股骨颈的方向。选择合适角度的导向器，在侧位上入针点位于大粗隆前中1/3交界处，正位上调整导向器位置，使导针与股骨颈长轴平行，且位于股骨颈偏下的部位。钻入导针直至软骨下骨。

7）测量导针长度，并将测量值减去5mm，得到扩髓和植入物的长度。使用专用钻头，设置好深度后扩髓。

8）注意如果是骨质较好的年轻人，应该在拧入头钉前提前攻丝，否则在拧入头钉时，有可能造成近端骨折块的移位。

9）注意：拧入结束时，应保证T形把手的尾端长轴与钢板长轴平行重合，否则钢板将难以植入。

10）插入钢板后，在股骨上钻孔并拧入螺钉，将钢板固定于股骨。

11）DHS系统可以在头顶尾端用螺钉对断端加压，此种情况仅用于骨折不稳定，术后患者需在床上制动，不能早起负重进行动力加压的情况。通常情况不随着术后下床锻炼，可以完成动力化，对断端加压，不需要进行此操作步骤。

12）术毕冲洗术区，逐层缝合切口。

（2）经验与教训

1）使用加压螺钉时，松质骨螺钉在加压过程中可产生5mm的加压移动，或在螺钉杆退出套筒之前产生5mm的压缩。需要在透视下核实正侧位螺钉位置。加压螺钉产生的动力与骨的质量有关，骨质疏松的患者在加压时需要谨慎，避免螺钉从股骨头内拔出。

2）DHS为偏心固定，力臂长、弯阻大，有一定的生物力学缺陷：①对稳定型骨折固定效果可靠，但是对于不稳定型转子间骨折，特别是后内侧皮质粉碎者，股骨距不能很好地完成内侧压应力的传导，内置物承受较大的应力，易形成髋内翻，钢板或螺钉断裂、拔出等并发症。②此时需要防旋螺钉、大转子稳定钢板等方法辅助固定，达到稳定大转子、控制股骨头的旋转移位，实现骨折的坚强固定的目的。③螺旋刀片等内固定的设计可以提高把持力，增加抗旋转性能。

3）对逆转子间骨折或转子下骨折而言，因内收肌的牵拉作用致使骨折远端向内侧移位，臀中、小肌等的牵拉作用，致使骨折近端屈曲、外旋、外展移位，骨折端产生较大的剪力，内固定很容易失效或折断。应用DHS固定失败的概率非常高，文献报道高达24%～56%，应视为DHS内固定的禁忌证。

（3）股骨粗隆间骨折闭合复位髓内钉内固定术

1）体位与术前准备：同股骨颈骨折闭合复位髓内钉内固定术。①大多数粗隆间骨折，只需要足部轻度内旋，持续牵引即可复位。②患者患侧臀部尽量靠近手术台边缘，上身向健侧倾斜10°～15°，患肢内收10°～15°以显露进针点，便于操作；这一点对于肥胖患者尤其重要。③标准透视方法参见股骨颈骨折闭合复位内固定相关章节。

2）切口体表投影：沿股骨干轴线向近端延伸，越过大粗隆画线，以其与经过髂前上棘垂直于地面的直线交点为中心做切口。注意，如果患者较胖，可以适当向近端延长切口，避免过厚的软组织影响操作。

3）复位并在透视下检查复位效果

①复位标准同滑动髋螺钉固定术部分。

②骨折尚未复位，切勿扩髓，否则即使调整位置，髓内钉仍然会沿着错误的方向进入。

③多数患者，可通过牵引复位。若不能通过牵引复位，可参见股骨粗隆下骨折闭合复位髓内钉内固定部分的辅助复位技巧，经皮或者行有限切开辅助复位。

④对于非常不稳定的骨折，复位后很容易发生再移位，可以打入克氏针临时稳定。

⑤对于A1.3型的骨折，应采取特殊的复位方法A.A1.3型骨折，由于小粗隆附着于近端骨折块，髂腰肌的牵拉导致近端骨块极度外旋，并向前、向内侧移位。B.该类骨折仅靠牵引难以复位，可以行有限切开，不要过多地游离内侧组织，使用一把复位钳，一端置于小粗隆附近，一端置于远端骨折块外侧，钳夹复位；或者在股骨近端骨折块打入2枚粗克氏针作为摇杆，下压并推向近端辅助复位。

4）逐层分离皮下组织至阔筋膜，切开阔筋膜，寻找大粗隆顶点，透视下取大粗隆顶点为进钉点，方向朝向股骨髓腔，注意，不同的内固定器材由于其外翻角度设计不同，进钉点也有所不同，应当参考其使用说明。

5）插入导针后，扩开进针点处骨皮质：①注意当骨折经过进钉点时，需要施加一个向内的力量来维持复位，否则容易造成大粗隆部位的骨折再次移位。②扩开皮质时受软组织和手术铺单等的影响，扩髓或插入髓内钉等过程中均可使大转子顶点的开口逐渐扩大并偏向外侧，最终导致髓内钉插入后的位置较预期偏外，因此在扩开皮质，以及之后的扩髓过程中，均应向套筒施加向内的力量，避免向外侧偏移。③扩口时注意使用导向套筒保护软组织，避免术后出现切口内脂肪液化。

6）徒手插入主钉，如果遇到阻力可以旋转手柄，尽量不要锤打入钉，有可能造成医源性股骨干骨折。

7）判断主钉的深度和旋转：①在"股骨颈侧位"下，调整手柄的角度，使其位于股骨颈的正侧方。②在正位上，要保证恢复>130°的颈干角，如果颈干角130°为髋内翻，此时应该退出导针，进一步插入主钉，并稍稍外展患肢，重新打入导针。

8）髓内钉主钉位置满意后，使用导向套筒打入头钉导针，其正确的位置在前后位应当平行于股骨颈轴线，并且位于股骨颈长轴偏下的位置，其尖端位于软骨下骨表面5mm；侧位透视确认导针平行股骨颈轴线；测量导针深度，实际打入的螺旋刀片的长度应为实际深度减去10mm。

9）敲击螺旋刀片至股骨头软骨下骨；注意在打入头钉过程中逐渐松开牵引。旋转手柄锁紧螺旋刀片，透视中观察锁紧情况；注意螺旋刀片后的空隙逐渐消失，此时螺旋刀片锁定不能旋转，如果该空隙不能完全消失，需要重新置入螺旋刀片。

10）如需术中加压，则取下打砸器后，在头钉尾部旋入术中加压螺栓，反向旋转套筒上的限位螺栓，让套筒尾部同术中加压螺栓接触，进一步旋转，用瞄准臂为支点实现术中加压，术中透视监测加压情况。

11）使用导向器锁定远端锁钉，对于稳定的粗隆间骨折，可以采取动力锁定远端螺钉，对于不稳定的粗隆间骨折，采取静力锁定。

12）置入尾帽：由于粗隆间骨折患者通常不需要取出内固定物，因此大多数情况下此步骤可易忽略。

13）冲洗后逐层缝合切口。

（4）经验与教训

1）先复位后扩髓：骨折尚未复位，切勿扩髓。①转子间骨折行髓内钉固定之前应先进行复位，试图借助髓内钉复位，或插入髓内钉后再行复位往往会徒劳无助。②无法完成闭合复位时，可采取经皮或有限切开等方法辅助复位。

2）准确的入钉点：确保大转子顶点入钉。①导致入钉点偏外的原因：除了错误的进针外，操作不当也可以导致入钉点偏外。受软组织和手术铺单等的影响，扩髓或插入髓内钉等过程中均可使大转子顶点的开口逐渐扩大并偏向外侧，最终导致髓内钉插入后的位置较预期偏外。②入钉点偏外置钉造成的后果：入钉点偏外置入髓内钉，一方面可以导致复位丢失，出现髋内翻；另一方面置入股骨头内的拉力螺钉位置会偏高，增加了拉力螺钉切割的风险。③避免操作失误的方法：在影像监视下寻找精确的入钉点，前后位影像显示进针点位于大转子顶点，侧位影像显示进针点位于大转子的中前1/3，进针方向与股骨髓腔一致。扩髓时应在套筒保护下操作，扩髓过程中向躯体侧推压套筒，避免髓腔开口和扩髓过程中铰刀逐渐外移，造成钉道偏向外侧。

3）选择合适的内置物

①股骨近端髓内钉或者长髓内钉：不稳定型转子间骨折，髓内钉会承受更大的应力。长髓内钉可将应力更多地分布到股骨干上，减少局部应力集中导致的并发症。

②头钉选择螺旋刀片或者普通螺纹：A.对于老年、骨质疏松的患者，应当选择螺旋刀片。因为螺旋刀片的设计解决了防旋和承重两个问题。螺旋刀片直接打入，不需要预先钻孔，不会造成骨质丢失。螺旋刀片在打入股骨头颈过程中，对其周围的松质骨造成挤压，可以夯实疏松的骨质，使其变得更加结实、密集，增加螺钉的锚合力。B.但对于年轻人，股骨颈内骨质较好，不应采取螺旋刀片，因为直接打入有可能造成股骨颈的医源性骨折。

4）避免骨折端分离：①对于横行、逆粗隆方向的骨折，在实施内固定时，易造成骨折端的分离或旋转移位。②骨折端在分离位置上固定，负重时骨折端的接触减少，不能有效分担应力载荷，应力将全部集中在内固定装置上，会出现骨不愈合，或内固定疲劳折断等并发症。③为避免骨折块分离，应适时放松下肢牵引，并在透视下确定骨块之间获得接触，方可完成拉力螺钉加压和远端锁定等操作。

5）避免软组织过度损伤：髓内钉应该采用微创术式置入，骨折块无需解剖复位、固定。开放复位髓内钉固定必然会破坏骨折愈合的生物环境，造成骨不连等并发症。

6）髓内钉远端锁定与尖端骨折：内置物的尖端会产生应力集中，导致骨折。一些髓内钉的尖端设计了两枚交锁螺钉，同时锁定会增加内置物的稳定性，但也相对产生更大的应力集中。对于一些稳定性较好的骨折类型，可选择近端一枚螺钉交锁，远端钉孔旷置，减少应力集中。

7）内固定设计

①对抗旋转设计：股骨头颈的旋转移位是内固定失效的重要因素之一。

②针对控制股骨头颈旋转的内固定设计和手术技巧，始终是骨科医生关注的焦点。

③头颈内的双钉设计、螺旋刀片设计等都是为了增强抗旋转性能。也正是因为这些抗旋转的特殊设计，使髓内固定产品不断更新换代。

④骨折端加压设计：A.动力加压可以促进骨愈合，无论是髓外固定，还是髓内固定，滑动加压设计始终是核心内容。B.加压螺钉和主钉之间沿轴向滑动，使骨折端获得加压，并维持稳定。C.滑动加压设计经历了由单钉到双钉，又回到单钉设计的过程。因为股骨近

端复杂的力学传递，很难获得双钉同时滑动加压，也因此出现一些并发症，如"Z"字退钉等。

⑤锁定型钢板：锁定钢板的最大问题是限制了骨折端的加压。对于稳定型骨折能够获得良好的固定，但是对于不稳定型骨折，钢板、螺钉会承受较大的应力，容易发生钢板、螺钉疲劳折断等并发症，应当谨慎应用。

（5）股骨粗隆间骨折人工股骨头置换术

1）手术适应证：股骨粗隆间骨折多采取内固定的方式治疗，行人工关节置换需严格把握适应证。①患者在骨折前就已经患有股骨头缺血坏死或骨性关节炎等髋关节疾病，可选择全髋置换同时解决骨折和疾病两个问题。②内固定失败的病例，再次内固定时很难获得足够的稳定性，关节置换可作为一种补救措施。③当骨质疏松非常严重时，内固定的可靠性受到质疑，此时也可以考虑股骨头置换术。

2）体位及术前准备、切口体表投影、手术入路：见股骨颈骨折人工髋关节置换部分。

3）骨折的复位：紧邻股骨颈基底切断外旋肌群并向外翻转，保护坐骨神经。大转子骨折后受臀中小肌的牵拉向上、向后移位，应仔细辨别，避免误切臀中肌，造成不必要的损伤。我们的经验是将一把骨钩放在梨状窝处，将大转子向前、向远端牵开，使大转子复位，然后再切断外旋肌短群及后关节囊。

4）假体置入前的处理

①靠近股骨颈基底的骨折，残留股骨颈很少，可直接将股骨头取出。如果股骨颈连同股骨距且股骨距骨块较大，可保留股骨颈下部1cm截骨，保留股骨距，取出股骨头。保留的股骨距可在股骨近端重建时重新插入骨折缺损部位，恢复股骨距的完整性。

②清理髋臼窝及圆韧带的残端。髋臼横韧带部位的闭孔动脉分支会有显性出血，注意止血。

③股骨近端重建：是手术的关键步骤，对恢复髋关节功能至关重要。A.利用"∞"字钢丝固定大转子：大转子骨折可根据张力带的原理进行"∞"字钢丝固定。大转子为松质骨，在收紧钢丝时不要过分用力，以免钢丝对骨造成切割。B.钢丝环扎法固定小转子：将移位的股骨小转子复位后，通过环形钢丝引导器分别于小转子上、下各安放一道钢丝。在收紧钢丝时，可在髓腔内预置一个髓腔锉，防止在钢丝收紧过程中造成髓腔狭窄。为了避免钢丝滑移，有时要在钢丝固定处造成沟槽，增加钢丝的稳定性。C.关于股骨距的处理：

将截骨预留的股骨距骨块插入远端骨折缺损处，通过钢丝环扎，重建股骨近端髓腔。部分病例股骨距粉碎无法固定甚至完全缺损时，可采用骨水泥重塑股骨距。

④关于股骨假体前倾角的确定：转子间骨折累及股骨颈基底，甚至遗留股骨距缺损时，股骨假体安装缺乏参考标志。我们的做法是：保持髋、膝各屈曲90°，使股骨髁连线与水平面一致，参照此平面将股骨假体前倾15°，以此确定股骨假体的前倾角。前倾角可适度加大，防止假体后脱位。

⑤关于骨水泥渗漏的处理：骨水泥固定假体时，不可避免地造成骨水泥渗入骨折间隙，影响骨愈合。预防的方法是尽量使骨折获得较好的复位，钢丝捆扎尽可能收紧，缩小骨折间隙。另外，尽量选择骨水泥的面团期插入假体，也可以减少骨水泥的渗入。

⑥关于肢体长度的处理：骨折造成股骨距缺失，假体插入深度缺乏标志。假体插入过深会造成肢体短缩、脱位等并发症，插入过浅则导致肢体过长、复位困难。在进行骨水泥固定前，可将假体试插入髓腔，通过大转子顶点与股骨头中心的关系预测假体大概插入的深度，即假体的顶端应与大转子的顶点在同一水平线上。

（6）经验和技巧

1）转子间骨折进行关节置换时，需要对大小转子复位，并通过环扎钢丝等进行固定，手术创伤大、出血多、时间长，与内固定相比手术风险更大，因此需要严格控制手术适应证，不作为常规方法推荐使用。

2）选择骨水泥固定：老年患者合并严重的骨质疏松，骨脆性增强，骨与假体之间的机械嵌合力差，不宜采用生物型固定，应该使用骨水泥固定。否则会出现假体松动下沉等并发症。

3）选择合适的假体：①目前关节置换治疗转子间骨折的假体选择比较混乱，缺乏统一的标准。一些学者撰文报道采用生物型假体置换，甚至应用肿瘤型股骨近端假体置换治疗转子间骨折，显然是画蛇添足，增加了手术的复杂程度，造成了更大的创伤和并发症，没有必要。②近年来，一些用于转子间骨折的特制假体不断涌现，特点是在普通假体增加了固定大、小转子的设计，以期方便手术，改善髋关节功能。③301医院的经验是选择普通骨水泥假体置换，采用钢丝环扎等方法重建股骨近端，钢丝分别对大、小转子固定，保留了大、小转子的肌肉附着点，使髋周肌群能够正常发挥功能。钢丝与骨水泥混合固定，能够重建一个稳定的髋关节。

4.手术并发症及其防治

（1）拉力螺钉切出与尖顶距的应用

1）拉力螺钉在股骨头中的位置是影响祖隆间骨折内固定稳定性的最重要的因素之一，特别体现在骨质疏松的老年患者中；骨折复位不良，通常侧位上骨折复位不良，是导致拉力螺钉位置不良的主要原因。

2）尖顶距（TAD）的概念：TAD是指在矫正放大率后，正、侧位X线片上所测得的拉力钉尖端到股骨头顶点距离的总和。其中，Xap指前后位X线片上拉力钉尖端到股骨头顶点的距离，Xlat指侧位X线片上拉力钉尖端到股骨头顶点的距离，Dtnue，指拉力钉的实际直径，Dap指前后位X线片上拉力钉的直径，Dlot指侧位X线片上拉力钉的直径。

3）尖顶距可以对股骨头内拉力螺钉的深度和中心化程度作出准确评估，是测量内固定位置的重要指标。一般认为股骨头内拉力螺钉的位置应当偏下，偶尔还可以偏后，确保螺钉的上方及前方可以保留更多的骨质。

4）拉力螺钉在正、侧位影像上均位于软骨下骨10mm以内，并在股骨头的中央，才能避免尖顶距过长，减少螺钉的切出率。要求尖顶距<25mm，甚至有些学者主张尖顶距应该<20mm。无论是髓内固定，还是髓外固定，尖顶距都是预测手术成功率的重要参考指数。

5）DHS固定尖顶距同内置物选择：DHS有多种头钉角度规格，需按健侧肢体情况，以及复位情况选择合适的内置物，如果选择不合适的头钉角度，有可能造成尖顶距的增加，导致内固定失败。

6）髓内钉固定尖顶距同复位的关系：虽然厂商设计髓内钉时提供了不同头钉角度的设计，但绝大多数器材供应商提供的髓内钉的头钉角度多为130°，故应用髓内钉固定时决定术后TAD更多取决于复位程度和固定技巧，复位不正确或者进针点偏离，均会造成术后TAD>25mm。

（2）望远镜型移位（股骨干内移）与二次接触稳定

1）股骨祖隆间骨折AO-OTA分型A2.1型骨折的患者中，可以看到部分患者存在一小粗隆骨块，骨折线沿矢状面走行，在内侧面观察，骨折呈现"Y"字形，当内固定后，体重作用于股骨头，可导致近端骨折块塌陷入骨松质内，向外侧和远端移位。

2）应用动力髋螺钉或髓内钉固定股骨粗隆间骨折可以观察到股骨头颈与拉力螺钉

（螺旋刀片）共同向外滑动，早期文献常用股骨干内移描述这种现象，近期文献将其形象地描述为望远镜型移位。

3）髓内、外固定后骨折端的初次稳定和二次稳定：骨折复位固定后会发生一系列的再稳定过程。301医院创伤骨科通过动态X线片和CT测量连续观察了150例粗隆间骨折术后的再稳定情况，发现骨折的愈合与骨折端的再次稳定密切相关。

①初次稳定：骨折导致骨皮质失去原有的连续性，经手术治疗后，通过复位、固定恢复原有解剖结构和力学稳定性，获得了初次稳定。

②二次稳定：骨折固定后在髋周肌肉的收缩运动及负重行走作用下，骨折块与骨端之间，或者骨端与内置物之间，进一步接触、夯实，最终获得新的力学稳定性。我们将最终获得的稳定称为"二次稳定"。

③绝大多数骨折，特别是稳定型骨折，经过复位固定后骨折端可以直接接触对合获得稳定，二次稳定现象并不明显。但是稳定性非常差的骨折类型，除了骨折端直接接触外，骨折端还可以通过与内置物接触获得支撑，实现二次稳定。主要表现在：股骨颈干角的改变、骨折部位压缩所造成的股骨颈短缩以及股骨头颈部沿固定器械主轴的旋转运动。

④DHS固定与二次稳定：A.DHS属于偏心固定，钢板位于股骨近端外侧。对于稳定性骨折，骨折端的内侧皮质复位后可以直接接触对合获得支撑，内外侧同时达到力学稳定，利于骨折愈合。B.对于不稳定性骨折，复位后内侧皮质接触不良或不能对合，不能获得力学稳定性，此时股骨近端骨块与拉力螺钉一起发生望远镜型移位，对于大粗隆外壁完整的患者，由于大粗隆的遮挡，有可能获得二次稳定；对于大粗隆外壁不完整，或前述潜在不稳定骨折在固定时造成医源性大粗隆外壁骨折，或大粗隆外壁较薄近端骨块接触后有可能造成该部位骨折，此三种类型的患者由于失去了二次稳定最终可导致内固定失败。C.为了预防DHS固定失去二次稳定的机会，对于上述三类患者，应使用大粗隆保护钢板。

⑤髓内固定与二次稳定：A.髓内固定属于中心性固定，主钉插入髓腔内，不稳定骨折，股骨近端发生望远镜型移位时，除了骨折断端可以直接接触外，尚可与主钉钉体接触构成支点，获得二次稳定。B.由此可见，髓内固定不需要对内侧骨块解剖复位固定，不干预内侧的生物学环境，自然增加了骨折的愈合率。因此，髓内固定适于任何类型的骨折固定，特别是在不稳定型骨折固定中表现优异。

（3）内侧支撑的完整性对于内固定稳定性的影响

1）DHS属于偏心固定，钢板位于股骨近端外侧，与髓内钉的中心型固定相比，当用于内侧壁粉碎的骨折固定时，由于体重不能沿骨折断端传递，而沿螺钉传递，偏心力臂更长，螺钉所承受的剪切力更大，是其难以避免的力学缺陷。

2）内侧壁缺损的骨折应用DHS固定后，力学模式类似单边吊臂式固定，力学的缺陷必然导致髋内翻，甚至出现钢板、螺钉的疲劳断裂等并发症。

3）外科手术可以重建内侧稳定性，通常采用拉力螺钉或环扎钢丝等方法稳定内侧骨块。但是受手术技术等影响，并不是所有病例都能获得良好的内侧稳定，况且手术干预必然造成内侧软组织条件的破坏，影响骨折的愈合。因此，DHS固定稳定性骨折效果可靠，对于不稳定性骨折需要较好的外科技术完成内侧稳定。

（4）外侧壁的完整性对于内固定稳定性的影响

1）骨折累及外侧壁，可造成大粗隆骨折，大粗隆骨块受臀中、小肌的牵拉，向上、后移位，近端骨块因此失去了外侧阻挡而陷入骨折端，导致内翻畸形和肢体短缩。

2）前文所述潜在不稳定骨折中，外科操作不当造成外侧壁的医源性损伤，应当引起注意。

3）Suk-KuHan等的研究表明，发生在矢状面的骨折时，骨折线可自小粗隆延及大粗隆，此时小粗隆骨块体积与大粗隆骨块剩余部分体积比越大，即大粗隆外侧壁完整性越差，骨折稳定性越差。

4）大转子的上移缩短了臀肌的力臂，导致臀肌无力，严重者会出现鸭步行走状态，应当重视大转子的复位和固定。

第三节　骨盆骨折

一、基础理论及概念

（一）概述

（1）骨盆骨折较为常见，占全身骨折的3%～8%，骨盆骨折治疗难度高，其致残率和病死率达到5%～50%。

（2）骨盆骨折为高能量损伤，合并损伤发生率非常高。四肢伤85%；胸部损伤70%；腹部损伤60%；头颅损伤60%，接诊时必须仔细全身检查，防止漏诊。

（3）骨盆环损伤后的稳定性

1）骨盆环损伤后仍能抵抗正常生理负荷而不发生形变，称为稳定性骨盆环损伤。

2）骨盆环损伤后不能抵抗正常的生理负荷，或在承受正常生理负荷时发生骨盆形变、功能减退时，称之为不稳定性骨盆环损伤。

（4）骨盆骨折的急救：应当多学科（骨科、普通外科、泌尿外科、神经外科、血管介入）联合协作，骨科医师应迅速判断骨折的损伤程度，用简单有效的方法（骨盆兜、外固定架、C形钳）尽量控制骨折出血，综合患者一般情况、骨折情况做出下一步治疗决定。

（二）应用解剖

1.骨盆的基本功能和结构

（1）骨盆的功能：连接脊柱与下肢，完成力学承载，保护盆腔内的脏器和血管、神经等重要的组织结构。

（2）骨盆的界线：从骶骨岬到耻骨联合之间的弓状线构成，界线以下是真骨盆或小骨盆，是容纳脏器的部位；界线以上是假骨盆或大骨盆，构成体腔的下部。

（3）骨盆的比较解剖：在从猿到人的进化过程中，为了适应双足站立行走所带来的剧烈的生物力学变化，骨盆和骶骨的形态经历巨大的演变：骶骨和骶髂关节面增大，坐骨变短和耻骨联合垂直长度减小，髂骨的方向朝向前方，髋臼角度向前下方转变。

2.骨盆的解剖和生物力学特点

（1）骨盆的骨性结构

1）骨盆由骶骨和髋骨组成，一块骶骨和两块髋骨通过韧带连接，构成骨盆环。

2）组成骨盆环的三块骨和三个关节依靠坚强的韧带结构获得生物力学的稳定性。

3）骶髂关节本身无内在的骨性稳定性，是韧带复合体为骶髂关节提供了稳定性。

（2）骶骨的形态与骨盆的拱形结构

1）在冠状面上：骶骨为楔形，位于骨盆弓的顶点，骶骨承负体重，类似于拱心石一样稳定。

2）在横断面上：骶骨为颠倒的楔形，决定了骶骨是不稳定的，可以向前移动，仅依靠后韧带复合体的整体协调功能保持骨盆后环的稳定性。因此外力作用时将引起骶髂关节的脱位。

（3）骨盆的后方稳定结构

1）后方复合体对骨盆环的整体稳定发挥重要作用，有研究指出，骨盆生物力学测定前后环对骨盆的稳定性各占40%、60%。

2）骶髂关节可以分为真性关节和假性关节两部分，真性关节部分覆盖有软骨结构，具有微动的功能，而假性关节部分是指真性关节后方，髂后上棘与骶骨相对的部分，二者间依靠强壮的骶髂骨间韧带连接。

3）骶髂前韧带宽而薄起自骶骨的前表面，终于与其相对的髂骨前表面，该韧带能防止骨盆的外旋和抵抗剪切应力。

4）骶髂后韧带包含两种纤维束：短韧带：自骶骨棘或骶骨结节，止于髂后上棘和髂后下棘；长韧带：自髂后上棘到骶骨外侧部分，混合有骶结节韧带的起始部分，覆盖短韧带。

5）髂腰韧带位于第五腰椎横突和髂嵴之间，腰骶外侧韧带位于第五腰椎横突和骶骨翼之间。

6）在横断面上观察，如果把骶骨比作桥梁的话，那么后方韧带复合体相当于悬吊桥梁的钢索，骶髂骨间韧带是桥梁的栅栏。

（4）骨盆的前方稳定结构

1）在双足站立时，体重沿骶骨-骨盆-髋臼传递至股骨，股骨头对于髋臼的反作用力可以分解为在向上和向内的分量，两侧向内的分量终止于耻骨联合，因此耻骨前支起支撑作用，防止负重时前方骨盆环塌陷。

2）当外力作用于骨盆，使一侧或双侧骨盆有外旋分离的趋势时，耻骨联合能够在一定程度上抵抗外旋应力。

3）耻骨联合在骨盆的稳定性上重要性不及后侧结构，部分先天性膀胱外翻患者，耻骨联合先天分离，妊娠分娩时也可造成耻骨联合距离的增大，然而其骨盆后部结构仍然稳定，单纯耻骨联合分离时（分离距离＜2.5cm）对骨盆环稳定性影响不大。

（5）骨盆底的韧带稳定结构

1）骶结节韧带：起自骶骨背面和髂后上、下棘，止于坐骨结节，骶结节韧带非常坚固，起到抗旋转和抗外翻的作用。

2）骶棘韧带：起自骶骨和坐骨外缘，止于坐骨棘，与骶结节韧带一同发挥作用。

3）盆底的筋膜和肌肉加强了这两条韧带，共同组成了骨盆底部结构。

3.骨的特殊结构与骶髂关节螺钉

（1）应用解剖

1）骶骨由5个骶椎愈合而成，其形态较为复杂多变，骶骨的椎弓根与横突愈合，形成了其两侧的翼状结构，骶髂螺钉沿着骶1和骶2节段的椎弓根进入椎体，熟知周围的解剖结构非常重要。

2）骶1椎弓根的横截面积为1～1.5cm2，由内上方轻度斜向外下方。

3）骶1椎弓根的界限：①下缘是S1神经管和S1神经前孔；②前方是髂血管、L5神经根和输尿管；③上方是L5和L5～S1椎间盘；④后方是马尾神经。

4）骶1神经根管由椎管向下、向前、向外穿出。

（2）解剖变异：30%～40%的骶骨存在变异。在术前应完善CT检查排除骶骨变异：

1）L5～S1椎间盘与两侧的髂嵴平行。

2）骶孔不圆，或者出现椭圆形。

3）S1～S2之间残留椎间盘。

4）骶骨翼由椎体至骶髂关节突然变窄。

5）髂骨翼上出现乳突。

6）骶髂关节呈波浪形。

（3）影像监视：C形臂位于术者的对侧。

1）前后位：可以评估患者的正确体位。

2）入口位：S1和S2的前侧皮质互相重叠，形成同心圆。可显示骶骨和骶骨翼的前方皮质。

3）出口位：耻骨联合与S2重叠，可以显示骶孔和S1上缘，高质量的图像还可以显示骶神经根管的走行。

4）侧位：双侧的坐骨大切迹完全重叠。可显示斜坡。

5）髂骨皮质密度线（ICD）：在骨盆侧位片，显示骶髂关节髂骨部分前方皮质增厚部分，可以估计斜坡的位置。

（4）骶髂关节螺钉的生物力学

1）对于不稳定的骨盆骨折，如果仅固定骨盆后方结构，使用两枚骶髂关节螺钉（无论是分别置入骶1和骶2椎体或者同时置入骶1椎体），其抗旋转能力优于仅使用1枚螺钉。

2）在置入骶髂螺钉前，必须获得骶髂关节的复位，有研究指出当骶骨2区骨折时，髂骨分别向头侧移位5mm、10mm、15mm、20mm，在横截面上观察，骨折端接触面积相应减少30%、56%、81%，90%。当移位达到15mm时，50%的患者不能置入两枚骶髂关节螺钉。

4.与骨盆骨折相关的重要神经结构

（1）T12前支的一部分S4神经根构成了腰、骶丛和尾神经丛。

（2）腰骶干：L4前支的一部分和L5前支组成腰骶干，骨盆骨折移位后造成损伤的概率非常大：

1）L4神经的分支经过L5横突。

2）L5神经于骶髂关节内侧12mm经过骶骨翼前缘。

（3）臀上神经

1）L4、L5向下进入真骨盆，与S1一起在骶髂关节前方汇合。

2）臀上神经源于骶丛（L4、L5、S1），与臀上动静脉伴行经过坐骨大切迹迂回穿出骨盆，支配臀中、小肌肉，其损伤后出现臀中、小肌功能障碍，是腰骶干损伤的重要标志。

5.与骨盆骨折相关的重要血管结构

（1）骨盆骨折的最严重并发症是骨盆出血，掌握骨盆的血管解剖对于介入栓塞控制骨盆大出血非常重要。

（2）髂内动静脉是骨盆最重要的血管。

（3）臀上动脉

1）髂内动脉的重要分支。

2）沿骶髂关节的前下方经过坐骨大孔离开骨盆。

3）其通过坐骨大孔时直接位于骨面上，易造成损伤。

（4）骶中动脉位于骶骨中线的前侧。

6.重要的脏器

（1）膀胱位于盆底肌肉的上方。

（2）在女性，盆底肌肉形成的间隔内走行尿道、阴道、直肠和支持韧带，女性尿道短，在尺骨支骨折中受伤概率较低，反而是耻骨支骨折移位时，容易刺伤阴道，造成开放性骨折。

（3）在男性，膀胱和盆底之间是前列腺，被致密的筋膜包绕，尿道通过前列腺离开骨盆。

1）尿道在前列腺远端区域的薄弱环节是尿道膜部，是最固定又较薄弱的一段。

2）当会阴部受压，膀胱受到牵拉，尿道会在膜部发生断裂。

3）尿道外口血迹提示有尿道损伤，但并非所有的尿道损伤患者均可出现该症状，因此男性患者怀疑尿路损伤时，应在置入尿管前行逆行尿路造影，如果造影显示异常，应请泌尿外科专科医生协助诊治。

（三）损伤机制

（1）低能量损伤：常为单处骨折或骨质疏松性骨折，如骨盆环的撕脱骨折。

（2）高能量损伤：坠落、交通等导致的骨盆环碎裂。骨折的类型和粉碎、移位程度与外力的方向、大小和性质有关。

（3）了解致伤过程中伤者的姿势，暴力的种类、作用方向，持续的时间等详细情况，对理解骨折的类型有重要意义。

（4）暴力的不同作用机制造成的骨折特点

1）骨盆的开书样骨折：①导致骨盆开书样损伤的暴力作用机制：A.同时挤压双侧髂后上棘；B.直接挤压髂前上棘；C.股骨突然外旋；②骨盆外翻损伤的程度和对稳定性影响：A.第一阶段：首先是耻骨联合的断裂，当耻骨联合的分离＜2.5cm时，骶棘韧带、骶结节韧带以及后方韧带复合体保持完整，此时骨盆的稳定性不受影响。B.第二阶段：当骨盆继续外翻，至髂后上棘与骶骨接触，此时骶棘韧带、骶结节韧带和骶髂前韧带断裂，骶髂后韧带和骨间韧带仍保持完整，骨盆仍具有垂直方向的稳定性。C.第三阶段：当外翻超过后方韧带的承受范围，将造成骶髂后韧带、骨间韧带的完全断裂，此时骨盆的稳定性完全破坏，将不再是开书样损伤。

2）骨盆的侧方挤压骨折：①导致骨盆侧方挤压损伤的暴力作用机制：暴力作用的位置和方向不同可以导致骶髂关节分离、骶骨压缩骨折等不同的损伤类型；②暴力作用于髂骨后部：导致骶髂关节的压缩骨折，骨折之间嵌插，且周围的韧带结构完整，具有一定的稳定性；③暴力作用于髂骨前部：导致骨盆内翻、耻骨骨折，挤压骶骨前部造成骨折，部分患者可合并后方韧带复合体的断裂；暴力进一步作用，伤侧的骨盆继续内翻推挤对侧骨盆，造成对侧的开书样损伤，被称为Windswept骨盆；在年轻人，由于骨质坚硬，暴力作用下，首先造成后方韧带复合体的断裂；④暴力作用大粗隆或沿下肢传导：股骨头锤击髋臼，造成骨盆的内翻损伤，可合并髋臼横行骨折和股骨头中心性脱位，需要注意的是，该类损伤的移位除了伤侧骨盆的内翻，往往包含矢状面内的旋转；⑤侧方压缩骨折时的耻骨损伤：A.耻骨联合的分离与重叠，在少数患者还可以发生耻骨联合的交锁。B.单侧耻骨支骨折：可以发生在外力作用的一侧，也可发生于损伤的对侧，此时的损伤类型被称为桶柄样损伤。C.双侧耻骨支骨折：即骑跨骨折或者蝶形骨折，为双侧耻骨上下支骨折。D.耻骨支骨折旋转移位：当耻骨上支骨折后，侧方暴力继续作用，有可能导致耻骨支骨块旋转甚至垂直，此时容易并发膀胱、女性阴道的损伤。

3）骨盆的剪切骨折：垂直于骶髂关节方向的剪切外力作用下造成后方复合体移位＞1cm，提示后方的韧带结构完全破坏，骨盆的稳定性丧失。

4）复杂的骨盆骨折：通常情况下，造成骨盆骨折的外力并不是上述介绍的单一种类，因此骨盆的移位较为复杂。

（四）骨盆环损伤的分型

1.骨盆骨折Young&Burgess分型

基于骨折损伤机制和稳定性的分型方式，如前所述的受伤机制，将骨折分为四大类型：

（1）前后挤压损伤（APC）

1）APCⅠ型：耻骨联合分离不超过2.5cm，可有一侧或两侧耻骨支垂直骨折，然而骶棘韧带、骶结节韧带以及后方韧带复合体完整。

2）APCⅡ型：耻骨联合分离＞2.5cm，骶髂前韧带断裂，骶髂关节增宽，骶棘韧带、骶结节韧带断裂，骨盆呈现典型的开书样损伤，骨盆旋转不稳定，然而骶髂后韧带、骨间韧带完整，骨盆垂直向稳定。

3）APCⅢ型：除上述损伤外，骶髂后韧带、骨间韧带完全断裂，导致骨盆稳定性完全破坏，骶髂关节分离，合并血管损伤、大量出血的概率较高。

（2）侧方挤压损伤（LC）

1）LCⅠ型：暴力作用于骨盆后部，伤侧髂骨压缩骨折，耻骨支横行骨折，为稳定型骨折。

2）LCⅡ型：暴力作用于骨盆前部，导致伤侧髂骨在骶髂关节外侧骨折，即新月骨折，合并不同程度的后方韧带复合体损伤，由于骶棘韧带、骶结节韧带完整，仍保留垂直稳定性。

3）LCⅢ型：侧方暴力持续作用至对侧骨盆，导致对侧骨盆骶棘韧带、骶结节韧带、骶髂前韧带损伤，产生开书样损伤，该类型又被称为"Windswept"骨盆。

（3）垂直剪切损伤（VS）：轴向暴力作用下产生骨盆前后方稳定结构的破坏，骨盆稳定性完全破坏，伴有髂骨向头侧、后方移位，常伴有严重的腹膜后出血和神经损伤。

（4）复合型损伤（CM）：上述机制共同作用下的骨折类型，最常见的形式是LC合并VS。

2.骨盆骨折Tile分型

基于骨盆稳定性的概念将骨盆骨折分为三个基本类型，A型为稳定骨折，B型为部分稳定骨折，C型为不稳定骨折，注意其稳定和不稳定为相对程度而言，Tile分型是目前广泛应用的一种分类方式。

（1）A型骨折为稳定型骨折，后弓完整：

1）A1型：髂骨的撕脱骨折，可发生于髂前上棘、髂前下棘、坐骨结节等骨突部。

2）A2型：髂骨翼分离或微小移位的骨盆环骨折：①A2.1型：髂骨翼分离，不包含骨盆环骨折；②A2.2型：骨盆环无移位或轻微移位的稳定骨折；③A2.3型：骨盆前环分离损伤，及所谓的前方四柱骨折。

3）A3型：骶骨或尾骨的横行骨折；①A3.1型：尾骨骨折或骶尾关节脱位；②A3.2型：无移位的骶骨横行骨折；③A3.3型：移位的骶骨横行骨折。

（2）B型骨折为部分稳定骨折，后弓部分不完全断裂：

1）B1型：开书样损伤，即骨盆的外旋不稳定损伤。

2）B2型：侧方压缩损伤，即骨盆的内旋不稳定损伤：①B2.1型：前方和后方的骨折位于骨盆的同一侧；②B2.2型：前方和后方的骨折分别位于骨盆的左右两侧，即桶柄样损伤。

3）B3型：双侧部分稳定型骨折：①B3.1型：双侧B1型损伤；②B3.2型：一侧为B1型，一侧为B2型损伤；③B3.3型：双侧B2型损伤。

（3）C型骨折为不稳定骨折，包括骶髂后复合体和骶结节和骶棘韧带的断裂：

1）C1型：单侧不稳定骨折：①C1.1型：后方损伤为髂骨骨折；②C1.2型：后方损伤为骶髂关节脱位或者骨折脱位；③C1.3型：后方损伤为骶骨骨折。

2）C2型：一侧为不稳定骨折，另一侧为部分稳定骨折。

3）C3型：双侧不稳定骨折；罕见的双侧骶髂关节脱位但前弓完整的损伤，为C3型骨折的等位损伤。

3.骶骨骨折Danis分型

（1）用于垂直方向的骨盆骨折，根据骨折线同神经孔的位置关系，分为三型。

（2）Danis分型与神经损伤

1）Ⅰ型骶骨骨折中5.9%的患者合并神经损伤，通常累及腰5神经根。

2）Ⅱ型骶骨骨折中28.4%的患者合并神经损伤，多数患者为坐骨神经损伤，较少累及膀胱功能。

3）Ⅲ型骶骨骨折中56.7%的患者合并神经损伤，常见累及的是排便功能、膀胱功能和性功能。

4.骶骨骨折的描述分型

对于一些复杂的骶骨骨折，可以根据骨折线的走行方向，描述性地分为：H形、U形、λ形、T形。

（五）骨盆骨折的评估

1.临床评估

（1）通过病史采集和详细的临床查体可以初步确定骨盆骨折的稳定性和软组织损伤的程度。尽量避免反复检查，防止继发出血。

（2）临床评估可以分为两部分：初级评估主要是针对患者呼吸、循环等生命指征的全面评估，重视危及生命的脏器损伤；二级评估主要针对骨折本身的特点进行，有针对性地制定手术方案。

（3）初级评估的内容，可以参照"股骨干骨折"章节相关部分，对于处于边缘状态、不稳定状态、濒死状态的患者，应立即开始复苏治疗，进入"损伤控制外科"的程序。

（4）对于骨折本身的情况，应注意以下查体指征：

1）下肢短缩或明显的旋转畸形，提示不稳定性骨盆骨折。

2）腰、臀部大量的皮下出血、肿胀、淤青，提示出血量较大。①腰骶后方出现较大的血肿，提示骶髂关节脱位或骶骨骨折移位；②耻骨联合触诊发现凹陷，提示骨盆前环损伤，耻骨联合分离；③前后方向和侧方的骨盆挤压试验，检查骨盆环完整性；下肢的抽屉试验，检查垂直稳定性；④肛门指诊带血，提示直肠损伤；⑤导尿困难或出现血尿，提示尿道或膀胱损伤。

2.影像学检查

（1）骨盆X线是骨盆骨折最基本的检查，90%的病例可做出可靠的诊断。进一步检查包括骨盆入口位和出口位摄片，以判断前后、头尾和旋转方向上的移位。

（2）骨盆前后位X线

1）耻骨联合分离，耻骨支骨折，提示骨盆前环损伤。

2）髂骨骨折，骶髂关节分离，骶骨骨折，提示后环损伤。

3）第五腰椎横突骨折，骶棘韧带、骶结节韧带撕脱骨折，提示骨盆骨折不稳，移位较大。

（3）入口位X线片

1）投照射线与患者呈50°角，从头端射向骨盆中央获得入口位X线片。

2）准确地展示盆后环损伤后的前后位移情况。

3）可以显示侧方挤压造成的内旋。

4）可以显示剪切力和髋臼骨折时的骨盆外旋。

（4）出口位X线片

1）投照射线与患者呈45°角，从尾端射向耻骨联合获得出口位X线片。

2）最准确地评价骨盆后环损伤后的向上位移情况，可准确获得肢体短缩的信息。

3）骶孔骨折的损伤情况。

（5）侧位X线片：标准影像是双侧的坐骨大切迹完全重叠，清楚地显示斜坡结构。

1）投照方向与患者躯体垂直。

2）准确评价腰骶关节、骶骨、尾骨等的骨折和脱位情况。

3）经皮骶骨螺钉固定时，可以精确定位入钉点。

（6）不稳定性骨盆骨折的放射征象：非常重要!

1）耻骨联合分离＞2.5cm，提示骨盆旋转不稳。

2）半侧骨盆向头侧移位＞1cm，提示骨盆垂直不稳。

3）骨盆推拉试验：患者麻醉下向上推一侧下肢，同时向下拉对侧下肢，拍摄X线片；然后反向推拉再拍一张X线片，对照两张X线片的最大移位。Bucholz等认为，＞1cm可视为垂直不稳。该试验只允许做一次，对于血流动力性不稳，以及骶骨Ⅱ、Ⅲ区骨折时禁止该试验。

4）任何投照角度获得的影像资料，只要骶髂关节脱位超过0.5cm，视为不稳定性骨折。

5）骨盆后环骨折并分离，能看见裂口而非凹陷，视为不稳定性骨折。

6）第五腰椎横突骨折、骶棘韧带撕脱骨折（坐骨棘撕脱）、骶结节韧带撕脱骨折（骶骨外侧缘撕脱），均提示骨盆不稳定性骨折。

（7）逆行膀胱造影：当怀疑尿路损伤时，应行逆行膀胱造影检查。

3.CT检查

（1）可以清楚地显示骨质和软组织结构，发现骨折的细微变化，评价骶髂后复合体稳定性，因此所有的骨盆骨折患者均应进行CT检查。

（2）三维重建可以更好地显示骨折的类型和并发症，对术前评估和手术决策都发挥重要作用。

（3）CT造影可获得清晰的血管影像，从而明确血管损伤情况。

二、手术治疗

（一）骨盆骨折的临床决策

1.提示骨盆骨折高病死率的因素

以下情况应特别引起医疗人员注意：

（1）骨盆后方结构的完全破坏，如APcⅢ型、VS型、LCⅢ型骨折。

（2）iss评分较高。

（3）合并头部和腹部损伤。

（4）就诊时已经处于失血性休克状态。

（5）需要大量输血。

（6）合并会阴部裂伤或者开放性骨盆骨折。

（7）高龄患者。

2.骨盆骨折临床决策的制定

（1）首先按照前文所述，可将骨盆骨折患者分为以下四种情况：一般情况不稳定，骨盆环骨折不稳定；一般情况不稳定，骨盆环骨折稳定；一般情况稳定，骨盆环骨折不稳定；一般情况稳定，骨盆环骨折稳定。

（2）一般情况不稳定，骨盆环骨折不稳定的患者：

1）骨盆骨折脱位后，80%～90%的出血来自骶前静脉丛和骨折面，很难通过手术直接止血；骨盆骨折，特别是APC型骨折，骨盆容积的增大造成负吸效应，导致大量的出血。

2）现场急救手段：包括抗休克裤、骨盆带或者简易制作的骨盆兜，主要应用在前后挤压导致的骨盆开书样骨折（APC型），通过减少骨盆容积，恢复填塞效应，减少骨面出血；然而对于侧方压缩导致的骨盆骨折（LC型），这种方法并不适用，因为其施力方向与暴力方向一致，有可能会加大骨折移位。

3）患者运送到急诊抢救室，可以采取外固定的方式进行止血：①外固定架：对于后方结构尚未完全破坏的患者，可以采取外固定架固定；如果后方结构破坏，外固定架在进行前环结构加压时，有可能造成骶髂关节的分离，进一步增加出血；②骨盆C形钳：对于后方结构破坏的患者，应使用C形钳，对骨盆后环进行加压，缩小真骨盆容积；骨盆C形钳不干扰开腹手术，适合于合并腹腔脏器损伤，需要同时剖腹探查的患者。

4）骨盆容积减少后仍不能控制出血，应考虑知名血管损伤，及时应用血管造影下栓塞止血。

5）无血管造影条件或上述措施仍不能控制出血，血压持续下降，出现失血性休克，应果断采取骨盆填塞止血术，控制大出血。

6）进行完急诊手术控制出血后，患者送入ICU进行进一步的监测、复苏，病情稳定后转入普通病房，可根据患者情况在1~2周内行终极固定，手术时间不应超过伤后3周，否则骨盆血运丰富愈合较快，给手术复位造成困难。

（3）一般情况不稳定，骨盆环骨折稳定的患者：首先进行复苏，控制出血，先治疗其他部位的重要损伤，待一般情况稳定后再进一步评估骨盆骨折情况。注意治疗过程中切勿造成骨折的进一步移位。

（4）一般情况稳定，骨盆环骨折不稳定的患者：

1）应密切观察24~48h，避免潜在或延迟的出血，如果情况稳定，进行仔细地影像学评估，制定下一步方案；评估期间，对于垂直方向不稳定的骨折，可先给予患肢股骨髁上大重量牵引，牵引重量可达体重1/4。

2）B1型骨折：①当耻骨联合分离＜2.5cm时，可行保守治疗；②当耻骨联合分离＞2.5cm时，由于盆壁、盆底软组织损伤严重，骨盆体积增加，有可能出现严重的出血，需注意监测生命体征；治疗上可以采用外固定架、闭合复位耻骨联合螺钉，以及耻骨联合钢板。

3）B2型骨折：①B2.1型骨折：当患肢内旋＜30°时可以选择保守治疗，为了护理方便，可以选择外固定架；若合并耻骨联合交锁无法闭合复位或者骨折的耻骨支旋转较大，需要手术复位并固定，固定方式可以选择耻骨联合螺钉、耻骨支螺钉；②B2.2型骨折：对于桶柄样损伤，由于可能遗留患肢短缩、内旋，多采取手术干预；采取闭合复位的方法可以复位，若后方复合体损伤可采取骶髂螺钉固定，前环采用耻骨支螺钉或外固定架；如果闭合复位失败患肢短缩超过2cm或内旋超过30°时应切开行复位。

4）B3型骨折：根据前述方案处理双侧的骨折。

5）C1型骨折：①C1.1型骨折：对于新月形骨折，采取闭合复位的方法可以复位，后方骨折可采用1cm螺钉固定；如果闭合复位失败，后方骨折采取经前入路切开复位钢板螺钉内固定；前方骨折根据损伤的位置，耻骨支骨折可以选用耻骨支螺钉，耻骨联合分离可选用耻骨联合螺钉，外固定架固定；②C1.2型骨折：采取闭合复位的方法可以复位，后方骨折可采取骶髂螺钉固定；如果闭合复位失败，后方骨折采取经前入路切开复位钢板螺钉内固定；③C1.3型骨折：采取闭合复位的方法可以复位，且无切开椎板减压的指征，后方骨折可采取骶髂螺钉固定；如果闭合复位失败，后方骨折采取后入路切开复位钢板螺钉内固定。

6）C2、C3型骨折：根据前述方案处理双侧的骨折。

（5）一般情况稳定，骨盆环骨折稳定的患者：对于Tile A型稳定骨折的患者，应根据具体类型制定治疗策略：

1）A1型骨折：该型骨折一般休息即可，撕脱骨块较大，或者对功能要求较高者，可行手术固定。

2）A2型骨折：①A2.1型骨折：由于髂骨周围肌肉丰富，保守治疗多可愈合，但有可能遗留畸形，为了愈合后的形态和肌肉功能，可行手术治疗，采取髂骨翼螺钉或者钢板螺钉固定；②A2.2型骨折：该类骨折应分别对待，老年人的无移位或轻微移位骨折，可以保守治疗，注意预防卧床导致的血栓和肺部并发症；年轻人的无移位或轻微移位骨折，往往也是由于高暴力损伤造成，因此必须仔细排除潜在不稳定，必要时手术治疗；③A2.3型骨折：对于前方四柱骨折，移位明显者应手术治疗，可采取切开复位或者耻骨支螺钉固定。

3）A3型骨折：①A3.1型骨折：多采取保守治疗；②A3.2型骨折：多采取保守治疗；③A3.3型骨折：若合并神经症状如尿便障碍或者鞍区感觉缺失，需行切开复位同时做椎板减压。

（二）手术技术

1.骨盆骨折的外固定和急救技术

（1）前方外固定架固定

1）骨盆外固定架的力学特点：①B1型骨盆骨折，垂直方向稳定，前方简单的外固定架可以提供足够的稳定性；②C型骨盆骨折，同时存在旋转不稳和垂直方向的不稳，前方外固定架只能提供部分稳定性，不足以为患者提供负重行走等功能性活动；③内固定等稳定后环后，前方外固定架辅助固定，可获得很好的稳定性。

2）手术适应证：①严重骨盆骨折的急诊救治，以控制骨盆出血和临时固定；②多发性损伤患者，前方外固定利于止痛和方便护理；③旋转性不稳的骨盆骨折的终极治疗；④与后方内固定术联合使用，增强骨盆骨折固定的整体稳定性。

3）体位与术前准备：①麻醉：全身麻醉；②患者平卧于可透视的手术床上，可在臀部后方垫垫利于骨折复位；③术中C形臂透视；④骨盆周围消毒铺巾。

4）切口体表投影：骨盆前方外固定架有三种不同的入钉法，分别为髂嵴入钉法、髋臼上入钉法和髂骨翼入钉法，临床常用的是前两种方法：①髋臼上方入钉法：在髂前上棘远端做一3~4cm切口，切口内侧缘应在髌骨外侧缘的延长线上；注意：此切口经过股外侧皮神经走行区域，切开皮肤后应钝性分离，并用拉钩保护该神经；②髂嵴入钉法：沿髂嵴做一弧形切口。

5）骨折的复位与固定：①髋臼上方入钉法：A.切开皮下组织和深筋膜，牵开股外侧皮神经，避免损伤；钝性分离，触摸定位髂前下棘、髋臼顶部。B.可在髂嵴附近分别沿髂骨内侧壁、外侧壁置入两枚克氏针，用来标记、指示进钉的方向。C.进钉位置至少高于髋臼顶部1cm，方向在矢状面上偏向头侧30°，指向两枚克氏针所标记的方向。D.年轻患者可用钻头在骨皮质上开孔，再拧入螺钉，老年患者骨质疏松可直接拧入自攻自钻的直径5~6mm螺钉，进钉时应使用套筒保护周围软组织，进钉深度约为4~5cm。E.置入一枚螺钉后，安装连接模块，通过连接模块，在第一枚螺钉近端再拧入另一枚螺钉，对侧同样方法置入两枚螺钉。F.髋臼上方骨质较厚实，可以此为手柄，复位骨盆骨折的上下旋转移位。G.安装连接杆，向内侧推挤髂骨翼加压，拧紧各个螺栓完成固定；②髂嵴入钉法：A.切开皮肤、皮下至髂骨嵴，在髂骨内壁、外壁置入两枚克氏针指示进针方向。B.第一枚螺钉位置在髂前上棘后方2cm，由于髂嵴边缘突出，进钉点应位于髂嵴边缘的内侧半。C.进钉方向约与矢状面呈45°，向中间汇聚，进钉5cm。D.置入一枚螺钉后，安装连接模块，通过连接模块，在第一枚螺钉后方再拧入一枚螺钉，对侧同样方法置入两枚螺钉。E.安装连接杆，该入路骨的强度不如髋臼上方向入钉法，不要用过大的力量挤压螺钉，而是双手向内侧推挤髂骨翼加压，拧紧各个螺栓完成固定。

6）术后处理：①术毕缝合切口时应注意避免皮肤切口张力；②如果钉道有渗出，应用无菌纱布包裹螺钉，每日换药；③注意在术后预防血栓。

（2）骨盆骨折C形钳固定术

1）手术适应证：①后方韧带复合体破坏的垂直不稳定的骨盆骨折，通过加压骨折面、控制骨盆活动、减少骨盆容积，控制出血；②髂骨后翼骨折，即C形钳入钉点部位的骨折是C形钳控制出血的相对禁忌证。

2）体位及术前准备：①患者取仰卧位；②入针点靠近骶尾部，注意该区域的严格消毒；③手术可在局麻下进行，术中C形臂透视；④可轻搬患者，使之略倾斜，消毒一侧骶尾部，铺无菌手术单。同法消毒另一侧骶尾部，无菌手术巾保护。再消毒骨盆前方。

3）切口体表投影：①触摸髂后上棘和髂前上棘，在二者连线的后1/3，即距离髂后上棘前外侧3～4指宽处，定位入针点；②因平卧位髂后上棘不易触及，也可以将股骨干的长轴与经过髂前上棘的垂线的交点作为选择进针点的另一种方法。

4）骨折的复位和固定：①在皮肤做一切口，插入克氏针引导手柄至髂骨表面，C形钳进钉的位置应该位于骶髂关节投影处，定位困难时，可应用术中透视协助；进钉点过于偏前，加压时有可能刺穿骨盆造成盆腔脏器、血管损伤；进钉点过于偏后，有可能造成臀上血管神经；进钉点过于偏向远端，有可能伤及坐骨神经；②确定进钉位置后，可沿引导手柄锤入一枚克氏针，以确保位置正确；健侧可不应用克氏针；③将准备好的C形钳的空心钉沿克氏针置入；④在加压前完成骨折的闭合复位，向远端牵引患侧下肢，复位其向近端的移位；如果骨盆外翻畸形，可以向内推挤髂嵴；如果骨盆旋转畸形，或半骨盆向后移位，则在髂前上棘或髂前下棘打入Schanz螺钉，连接T形手柄进行旋转、提拉复位；⑤复位后通过先横杆加压，然后用扳手旋紧螺钉末端完成加压固定；⑥固定后拔除克氏针，如果需要普外科、泌尿外科等相关科室进行腹部手术，将横杆转向下方。

（3）骨盆填塞止血技术

1）手术指征：①如果实施了外固定后，10～15min后仍不能控制出血；②输血、输液超过2h，患者仍处于休克状态；③快速输血超过4000mL仍不能纠正休克；④条件好的医疗机构也可以先选择血管造影栓塞止血。

2）体位与术前准备：①填塞止血的前提是骨盆后环的稳定，即C形钳固定之后；②全身麻醉；③取仰卧位，腹部及骨盆周围消毒，无菌手术巾保护。

3）切口体表投影：取下腹部低位正中切口，如术前B超显示有腹腔内出血，可以向近端延长，便于探查腹腔脏器的出血情况。

4）手术入路：逐层切开皮肤、皮下、腹直肌鞘直至膀胱前间隙，因为骨盆周围的筋膜层已经严重破坏，因此不需分离即可直接触及骶骨前区。

5）止血过程：①知名动脉出血，通过钳夹、结扎或修补等方法止血；②腹腔较大的动脉出血，可向近端延长切口，探查止血；③填塞止血（图1-4）：A.骶前静脉丛和骨折面出血，很难判断明显的出血点，采取填塞止血。B.填塞物位于真骨盆，减少真骨盆容积并压迫骶前区域。C.可使用宫纱填塞，将各卷宫纱打结相连，将膀胱牵向一侧，用长镊子将纱布填塞到骶前区域，然后依次沿真骨盆边缘填塞至耻骨后区，对侧同样自后向前填塞。D.或者使用纱布卷，同样自后方骶髂关节处向前填塞至耻骨联合后区域。E.如填塞止血效果不佳，可能是后环固定不稳或有较大的移位，调整C形钳固定，再次填塞止血。

6）关闭切口：逐层关闭切口，标记宫纱末端。

7）术后处理：①填塞物于24～48h后，根据出血控制情况取出或更换；②填塞后仍然不能控制出血，说明还有没发现的出血，此时可采用血管造影栓塞技术控制出血。

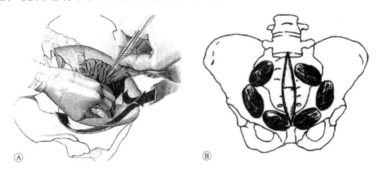

图1-4

图1-4A.可使用宫纱填塞，将各卷宫纱打结相连，将膀胱牵向一侧，用长镊子将纱布填塞到骶前区域，然后依次沿真骨盆边缘填塞至耻骨后区，对侧同样自后向前填塞；B.或者使用纱布卷，同样自后方骶髂关节处向前填塞至耻骨联合后区域

2.骨盆骨折的切开复位内固定技术

（1）耻骨联合分离切开复位内固定

1）手术适应证：①耻骨联合分离＞2.5cm，或者耻骨支骨折分离＞2cm，旋转不稳的骨盆骨折导致下肢不等长超过1.5cm者，或者伴随严重的骨盆畸形者，采用内固定可以增强骨盆前环的稳定性；②TileB1型骨折，当耻骨联合分离＞2.5cm时，骨盆环旋转不稳，垂直方向稳定，采用耻骨联合钢板固定即可获得骨盆的稳定性；③TileC型骨折，耻骨联

合分离的同时，伴随骨盆后环的断裂，造成骨盆的完全不稳，只固定骨盆前环不能稳定骨折，必须同时进行后环的复位和固定；④软组织损伤严重，不能耐受开放手术者；严重的开放性骨折；膀胱、尿道等脏器损伤遗留腹壁导尿管，或肠管破裂在前方近手术切口处有造瘘口，为耻骨联合内固定的禁忌证，此时应采用前述外固定架固定。

2）体位与术前准备：患者全麻后平卧于手术台上，手术床要求可透视。术区消毒，铺单范围需暴露耻骨联合和双侧的耻骨结节。

3）切口体表投影：采用Dfannenstiel切口。在耻骨联合上方2cm处，取横向弧形切口。

4）手术入路：①平行腹股沟韧带，切开腹外斜肌腱膜，辨认精索或圆韧带；②沿肌纤维方向纵向切开腹直肌白线，不要横断腹直肌肌腱；③从耻骨上支松解腹直肌双头的腱膜止点，向外侧显露部分耻骨支；④在Retzius间隙内放置一个较宽的牵开器，显露术野并保护膀胱。

5）骨折的复位与内固定：①将大号点式复位钳置于两侧的耻骨结节上，钳夹复位，还可以采用两点螺钉技术夹持复位；②透视下观察复位满意后，采用6孔重建钢板，与耻骨联合上方进行固定；③钻孔和拧入螺钉时，可将手指置于Retzius间隙内，便于控制方向；④对于垂直不稳定的骨盆骨折，可以置入双钢板固定，在耻骨联合的前方再加一块钢板固定。

6）关闭切口：①在Retzius间隙内放置引流管，术后进行封闭式负压引流；②间断缝合腹直肌白线，分层闭合手术切口。

7）术后处理：①根据引流量在24～48h拔除引流管；②根据骨折类型和所选用的固定方法制定患者何时能够部分负重。

（2）经前入路髂骨骨折或骶髂关节脱位切开复位内固定术

1）适应证：①闭合复位失败的骶髂关节脱位或骨折脱位，以及合并髂骨翼骨折的骶髂关节脱位或骨折脱位，合并有同时需要处理的髂骨翼骨折、骨盆前环骨折患者，或者后方皮肤损伤，无法经后方入路进行手术的患者可以选择切开复位内固定；②对于骶骨骨折，前方外固定架固定，或者切口附近有造瘘口的患者，是本入路的禁忌证。

2）体位及术前准备：①麻醉：全麻；②体位：根据需要取平卧位或侧卧位；③术中C形臂辅助透视。

3）切口体表投影与手术入路：①切口起自髂嵴后部，向前延伸止于髂前上棘；②切开腹肌于髂嵴的附着点，沿髂骨内板骨膜下剥离，向内侧牵开髂肌和腹腔脏器，直至骶髂关节，分离过程中可以通过屈曲、内收髋关节，减小髂腰肌的张力，帮助增加显露；③注意髂骨面骨蜡止血和填纱压迫止血。不要过分剥离骶骨表面，不要过度地向内侧牵拉髂腰肌，以防误伤L5神经根。

4）骨折的复位与内固定：①常见的骨折移位方向是髂骨外翻、向近端、向后移位；②因此向远端牵引患肢，纠正向近端移位；③在髂骨棘或者髂前下棘置入打入一枚Schantz螺钉，连接T形手柄，通过提拉可以恢复髂骨向后移位；通过旋转半骨盆可以恢复髂骨的上旋；④复位满意后用克氏针，或者点式复位钳维持固定；⑤也可以在骶髂关节两侧各拧入一枚螺钉，使用复位钳夹持螺钉复位；⑥多采用两枚3孔钢板，塑形后跨越骶髂关节固定，骶骨置钉一枚，平行骶髂关节方向，避免打入骶管。髂骨置钉两枚，垂直钢板打入。

5）闭合切口：留置引流管，逐层缝合、关闭切口。

6）术后处理：复查随访时间为2、6、12周，6周允许患者挂拐部分负重行走，3个月弃拐完全负重行走。

（3）骶骨U形骨折切开复位内固定

1）适应证：骶骨U形或H形骨折；该手术可与骶髂关节螺钉联合应用。

2）体位及术前准备：全麻，患者取俯卧位，术中C形臂辅助透视。

3）切口体表投影：自L3椎体棘突至肛裂做正中切口。

4）手术入路：①沿切口体表投影切开皮肤及皮下组织，将竖脊肌自腰椎和骶椎上分离，有时可以切断、翻转竖脊肌在骶骨上的附着；②合并神经压迫症状的患者，可以行骶骨的椎板切除和神经根减压。

5）骨折复位和内固定：①闭合复位的方法是在侧位透视监视下，过伸髋关节，即向后侧抬高伸直的双腿；②骨折的固定采取USS标准内固定系统，在腰4、5节段置入椎弓根螺钉；③在髂骨上同样适用椎弓根螺钉，自髂后上棘向髂前下棘方向置入；④预弯钛棒，将三个椎弓根螺钉相连，附加2个横联杆连接两侧的钛棒，增加旋转稳定性。

6）闭合切口和术后处理：①闭合切口，留置引流管；②注意该位置软组织覆盖较薄，要特别注意避免发生压疮；③卧床其间药物预防深静脉血栓；④术后12周允许患肢部分负重；⑤术后6~9个月，影像学证实骨折愈合后，可取出内固定物。

3.骨盆骨折的闭合复位经皮微创技术

（1）骨盆骨折的移位类型

1）骨盆骨折的基本移位类型包括：上移、外翻、内翻、前旋、后旋。

2）由此5种基本移位方式，两两组合，常见的在两个方向上的移位包括：上移外翻、上移内翻、上移前旋、上移后旋、前旋外翻、前旋内翻、后旋外翻、后旋内翻。

3）由此5中基本以为方式，三个相组合，常见的在三个方向上的移位包括：外翻前旋上移、外翻后旋上移、内翻前旋上移、内翻后旋上移。

4）术前应结合X线片，以及CT三维重建分析两侧骨盆的移位类型，决定术中所要用到的闭合复位技巧。

（2）骨盆骨折的闭合复位技术

1）经皮微创技术治疗骨盆骨折要求首先对骨盆骨折进行闭合复位，因此手术难度较高。

2）伤后10d内的患者复位成功率较高，超过10d后复位较为困难。

3）上移大多可通过大重量牵引复位，必要时可在手术时应用牵引床。

4）内外翻及前后旋大多可通过髂骨置钉手法复位。

5）完成骨盆骨折复位后，维持复位是一个难点，因此有文献报道了专门应用于骨盆骨折的复位架，可供复位并维持复位。

6）复合型移位的复位顺序：①外翻伴前后旋先纠正前后旋；②内翻伴前后旋先纠正内翻。

（3）骶髂螺钉固定

1）手术适应证：①适用于骶髂关节脱位、骶骨骨折；②骶骨畸形、过于肥胖是相对禁忌证。

2）螺钉通道：骶髂关节螺钉必须沿着S1椎弓根进入S1椎体，S1椎弓根截面积为1~1.5cm，由内上方轻度斜向外下方：①螺钉通道的前方界限：在侧位可以清楚地观察到，突出在椎弓根前方的是骶骨岬，而两侧的骶骨翼是位于骶骨岬和骶髂关节之间的凹陷，斜坡由骶骨岬上缘构成，在此走行的有L5神经根、输尿管、髂内血管，通常情况下髂骨皮质密度线与斜坡共面，因此前方界限为ICD线；②螺钉通道的后方界限：S1神经根管和骶孔的上半由S1椎弓根和椎体的下半构成，其角度指向外、下，当螺钉位于S1椎体的下半部时，如果偏向椎体的后方，会损伤走在神经根管内的S1神经，因此钉尖必须位于S1椎体的前部；③S1椎体两枚螺钉的置入方法：放置一枚螺钉时，应该位于白色区域的中央。如果放置两枚螺钉，上方螺钉应位于椎体的中部，下方螺钉必须偏前放置；④术前应行CT扫描，评估患者是否存在骶骨畸形，部分患者骶骨翼呈波浪形凹陷，此时ICD线与髂骨翼的共面性破坏，需要螺钉的方向更加前倾；⑤进针点位置：做一根与髂骨后缘平行的直线，距离髂后上棘1.5cm的距离，在该线段中点两侧即是进针点。

3）体位及术前准备：①麻醉：全身麻醉；②体位：平卧位，将一不软垫置于腰骶部中线位置，以便骨盆的后方操作；③术中透视：C形臂置于术者的对侧，即患侧骨盆的对侧，投照入口、出口和侧位影像；必须强调透视影像的质量，骶骨的解剖结构必须清晰可视，否则不能手术；④消毒范围：下腹部、骨盆周围、会阴区，以及患肢消毒，铺无菌手术单。

4）骨折的复位与固定

①复位：在置钉之前必须获得良好的复位，特别是对于经骶孔的骨折，要求解剖复位，否则骶神经卡在骨折之间会造成医源性神经损伤。如果闭合复位失败，则改为切开复位，不要心存侥幸。A.前环的解剖复位与固定，利于后环复位。如耻骨联合分离，解剖复位钢板固定后，后环往往会自动复位。B.患侧下肢牵引可校正半骨盆头向移位，屈髋牵引，随后内收或外展，可对旋转的骨块进行复位。C.在髂嵴或髂前上棘上打入Schanz钉会帮助复位，可提拉、上下旋转、内外翻转，完成前后、旋转等移位的校正。D.应用大的牵开器，通过健侧骨盆协助复位。E.圆头顶棒有助于闭合骨折间隙。F.克氏针临时固定能很好地维持复位；②固定：经皮置入7.3mm的空心钉。A.将C形臂置于侧位，透视下导针的尖端与S1椎体重叠，标记皮肤入钉点。也可选择股骨长轴线与经过髂前上棘的垂线相交的后上限，作为入钉点。B.导针刺皮直达髂骨外板，导针的方向与C形臂投照的方向一致。透视下调整导针与目标区域重叠，锤击敲入髂骨外板。C.旋转C形臂观察入口位、出口位导针的方向，并在影像监视下继续进针。当导针尖部接近S1骶孔的上方时，再一次投照标准的侧位像，导针的尖部正好位于骶1椎体的中央。继续在入口位和出口位的监视下进针，直至中线。D.要求导针尖端正好打入骶骨体内，不能经过骶孔，不能进入骶骨岬，不能进入骶管，也不能突破上终板进入L5～S1椎间隙内。理想的导针位置应该是恰好位于骶1上终板的下方，此处骨骼质量最好。E.导针在行进的过程中会突破三层骨皮质，即髂骨

外板、骶髂关节的髂骨侧和骶骨侧，如果在行进中有遇到第四个抵抗，说明针尖抵触皮质骨，可能进针方向有误，必须停止进针，在入口位、出口位及侧位透视下确定导针位置正确。F.测量深度，沿导针拧入7.3mm的空心钉。该螺钉为自攻型设计，一般不需要钻孔。G.骶髂关节、骶骨翼的骨折可以选择半螺纹钉，以便完成加压。经骶孔的骶骨骨折，选择全螺纹钉，维持骨折的位置，防止加压过程中造成神经损伤。H.如果需要置入两枚螺钉固定，下方的螺钉必须在S1椎体的前1/3。防止损伤S1神经。I.骶髂关节螺钉始于髂骨的后侧和尾侧，垂直于骶髂关节面向头侧和前侧置钉。此置钉方法能够避免损伤骶髂关节的软骨面。固定骶骨骨折的螺钉通常水平放置，通过骶髂关节面，螺钉较长。

5）术后处理：术后2周、6周、12周分别门诊复查。术后6周允许患者辅助下部分负重行走，3个月完全负重行走，一般在6个月可恢复工作。

4.经皮骨盆环固定技术

（1）经皮耻骨上支骨折螺钉固定：①适应证：骨盆前环耻骨支骨折患者；过度肥胖的患者，对侧大腿有可能阻挡导针和螺钉置入，为本手术相对禁忌证；②螺钉通路：A.治疗耻骨支骨折，通常通过逆行通路置入耻骨上支螺钉，进针点为与耻骨结节下方偏内侧，出钉点（导针指向方向）位于髋臼上方髂骨翼外壁臀中肌隆起的部位。B.该通路上容易损伤的结构包括走行在耻骨支上、内侧的股动、静脉和股神经；位于耻骨支下方的闭孔神经；以及位于耻骨结节上方的精索或卵圆韧带。C.在该通路内置入螺钉，由于软骨下骨骨质较好，螺钉位于髋臼越近，其固定强度越高，但应注意不能在置入过程中穿过髋臼破坏关节软骨，因此应在入口位、出口位反复确认导针和螺钉位置；③体位及术前准备：A.取仰卧位，要求手术床可透视。B.麻醉：全麻。C.下腹部、骨盆周围、会阴区，以及患肢消毒，铺无菌手术单；④术中透视：A.形臂置于患侧，术者位于对侧，方便操作。B.为保证不损伤前述结构，要求透视下能看清耻骨支的上缘，即闭孔-出口位像，方法是先得到出口位像，然后旋转C形臂投照闭孔位像。C.以及耻骨支的外侧缘，即髂骨-入口位像，方法是先得到入口位像，然后旋转C形臂投照髂骨位像；⑤骨折的复位与固定：A.在健侧耻骨结节水平，靠近阴茎或阴阜基底部做1cm切口，钝性分离，越过耻骨联合中线，至患侧的耻骨结节，方向与患侧的耻骨一致。B.从耻骨联合的外侧、耻骨结节的下方进针，在入口位和闭孔-出口位像的监视下进针。C.当骨折线位于髋臼内侧距离耻骨结节较近，螺钉不必跨越髋臼；而距髋臼过近或者累及髋臼时，螺钉需要跨越髋臼。D.轻轻锤击导针进入，术者需感受导针在骨松质构成的通道内走行时，需在入口位像观察耻骨支的内、外缘，在闭孔-口位像观察耻骨支的上、下缘。E.到达骨折端时，可利用导针做撬棒技术复位，即摆动导针将骨折端复位，继续进针。F.针到达髋臼上方时在入口位、闭孔-出口位透视，确认导针不会进入髋臼后在髋臼的上方穿出骨皮质。G.深度，拧入4.5mm的空心螺钉。

（2）LC2螺钉固定术

1）适应证：该螺钉名称来源于其适应证——骨盆骨折Young&Burgess分型LCⅡ型骨折，髂骨翼骨折或者新月形骨折所造成的骨盆后环断裂。

2）螺钉通路：①以髂前下棘为入钉点，螺钉指向髂后上棘；②该螺钉通路可有多种用途：如前文所述外固定架的髋臼上方入钉法，通过该通路置入Schanz螺钉可以作为复位骨盆骨折的摇杆；骶骨U形骨折治疗中用于固定髂骨的椎弓根螺钉是反向利用了该通路。

3）体位及术前准备：同耻骨上支螺钉。

4）术中透视：①泪滴位：首先获得出口位，在此基础上向患侧旋转20°，髂前下棘与髂后上棘重叠且位于髋臼上方形成一透明的泪滴样形状；该投照位置为LCⅡ螺钉通道的直视角度，入钉点即位于该通道中央；②髂骨翼顶视位：首先获得入口位，再向患侧旋转20°～30°，透视中心位于患侧髂骨翼外侧皮质；在该位置可以清楚地观察到髂骨后部的内外侧皮质，为LCⅡ螺钉走行通道的顶面观；③髂骨斜位：在正位的基础上旋转45°，以患侧髂骨位中心透视，可以清晰地显示出坐骨大切迹和髂后上棘的形态，用于监视LCⅡ螺钉导针进入的深度。

5）骨折的复位和固定：①在髂前上棘下方做一切口，钝性分离，注意保护股外侧皮神经，将导针套筒置于髂前下棘骨面；②透视泪滴位，进针点位于泪滴位显示的通道中，将套筒与透视方向垂直，沿该通道方向置入导针；③透视髂骨翼顶视位，在髂骨翼顶视位内，确定导针沿内外侧骨板间走行；④透视髂骨斜位，在髂骨斜位上观察导针进入的长度不要超过髂后上棘；⑤置入导针位置合适后，沿导针置入4.5mm空心螺钉。

6）经皮耻骨联合螺钉：①适应证：耻骨联合分离＞2.5cm者；②螺钉通路：位于两侧耻骨联合稍下方；③体位及术前准备：同耻骨上支螺钉；④术中透视：透视出口位可观察螺钉长度和耻骨上支上下缘；透视入口位可观察耻骨支前后缘；⑤骨折的复位和固定：A.分别在耻骨结上方做一1cm直径切口，钝性分离直达耻骨结节；B.以骨盆钳通过该通道抵达耻骨结节，钳稳后透视下闭合骨盆钳，使分离的耻骨联合重新闭拢；C.固定骨盆钳后，从一侧耻骨结节稍下方向对侧水平穿入一直径2mm导针；D.沿导针置入螺钉，固定耻骨联合；E.如果需要增加骨盆前环的稳定性，可以外固定架辅助（图1-5）。

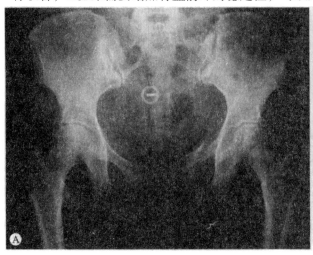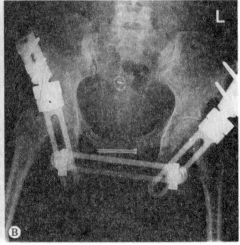

图1-5　骨盆骨折Tile分型B1型

A.术前X线片，可见耻骨联合分离，左侧耻骨支骨折；B.采取闭合复位，耻骨联合螺钉联合前环外固定架固定，术后X线片

（3）经验与教训：骨盆骨折固定与生物力学稳定性

1）骨盆骨折固定的目的是恢复骨盆环的完整和稳定，每一处骨折固定的生物力学稳定性，都要服务于骨盆环的整体稳定性。

2）骨盆前环的内固定强于外固定。骨盆环的前后联合固定，对不稳定的骨盆骨折能够提供足够的力学稳定性。

3）对于C型骨折，存在着垂直和旋转不稳，单纯用外固定不能获得足够的力学稳定性。

4）不稳定的骨盆骨折，前后环均采用内固定可使骨盆环获得最大的稳定性。

5）单侧骶髂关节脱位，或者骶髂关节骨折脱位，无论是采用哪一种固定方式，如：骶髂关节螺钉、经髂骨螺栓固定，骶骨后方接骨板固定、前方骶髂关节接骨板固定等，都能在前环稳定的情况下，使整个骨盆环获得足够的力学稳定性。骶髂螺钉与耻骨联合双钢板固定，能使骨盆环获得最大的力学稳定性。

6）对于经骶孔的骶骨骨折，在稳定前环的基础上，骶髂螺钉、经髂骨螺栓、骶骨后方接骨板、前方骶髂关节接骨板等固定，均能使骨盆环获得足够的力学稳定性。

7）对于骨盆后环的双侧损伤，至少要将一侧的中轴骨固定与骶髂固定相连接，以维持中轴骨与骶骨之间的力学稳定性。将椎弓根螺钉与髂骨螺钉、骶骨内固定等互相连接起来，能够使双侧骶髂部获得很好的力学稳定性。

8）在髂前下棘置钉，能使前方外固定架得到更好的稳定。

9）置入骶骨体内的骶髂螺钉可获得最大的力学稳定性。

10）对于骨盆前后环同时损伤的骨盆骨折，尽管前后环均采用固定，也只能承受1.5倍的体重，再移位的概率较大，避免无限制的负重。

（三）手术并发症及其防治

骨盆开放性损伤与感染：

1.骨盆骨折合并直肠肛管损伤

（1）骨盆骨折合并直肠损伤造成开放骨折的发生率为17%～64%，伴有直肠肛管损伤的骨盆骨折感染率高达70%，病死率达到45%。

（2）死亡原因多由于漏诊或引流不畅造成的败血症、多器官衰竭。

（3）由于直肠肛管的结构，在剖腹探查时难以观察到其是否受损，在术前应注意指诊观察是否染血。

（4）对于确诊或者高度怀疑直肠肛管受损的患者，应立即行结肠造口术，文献报道伤后48h内行结肠造口，感染率为20%，超过48h行结肠造口，感染率为75%。

（5）在行结肠造口的同时清除远端结直肠内的粪便，减少感染机会，同时保留骶前引流，术前、术后抗生素预防感染。

2.骨盆骨折合并膀胱、尿道损伤

（1）膀胱损伤

1）膀胱损伤时多发伤患者常见的损伤，在需要手术治疗的腹部损伤患者中有2%是膀胱损伤；骨盆骨折合并合并膀胱损伤的比例在5%～30%；其中65%～85%是钝性损伤造成，贯通伤占25%。

2）发生于腹膜外的膀胱破裂占55%，发生于腹膜内的膀胱破裂占38%，腹膜内、外联合损伤的占5%～8%。

3）膀胱破裂的典型症状包括肉眼血尿、腹壁紧张，其他还包括无法排尿，耻骨上方淤青同时合并腹部扩展，根据膀胱破裂的部位，外溢的尿液有可能造成会阴、阴囊、大腿等不同部位的肿胀。

4）对于腹膜内膀胱破裂，应行急诊剖腹探查手术修补，此时可在修补膀胱后一期行耻骨联合钢板螺钉固定术；腹膜外的膀胱破裂大多数可以选择保守治疗，留置尿管3周左右，此外可以选择急诊剖腹探查手术修补。

（2）尿道损伤

1）骨盆骨折合并尿道损伤的发病率在6%～10%之间。

2）针对尿道损伤的严重程度，美国创伤外科协会（AAST）制定了相关分级：①Ⅰ级：尿道挫伤：尿道外口可见血液但尿路造影正常；②Ⅱ级：尿道拉伤：尿道牵拉造成的损伤，尿路造影有或无尿液外漏；③Ⅲ级：尿道部分断裂：在受损部位可见造影剂外漏，但膀胱仍有显影；④Ⅳ级：尿道完全断裂：在受损部位可见造影剂外漏，膀胱未显影；尿道分离<2cm；⑤Ⅴ级：尿道完全断裂：且尿道分离>2cm。

3）尿道损伤的治疗：根据性别，损伤位于前尿道、后尿道，以及损伤等级不同。①男性：A.Ⅰ、Ⅱ级尿道损伤经尿道置入尿管；B.Ⅲ级尿道损伤应行耻骨上方置管临时造口；其中50%可以自行愈合，其余部分患者术后损伤处可有狭窄需手术切开，部分患者需要延迟做尿道吻合术或成形术；C.Ⅳ级前尿道损伤可行端端吻合术；D.Ⅴ级前尿道损伤需要行尿道成形术；E.Ⅵ、Ⅴ级的后尿道损伤：如果伴有直肠损伤，应开腹修复尿道和直肠破损并将大网膜作为二者间隔；否则可以经内镜行会师术；不推荐开腹行会师术并清理盆腔血肿；②女性：A.尿道损伤位于远端，可经阴道缝合；损伤位于近端可经膀胱入路缝合。B.对于留置耻骨上引流管的患者，切开复位内固定为相对禁忌证，此时更好的选择是外固定架稳定骨盆前环。

3.骨盆骨折合并阴道损伤

（1）损伤机制：耻骨支、坐骨支骨折端直接刺入阴道。

（2）骨盆骨折合并阴道损伤为开放性损伤，极易漏诊，漏诊后果严重。

（3）一旦确诊，急症修补。

（4）骨折块明显移位者，一并行切开复位内固定，否则有可能愈合后产生严重的性交障碍。

第二章　半髋关节置换术

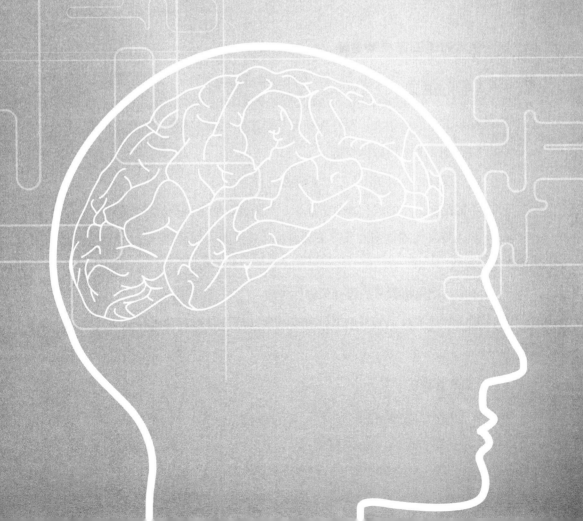

第一节　人工股骨头置换术

本节主要介绍股骨头、颈部骨质全部以人工假体替代的人工股骨头置换术术前对患者做细致的评估在关节置换中至关重要，因为术后有些并发症的发生是灾难性的，甚至是致命的。重要的是，确定疼痛的程度是否需要行这类选择性的大手术；还要确定患者的预期寿命是否适合；及是否因为一些其他不可治愈的疾病而在术后卧床不起或限于轮椅。另外，由于术中可能有大量出血，患者的全身情况是否能够耐受大手术，应该考虑到对老年患者行大手术可能继发的问题，特别是心肺疾病、感染和血管栓塞全面的内科检查，包括实验室检查，是医师在术前发现和处理各种问题的有效措施。其次，良好的髋臼侧骨质是确保术后疗效的必要条件。

一、手术的适应证与禁忌证

（一）手术适应证

（1）60岁以上的老年人，股骨头颈头下型骨折，移位明显，愈合有困难。

（2）股骨颈头下型粉碎性骨折。

（3）股骨颈陈旧性骨折不愈合或股骨颈已被吸收。

（4）不能配合治疗的股骨颈骨折患者，如偏瘫，帕金森病或精神病患者。

（5）成人特发性或创伤性股骨头缺血性坏死范围大，而髋臼损伤不重，用其他手术不能修复。

（6）不应行刮除植骨术的股骨颈良性肿瘤。

（7）股骨颈原发性或转移的恶性肿瘤或致病理性骨折，为减轻患者痛苦，可以手术置换。

（二）手术禁忌证

（1）年老体弱，有严重心、肺疾患，不能耐受手术者。

（2）严重糖尿病患者。

（3）髋关节化脓性关节炎或骨髓炎。

（4）髋关节结核。

（5）髋臼破坏严重或髋臼明显退变者。

二、术前准备

（1）全面体格检查，了解心、肺、肝、肾功能，并适当治疗以适应手术。

（2）股骨颈骨折者应于术前进行皮牵引或胫骨结节牵引，先纠正骨折远端的向上移位和解除髋关节周围肌群挛缩，以便术中复位及减少术后并发症。

（3）根据术前X线片测量患者股骨头直径、髋臼深度并观察股骨近端解剖特点，据此准备合适的假体组件。

（4）准备特殊器械如髓腔锉、人工股骨头锤入器、股骨头取出器、股骨头把持器；骨水泥等。

三、手术技巧与选择

关节置换有多种手术入路和手术方法，依医师所受教育和临床经验所形成的个人偏好而定。手术入路的不同主要取决于患者是侧卧位还是仰卧位，以及是采用髋关节前脱位还是后脱位。实际上，在显露充分的条件下，髋关节股骨假体可采用多种手术入路植入。但每种入路均有其优缺点，最初Charnley的手术方法是患者取仰卧位，采用前外侧手术入路，参照大转子截骨，髋关节从前方脱位。该入路由于存在与大转子复位固定有关的问题，现在已经很少使用。Amstutz建议采用大转子截骨的前外侧入路，但患者取侧卧位而非仰卧位。后外侧入路是对Gibson和Moore提出的后侧入路的改良。该入路可通过大转子截骨并将髋关节前脱位而向近端延伸。同时该入路还可向远端延伸，从后外侧显露整个股骨，是目前较为常用的髋关节手术入路。

（一）手术步骤

（1）体位：患者侧卧位，患肢在上，患髋屈曲45°，便于术中各方向的活动。据病情需要，须用前外侧显露途径时，则患者仰卧，患臀垫高。

（2）切口与显露：任何途径均可充分显露，可根据患者情况和术者习惯选择。如有髋关节屈曲挛缩，宜用前侧切口。后侧手术显露途径较简单，损伤小，临床多采用。根据入路与臀大肌的关系有改良Gibson入路和Moor入路。改良Gibson入路经臀大肌前缘，即臀大肌（臀下神经支配）与臀中肌（臀上神经支配）间分离，较符合解剖要求。Moor入路则经臀大肌纤维间进入，显露较为充分。取髋关节后脱位的后外侧入路全髋关节置换术。

（3）切开关节囊：显露关节囊后，将关节囊T形或I形切开，向两侧翻开，并推开股骨颈基底部关节囊，即可充分显露股骨头、颈及基底部。

（4）探查及切除股骨头：旋转患肢，探查股骨头颈骨折处，可见股骨头在髋臼内转动，继续屈曲内旋患肢，使股骨颈旋离骨折端，显露出留在髋臼内的股骨头的折端用股骨头取头器钻入，髋臼拉钩稳定髋臼，用剪刀伸入头臼间剪断圆韧带，即可将股骨头取出。

（5）测量股骨头直径，并结合术前拍片，选择大小合适的人工股骨头，如系股骨头坏死，则将髋关节内收、内旋、屈曲90°，使髋关节脱位后用线锯在预定切骨线切除股骨头。清除髋臼内所有的软组织，以纱布填塞止血。将患肢屈曲、内收、内旋使股骨头、颈、髓腔显露于手术术野。

（6）修整股骨颈：切除多余的股骨颈，切线上端起自股骨颈基底上缘。切向内下方，止于小转子上1.0～1.5cm，保留股骨距。切骨面向前倾斜15°～20°，以保持人工股骨头植入后的前倾角。切骨后用湿纱布将股骨颈周围软组织覆盖保护，在切面纵轴刮一长方形孔，相当于人工股骨头的柄的基部。

（7）扩髓：注意在扩大髓腔过程中要掌握方向，切忌从股骨干侧壁穿出。最后插入股骨头柄检查，切除多余的骨质，以保证假体有切实的机械学的安置与骨性支持。首先扩大入口，外侧须靠近大转子。入口尚需足够容纳假体柄，过少易发生股骨上端劈裂。用与假体柄形态一致的髓腔锉逐渐扩大，锉的尖端指向股骨内髁，以保证外翻位和15°左右的前倾角，扩大时避免皮质穿孔，尤其对二次手术或骨质疏松的患者更需注意。同时应将髓腔内侧的松质骨全部刮除，使假体或骨水泥直接与皮质骨接触，可以增加牢固性（图2-1）。

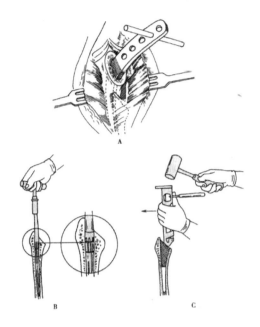

图2-1　扩髓

（8）安放人工股骨头：将选用的股骨头直接安放在髋臼内，测试是否合适。应与该头、臼的大小一致，活动自由，在拔出髋臼时有一定的负压。国产Ⅱ型人工股骨头的柄上有预留孔供植骨或骨水泥强化固定用。因此，插入髓腔内的假体柄可用填塞植骨或骨粘固剂（骨水泥）两种方法固定。在固定之前，应先将人工股骨头柄试行插入髓腔，复位于髋臼中。最后，检查假体安放位置及人工关节活动范围是否合适，如有不当应予补救后再做最后固定。

非骨水泥股骨假体的植入：用股骨头把持器固定人工股骨头外侧孔，保持15°的前倾角，将人工股骨头颈部长轴顺股骨颈切骨面长轴安放，用力将人工股骨头插入髓腔，最后的部分应用锤入器将其慢慢锤入。锤入过程中将松质骨块嵌入假体柄的孔内，以期植骨与骨干愈合而固定。最后锤至股骨距恰好托住人工股骨头底面内侧为止。

骨水泥固定股骨假体的植入：将髓腔内侧的松质骨刮除，仅剩皮质骨，使骨水泥可牢固地黏着。对股骨处理方法、骨水泥调和与充填方法的改进及对假体设计的改良，已使骨水泥固定股骨假体的使用寿命得到了显著延长。骨水泥固定尤其适用于生理年龄超过65岁，并且股骨皮质薄或骨质疏松及不能获得可靠压配固定的患者。

骨水泥型假体注意事项：冲洗髓腔，清除所有骨屑、血液及凝块，然后用干纱布填塞止血，尽可能地在干燥环境下填入骨水泥。为了不使骨水泥与手套上的血、水及骨屑混合，术者应另换干燥并洁净的手套操作。然后开始调制骨水泥，将拔丝期呈黏糊状的骨水泥用手指或水泥枪充填在股骨干髓腔内，下端要超过骨头柄的下端。最好在柄的远端先置入一团骨水泥栓，这样可避免骨水泥过多地进入髓腔；在保持人工股骨头颈部前倾角的位置下，按上述方法最后置入人工股骨头。为减少骨水泥单体的吸收中毒，在填入骨水泥前，可在相当于人工股骨头柄下端的股骨干上钻孔，直通髓腔，由此插入直径3mm的塑料导管，充满肝素液，使髓腔内气体和骨水泥在聚合过程中释放出的单体从导管排出。假体置入后要持续保持人工股骨头的位置，待骨水泥聚合完成、干固后（需10~20分钟），才能放松保持力，拔出导管。也可从上向下置入一根塑胶管，以便在充填骨水泥过程中，清除血液及气体，塑胶管应随骨水泥的填入而逐渐拔出。

（9）选择髋臼侧假体：髋臼侧假体需仔细测量患者髋臼直径，应用不同试模进行模拟活动后采用最佳的匹配假体置入髋臼。

（10）复位人工股骨头：牵引肢体，用手指推压入工股骨头，当与髋臼相近时，外旋下肢，使头进入髋臼。也可用滑槽板插入臼内，使人工股骨头沿着斜面滑入髋臼。注意外旋股骨的力量不可过大，以防骨质疏松的患者因旋转暴力导致骨折。复位后可外展、内收髋关节测试，注意活动度及有无脱位倾向。

（11）安放负压引流，缝合伤口：彻底止血，彻底消毒冲洗，然后用丝线间断缝合关节囊。在人工股骨头附近置入一根负压吸引管，经就近的皮肤上做一小切口将管引出皮外接负压吸引瓶。分层缝合伤口。固定引流管。

（二）注意事项

1.假体的选择

根据患者的疾病特点、年龄、骨质生长潜能、对生活质量的要求、对康复的配合程度以及术者对不同类型假体的理解和操作技能。目前临床上较常应用的有austine-moore型和thompsoⅡ型3前者可保留充足的股骨距，有利于防止术后假体下沉和松动；而后者适用于无法保留股骨距的患者。人工股骨头大小的选择，原则上应与原股骨头等大。其直径可以稍小但不能超过2mm。过大易致关节间隙狭窄和骨皮质增生而发生创伤性关节炎；过小则会产生髋臼不均匀地承受压力，并容易磨损髋臼而突入盆腔。故术前、术中应仔细测定股骨头的直径，一般应用游标卡尺测量，也可以在术前通过X线片进行测量。如选择合适，在术中将股骨头放入髋臼内试验时，应可以自由活动，而在拔除时有一定的负压。对人工股骨头的颈长选择也很重要，不论用何种假体，都必须使小转子上缘至髋臼之间的距离恢复正常。过长易致疼痛和中心型脱位，过短则易发生跛行，同样容易损害髋臼。

2.防止感染是假体置换术成功的关键因素

假体置换术后一旦发生感染，多数将被迫取出而后遗严重跛行。因此，手术室的无菌条件和医护人员的无菌技术十分重要。

（1）术前要按要求做充分的准备，包括皮肤准备，全身情况的改善，并应在术晨或术前给予广谱抗生素预防感染。

（2）手术人员体表不得有感染灶。

（3）手术室房间最好要有空气净化装置，如无此设备则要求彻底消毒并保持地面潮湿。

（4）手术室内人员要限制，尽量少走动。

（5）术中需严格无菌操作，减少创伤，彻底止血。

（6）创口闭合前要用苯扎溴铵或碘伏液浸泡5分钟，然后用生理盐水冲洗干净。

（7）正确安放负压吸引，充分有效地引出积液。

（8）术后应用抗生素，创口的换药。这都是预防感染的必要措施。

3.股骨颈修整

人工股骨头可放在适度外翻位，内侧可充分填充骨水泥以持重力。轻度外翻位可减少假体的弯曲应力，避免柄的折断。

保留股骨距也极为重要。股骨距位于小转子上1.5cm处，此处为负重线应力集中处，皮质厚而坚固，足以承受人工股骨头颈领的压力，是防止股骨头下沉的主要结构。如选用moore型人工股骨头可充分保留股骨距，安放较稳定，有利于防止术后假体塌陷、松动等并发症。但保留股骨距也不能过长，否则复位困难。

4.扩髓

扩髓时应将股骨上端充分显露，仔细观察与测量所选用人工股骨头的颈柄角及弯度、长度。并与X线片对照剪影研究髓腔扩大要求。首先扩大入口，外侧须靠近大转子。入口尚需足够容纳假体柄，过少易发生股骨上端劈裂。用与假体柄形态一致的髓腔锉逐渐扩大，锉的尖端指向股骨内踝，以保证外翻位和15°左右的前倾角；扩大时避免皮质穿孔，尤其对二次手术或骨质疏松的患者更需注意。同时应将髓腔内侧的松质骨全部刮除，使假体或骨水泥直接与皮质骨接触，可以增加牢固性。

5.正确应用骨水泥技术

骨水泥（骨粘固剂）由单体和聚合体合成。单体主要成分是甲基丙烯酸甲酯（MMA），为无色液体。聚合体成分主要为聚甲基丙烯酸甲酯（PMMA），是粉末状。两者分别包装，应用时将两者混合搅拌而成。骨水泥聚合过程要经过半流期、黏糊期、面团期、固化期。固化期骨水泥已硬固，无法充填。应掌握在面团期（即分开面团，可拔出许多丝）时，迅速充填使用。故在制备骨水泥前应将术野一切准备妥当，包括止血，以免骨水泥聚合超越面团期而失效。室温高时各期历时短，更需妥当配合。再者，骨水泥的单体有一定的毒性，心血管系统反应即单体吸收和周围血管扩张，引起反射性心动过缓；单体引起过敏反应；骨水泥填塞过程中由于压力的原因造成脂肪、空气等进入血液循环造成栓塞；骨水泥对周围神经、血管等组织造成机械压迫或热损失等严重并发症。因此，使用骨水泥前必须做好抗休克的急救准备；术中要保持足够的血容量；应用前也可静脉输入地塞米松10～20mg以减少反应；对有心脏病或老年患者应用时更应慎重。

手术时仔细准备骨水泥柄小心植入，是取得临床长期成功的关键。目前认为，股骨柄假体周围骨水泥的厚度最好控制在2mm以上，而在股骨近端的内侧区域可以比2mm稍厚些。骨水泥厚度小于2mm容易出现断裂。提高骨水泥固定成功率的技术细节还包括避免股骨柄假体内翻位植入髓腔，防止骨水泥与骨之间出现缝隙。内翻位植入假体柄会导致股骨近端内侧和远端外侧的骨水泥厚度变薄，这两个区域的骨水泥承受很高的应力，早期易于在此处发生骨水泥破裂和固定失败。还应注意使髓腔内保持干燥，切忌与血块混合，会降低骨水泥的强度。为了预防感染，在骨水泥内混合抗生素将有一定作用。为在术后能观察骨水泥的充填情况，可用混合钡剂的骨水泥。

6.非骨水泥型假体应用时的注意事项

由于骨水泥的生物相容性差、放热、毒性和过敏反应等，可有多种并发症，尤其是后期的假体松动，影响疗效，近年来研究不用骨水泥固定人工假体的生物学固定方法较为理想，具有良好前途。骨水泥型与非骨水泥型假体区别在于假体柄的表面设计和材料上的不同。近年来在股骨柄假体设计上，重点分析了纵向涂层的范围对股骨骨质的作用和影响。股骨假体柄通常可获得全长范围的坚强固定，其中很大比例的固定发生在更远端部分。这种远端固定在影像学上表现为股骨干远端处的焊点。焊点是在X线片上可见的皮质骨和股骨假体之间密度增加的骨长入的区域，提示远端固定，此时假体承受的应力可传导至股骨更远端的部位。这会导致股骨近端处发生应力遮挡，出现此区域的骨量减少和骨缺失。不过全涂层的假体柄的确能够获得更大范围的坚强固定。近端涂层的假体柄只能在股骨近端区域获得固定，这时应力的传导更加符合生理方式，主要通过近端传导，避免此处发生应力遮挡和骨缺失。非骨水泥型柄周围的涂层范围也影响临床效果，这种柄分为全周涂层设计和半周涂层设计，这种设计上的区别与有效关节间隙及骨溶解密切相关。半周涂层设计的假体柄不能在近端股骨柄全周都形成骨长入，在此处留有一处通道，聚乙烯碎屑可以通过此通道进入股骨干，增加了有效关节间隙。当使用非全周涂层的假体柄时，聚乙烯碎屑会导致股骨干区域出现临床上明显的骨溶解。

目前在假体表面设计上有巨孔型和微孔型两种，欧洲多用巨孔型；国内多用的是微孔型，其孔隙的直径在$40\sim400\mu m$之间，骨组织可以长入微孔内起牢固的固定作用。有时可在髓腔内，假体远端嵌入一块骨栓，愈合后可防假体下沉。生物学固定的假体在设计上应尽量减少非生理性应力，手术时假体的多孔表面必须与骨组织紧密接合，应避免二者之间的微细活动，故应建议患者术后6周内不能负重。要使假体与骨间密切相接，就要求有合格的假体、器械和严格的技术操作。目前在尚未达到要求时，如能正确使用骨水泥，仍不失是一种好的办法。近有设计采用有机骨粒骨水泥，可兼有骨水泥固定和生物学固定两者的优点。直柄型股骨假体要求使用直的、全长开槽的髓腔钻，而解剖型假体则常需用软钻处理股骨髓腔以适应柄的轻微曲度。一些锥形设计的股骨柄仅需对髓腔进行推削。可手动扩髓，也可使用低速动力钻；采用手动扩髓不易发生意外穿透股骨皮质的情况。仅应采用制造商提供的器械处理股骨，以使髓腔与将要植入的股骨柄的形状精确匹配。依据术前的模板测量选定柄的大小，准备植入。

特点：

（1）采用生物固定，避免了骨水泥使用带来的不良反应。

（2）对可能面临的翻修手术可以有更多的选择。

（3）对手术医师的操作要求较高。

（4）常见的并发症有大腿疼痛。

7.置入人工股骨头

必须保持人工股骨头于130°～140°的轻度外翻和前倾15°位，假体颈基座要与股骨颈切面平行而紧贴；击进股骨头时不可用力过猛。如遇有阻力应注意检查方向是否有误，以免穿出皮质骨。

有一点必须指出，人工髋关节周围软组织要松紧适宜，过紧则易磨损髋臼，过松则不稳，也易损毁髋臼。这也与假体颈长度的选择、安放的位置有密切关系。

四、术后处理

（1）术后搬动患者要小心，保持外展、内旋、伸直位。患肢外展中立位牵引1～2周，防止内收、外旋以免脱位。后期可采用穿着矫正鞋2～3周，以保持患肢处于中立位。

（2）术后应用抗生素，定期检测血常规和尿常规。

（3）有效的负压吸引极为重要，主要为防止感染，又可观察和记录引流液颜色的改变及引流量。引流管留置不应超过72小时，24小时引流量少于20mL后才可拔管。

（4）下地前常规拍X线片，检查人工股骨头在髋臼内的位置，也便于术后随诊比较。

（5）术后应立即活动未固定的关节，做肌肉收缩锻炼，下肢按摩，以防深静脉栓塞。2～3日后可起坐，逐渐增大主动和被动范围；术后12～14日拆线；术后3～4周可持拐下地。半年内应在助行器保护下行走，锻炼过程可辅以理疗。完全自由活动后仍应注意避免过度活动和损伤。如有疼痛、局部炎症等出现应及时随诊治疗。用生物学固定的患者，在术后6周内宜在床上锻炼，以便骨组织长入表面微孔。然后再持助行器由不负重向部分负重行走过渡。总之，控制负重时间与强度要时刻注意。

（6）严格定期随诊：每2～3个月1次，以便指导锻炼。定期摄X线片检查，以便早期发现并发症，如有疼痛、炎症，应查找原因，及时处理。X线片检查应注意观察有无骨与骨水泥、骨水泥与假体柄间的透亮带、折断、假体下沉，股骨距吸收、股骨上端内侧骨水泥裂开、骨质吸收等现象。

五、手术并发症与防治

（一）下肢深静脉血栓及肺栓塞

下肢深静脉血栓及肺栓塞是人工股骨头置换术后常见的全身并发症，是由于术后髋部组织静脉血管痉挛、血液黏度高、血流缓慢等导致下肢深静脉血栓，当下肢肌肉受到挤压或主动活动时，不稳定的血栓块会进入血运中，造成肺栓塞。有文献报道关节置换术后下肢深静脉血栓发生率达1.3%～25%，而肺栓塞的发生率为0.4%～7.7%，发生率相差很大。这两种并发症的危害性很大，但可以采取措施预防其发生，如：手术中保持合适的体位，操作轻柔，减少出血，要保持充足的血容量；术后留置负压引流管，减少因局部出血引起的压迫；术后早期抬高床角，指导患者做深呼吸运动，指导患者行主动踝关节屈伸运动和股四头肌等长收缩练习；术后应用低分子右旋糖酐或联合使用阿司匹林，可以促进其抗凝作用，预防血栓和肺栓塞的发生，也可应用低分子普通肝素预防。

（二）术后感染

感染是人工股骨头置换术后最严重的并发症之一，是造成置换失败的主要原因之一。有文献显示感染的发生与糖尿病、肥胖和手术时间有关系。关节置换术后感染的发生率国内外报道一般为0.5%～1.2%。预防感染是置换成功的重要环节，应针对可能引起感染的各种因素进行预防，如：患者的手术区皮肤在术前应备皮，术前30分钟预防性应用抗生素，如手术时间较长，可追加一组抗生素；要严格保持手术室内的无菌状态，手术操作要轻柔，减少组织损伤，尽量缩短手术时间，缝合前用生理盐水反复冲洗创口；伤口内要放置负压引流管，术后必须保持管内无菌状态，一般于术后48小时拔除；术后要全身应用抗生素。如已发生伤口浅部化脓者，应及早切开引流并使用有效抗生素，可获得良好的结果，而深部严重感染者，应及时将假体取出，彻底清除病灶，冲洗创口，在伤口内放置灌注管和引流管各一套，缝合创口，术后全身应用抗生素，用有效的抗生素溶液进行灌注冲洗，争取创口早期痊愈。

（三）假体松动

假体松动也是造成关节置换术失败的重要原因之一，多为晚期并发症。假体松动在X线上表现为股骨颈部有吸收现象，并且股骨干在人工股骨头的柄部周围出现吸收透明区，在X线透视下观察，发现在牵引或旋转大腿时，可看到假体的活动。造成假体松动的原因有多种：与假体的材料和类型有关，金属-金属摩擦系数大，松动率高，而金属-塑料假体摩擦系数小，松动率低；骨粘固剂的聚合热作用可引起骨坏死，假体磨损以及骨粘固剂老化形成的微小颗粒可诱发肉芽组织，其中破骨细胞会使骨质溶解而导致假体松动；金属假体在体内与血肿等酸性环境接触时会发生腐蚀，可发生溶骨及破骨变化；股骨距短缺不能提供假体可靠的支托，前倾角偏大或假体偏外，导致假体领未能托在股骨距上；患者长期卧床造成骨质疏松，早期下床活动，可造成假体松动。目前通过选用磨损率小的材料，术中发挥良好的技术和操作增加固定的稳定性，来减少松动的发生。同时应用增强骨质的药物，避免早期下床活动。

（四）关节脱位

人工股骨头脱位是一种严重且又常见的并发症，有文献报道发生率为0.5%～12%。引起脱位的因素很多，人工关节放置位置失当，如人工股骨头前倾角太大，容易发生前脱位，而前倾角太小或后倾时，容易发生后脱位；手术前侧切口容易引起前脱位，后侧切口易引起后脱位，外侧切口如将股骨大转子凿下会引起额状面的力学平衡失调；假体的大小不合适或股骨颈截骨过多，也会引起脱位；关节周围组织对关节的稳定性也起重要作用。术中应选择大小合适的人工关节，将假体放置在合适的位置上，加强软组织的保护和修复，去除增生的骨质，术后将患肢保持在外展中立位，避免过早内收屈曲。如已发生关节脱位，早期可行闭合复位，如复位困难可在麻醉下或行下肢牵引复位。对某些复位困难或晚期脱位的患者，应行切开复位，针对脱位原因来矫正。

（五）股骨骨折

股骨骨折可以发生在人工股骨头置换术中，也可发生在术后，虽然发生率不高，但却是一种严重的并发症。在手术中当股骨颈与转子部未暴露时，如使用暴力扭转强使股骨头脱位，会造成股骨上端骨折；当扩大后的髓腔与假体柄型号不匹配时，强行安放假体可引起股骨骨折；假体柄尖端应力过度集中，反复作用局部骨质会造成骨硬化和骨质增生等改变，使近端应力减少甚至消失，在不正常的外力作用下，会发生股骨干骨折；老年人骨质疏松、骨量减少、脆性增加，身体协调性不佳，有可能跌倒造成股骨骨折。一旦发生股骨骨折，应用骨水泥及钢丝固定。如骨折发生在股骨头柄尖的远端，现主张更换一长柄人工股骨头，用骨粘固剂填塞髓腔，骨折周围用钢丝环扎固定。

（六）异位骨化

关节周围异位骨化是人工关节置换术后较常见的一种并发症，发病率较高。异位骨化的病因目前尚不清楚，可能与关节周围软组织损伤、软组织内遗留的骨髓和骨粉、软组织血肿等有关。为预防关节周围异位骨化，术中必须精细操作，减少过多软组织损伤，尽量避免过多分离软组织，创口内要用大量生理盐水彻底冲洗关节腔内的骨碎屑，要安放负压引流管防止创口内积血。如异位骨对关节活动没有明显影响，不需要治疗。如严重影响髋关节功能，则考虑手术切除。目前有些学者提出用二磷酸盐、吲哚美辛、早期放疗等方法预防异位骨形成，取得了一定效果。

（七）髋臼磨损

髋臼磨损的临床表现为人工股骨头置换术后4~5年髋部有明显不适感。X线片示髋关节间隙逐渐变窄、髋臼变薄且浅凹陷，软骨面磨损，但未穿透髋臼。因为金属人工股骨头的弹性模量显著性的高于髋臼软骨和软骨下骨质，所以易发生髋臼磨损。因此患者术后应保护性使用髋关节，多扶拐行走，应做下肢肌肉锻炼，增强髋关节的稳定性。

（八）持续性疼痛

持续性髋痛临床表现为患髋周围及大腿前侧肌肉抽痛或钝痛、患髋关节紧张。患髋屈伸尚可，但外展、内收、内外旋等动作均可引起疼痛。持续3~6年，且症状有慢性减轻趋势，但关节活动度仍较差。X线片可见髋关节间隙狭窄，有软骨磨损现象。分析原因可能为：假体匹配不当，如人工股骨头颈过长、头过大等原因造成关节间隙变窄，产生不正常摩擦而引起疼痛，术中切除过多关节囊，使关节液减少，减少了对关节的润滑作用和对髋臼软骨的营养作用；髋臼病变也可引起髋部疼痛；髋臼退行性病变使髋臼底变薄，人工股骨头中心性脱位可造成髋关节疼痛如发生髋部疼痛，应对症治疗，如疼痛剧烈或保守治疗效果差，则应行手术翻修。

（九）血管损伤

人工关节置换发生动脉损伤非常罕见，但随着置换率的增加，动脉损伤发病率亦有增加的趋势。由于动脉损伤后会产生严重后果，甚至威胁肢体存活和患者的生命，因此必须引起高度重视。在正常情况下，股直肌与髂腰肌具有保护血管、抵御外来侵蚀和压力的作用，但当下肢处于屈曲内收、外旋位时，这两块肌肉就不能提供完全的保护作用了，故在前外侧切口显露髋关节与髋臼前缘时，使用Hohmann牵开器，其尖端就可导致邻近动脉损伤，引起大出血。采用后切开行股骨截骨时，可因骨刀或电锯深度掌握不当，而损伤股动静脉。血管一旦损伤，应先立即止血，行血管修复，同时补充血容量。

（十）神经损伤

人工股骨头置换中易受损的神经为坐骨神经、腓神经和胫神经。损伤原因多见于手术操作中对神经的直接损伤，如牵引拉钩牵拉伤、电凝灼伤或术中并发骨折断端的刺伤等。还可见于当使用长颈假体时，会使肢体延长，从而造成神经牵拉伤。避免术中神经损伤的方法是要清楚解剖层次，手术操作精细、轻柔，注意保护神经，防止选用使肢体增长过多的长颈假体。

第二节　人工股骨头表面置换术

本节主要介绍保留股骨头、颈解剖结构的人工股骨头置换术。

表面置换是髋关节置换术历史上的重要发展，是由smich-petersen最初构思的。髋关节表面置换术能保留健康的股骨颈，是一种可供选择的向伞型髋关节置换术过渡的较好的治疗方法，能恢复正常的关节生物力学及负载传递，保证关节的稳定性，延缓全髋关节置换术的手术时间。单纯股骨头表面置换（半髋表面置换）开始于1980年，因为对一些股骨头坏死的年轻患者，伞型髋关节表面置换术的中晚期结果尚不令人满意对于中晚期股骨头缺血性坏死且髋臼基本完好的患者，半髋表面置换的目的是延缓全髋关节置换术的手术时间。虽然常规的股骨头置换可以达到这个目标，但它切除了股骨头和部分股骨颈，干扰了股骨的血运，翻修时可能要去除股骨柄半髋表而置换不切除股骨头、颈，不需要扩大髓腔，保留了正常的股骨上段生物力学传递形式，从而避免了应力遮挡性骨吸收。

一、手术的适应证与禁忌证

（一）适应证

人工股骨头表面置换术的适应证主要是针对一些需要行关节成形术的年轻的活动量大的患者。这些患者由于年龄等原因一生中可能需要行两次或者两次以上的翻修手术，故采用该术式可以尽可能地减少二次手术的难度与医源性创伤。通常接受这种手术的患者的年龄范围在60岁以下。其适应证包括：

（1）希望手术后参加剧烈活动，关节活动范围大稳定性好的年轻患者。

（2）股骨近段有明显畸形，使股骨柄植入困难，不能植入或者假体固定效果不好的患者。

（3）伴有精神、神经肌肉疾病，肌力在Ⅳ级以上，肌力不平衡的患者。表面置换中选择较大的球面会增加假体的稳定性，减少脱位的发生率。

（二）适宜该术式的疾病类型

（1）Ⅲ期及早Ⅳ期股骨头缺血坏死，塌陷范围小于1/3的病例。

（2）中心性股骨骨骺分离骨关节炎。

（3）先天性股骨头发育不良与Perthes病。

（4）创伤性或非创伤性骨关节炎。

（5）年轻的类风湿关节炎；强直性脊柱炎。

（6）多关节受累需要多关节成形的患者。

（三）禁忌证

股骨头表面置换的禁忌证与股骨头置换的禁忌证相似，主要包括：

（1）身体有活动性感染灶，股骨近段或髋臼侧的恶性肿瘤与活动性结核。

（2）考虑到骨质情况，年龄超过60岁是手术的相对禁忌证。

（3）对于严重骨质缺损，两侧肢体的长度存在明显差异的患者。

（4）对于肾功能不全和金属过敏者也不适宜做金属–金属全髋表面置换术。

二、假体的设计与固定

用于股骨头表面置换术的股骨头假体表面呈2/3球面，内表面为一圆柱形。为了保留较多的股骨头，假体内径要大，内、外表面的移行处应避免出现锐缘。

假体常用骨水泥固定，也有生物学固定。股骨头表面置换假体的固定与其内表面的形状有很大关系，通常内表面设计以圆柱状固定较为牢固，圆柱形设计易获得均匀的骨水泥厚度、正确的安装位置，故不易松动。

假体的典型设计如下：

1.SCC（Luck）股骨头杯假体设计

由法国学者Lurk设计，SCC是用钴铬钼合金制成，外表面为一半球形，带颈领。内表面为圆柱形。内外径尺寸有以下几种：35/44（mm），38/47（mm），41/48（mm），

41/51（mm），41/54（mm）。

2.TAR自股骨头杯假体设计

由Tmvnley设计，TARA为股骨头头-臼表面置换假体，但其金属头杯也可用做股骨头表面置换。头杯假体为金属制的2/3球杯，杯的内表面正中连接粗的杆，杆有140°的弯曲度。假体外径有38mm、41mm、44mm、47mm、50mm、54mm几种。安装杆时不用骨水泥：

3.THARIES股骨头杯假体的设计

由Amstutz（1981年）设计，THARIES股骨头头-臼表面置换假体，最初的股骨头杯假体为钛合金材料，平均厚度4mm。外表面为2/3光滑球面。内表面呈斜角圆柱＋环形凹槽形设计，以增加形合度。假体规格以1mm递增。后设计改良为头杯内表面顶点连接短杆，这有利于假体位置安装的准确度和固定的牢固度，1984年材料改用钴铬钼合金，1988年又改用陶瓷。临床观察陶瓷单杯随访1~8年，尚无翻修病例。

三、手术步骤

（一）体位

患者取侧卧位，用固定架固定耻骨和骶骨，保持骨盆及身体的中立位。固定患者体位时注意不能影响患肢的活动，患肢必须可以屈髋超过90°，并且可以充分内收。这样可以保证股骨头的正常显露。

（二）切口与显露

手术入路多采用后外侧入路，充分暴露股骨头和股骨颈，确保在软组织损伤最小的情况下能够使用手术器械进行股骨侧的操作。皮肤切口以大转子顶点为中心，向下延续到大转子顶点下方6~8cm，向上越过大转子转向后方4~6cm。

常规切开皮肤、皮下及筋膜。钝性或者用电刀沿臀大肌方向分离臀大肌肌纤维，同时松解或切断臀大肌在股骨转子后方的止点，以利于髋关节后脱位。

切开大转子部滑囊，暴露外旋肌，使用尖头Hohmann拉钩，将其放入臀中肌后缘下方，顶住关节囊的前方，适度向前上方牵引，防止对臀中肌钝性暴力的损伤，暴露梨状肌及梨状肌和臀小肌之间的间隙；同时用宽大的S拉钩，牵拉端缠绕部分纱布后向后方牵拉，以显露下方的其他外旋肌肉。

贴近梨状肌窝止点切断梨状肌以保留最大的梨状肌腱长度，切断下方短外旋肌肌腱及部分股方肌肌肉，并做缝扎，以便于以后缝回原位或缝合于臀中肌肌腱，加强后方关节囊强度，防止后脱位。牵拉开切断的肌肉，显露后方关节囊。

（三）关节脱位

保持股骨屈曲内收位，向前、上切开关节囊，并切除前上方部分关节囊，尽可能保留后方关节囊，可以用深部拉钩向后牵开加以保留。在尽可能松解周围软组织和尽力增加髋关节活动范围的情况下，髋关节屈曲、内收、内旋，使髋关节后脱位，在股骨头下方插入铲形的股骨头撬板，以方便股骨头中心定位针导向器（PCG）的置入。中心定位针导向器的活动臂至股骨颈的下方。资料显示标准的股骨头端的处理会减少70%的股骨头血供，为防止术后股骨头残端的缺血性坏死，对股骨颈周围的软组织需要尽量保留。同时为避免对支持带血管的损伤，在随后用筒状锉锉磨外上方股骨头时，尽量使锉停留在股骨颈中下方以上。

（四）确定假体大小及中心定位

针置入用游标卡尺测量股骨颈宽度，确定可能用到的最小锉。安装中心定位针导向器，在量角器的指导下确定中心定位针置入的方向，保证颈干角保持在140°左右。

安装中心定位针导向器前，清理股骨颈周围的骨赘和残留滑膜，显露真实的股骨颈形态，包括前侧、后侧及外侧，以保证导针的正确定位。中心定位针导向器应向前固定，以矫正导针向后偏斜的趋势。

（五）股骨头初步成形

首先通过使用选定尺寸的桶状锉测量器（CRG）来测量中心定位针方向是否正确，选定的尺寸值来源于术前测量的数值和术中对股骨颈上、下胫的测量。围绕股骨颈旋转桶状锉测量器，如果测量器的尖端碰撞到股骨颈内侧皮质，同时在股骨颈上方有较大的空间，说明定位计不在中心。此时可以用纠偏器重新置入新的定位针。

桶状锉打磨股骨头，首先选择偏大号的桶状锉开始股骨头打磨，然后逐级缩小打磨。

股骨最后准备根据最后使用的桶状锉重新置入中心定位针，股骨头根据髋臼的直径进行最后桶状锉锉磨。如果初次锉磨的结果正好匹配髋臼，该步可省略。

安装股骨头截骨导向器，使其完全覆盖打磨过的股骨头，用固定钉将其固定在股骨头上。用摆锯截除股骨头顶端，清除碎屑。

沿假体柄用导向器钻孔，根据假体柄钻上的标记确定钻孔进入股骨颈的深度。置入锥形导向器，选择同号的锥形锉完成斜面骨的准备。去除骨床上所有的软组织及变性组织。股骨头端的硬化骨可能在术后早期会出现坏死并影响假体的稳定性，术中需要选择性去除这些硬化骨，空腔则用骨水泥仔细填塞。股骨头侧囊性变同样会影响手术效果，需要术中清除其内的囊肿，空腔则用骨水泥仔细填塞。严重的囊性变患者需放弃表面置换手术。同时使用3.5mm钻头在骨床上打孔，这样有助于骨水泥固定。

股骨假体试模：安装股骨头假体试模，旋转试模，观察试模与骨床之间应有均匀一致的骨水泥间隙，如果试模与骨床有碰撞，用锥形锉重新准备骨床。

安装股骨头吸引器，清理骨床，去除脂肪组织及碎屑，用脉冲冲洗枪清洗骨床，可以冲净骨松质内的骨髓和脂肪组织，以及锉磨中的碎屑，同时在原位洗净冲出的组织。用吸引器吸干导针孔水分，同时用干纱布吸尽骨床表面的水分，以利于骨水泥的渗入。

（六）骨水泥的准备和股骨头假体的安装

混合骨水泥，将其置入假体内，直到假体内部的凹槽处。对于股骨头较大的患者或股骨头有较大骨缺损的患者，骨水泥用量应加大，以确保假体获得足够的稳定。

保留股骨头吸引器，在不间断吸引的同时，将骨水泥涂抹于修整完成的股骨头骨床上，并将其压入骨松质中。取下股骨头吸引器，将骨水泥塞入孔中。安装假体完全到位，持续挤压假体，刮出溢出的骨水泥，去除所有骨水泥及骨碎屑。顶压股骨头假体时，助手需要扶住肢体并施以对抗力量，以使顶压持续而有效。

（七）止血与缝合伤口

患肢牵引、外旋和外展髋关节复位，检查其活动范围，特别注意在90°区髋内旋时前方有无碰撞。如果有碰撞的话，原因主要为术中使股骨颈偏距缩短引起，部分大转子可以在髋关节外旋位用骨刀去除，以恢复其在该位置的活动范围。用稀释的碘伏生理盐水溶液彻底冲洗所有创面。清除其中的碎屑、坏死组织和骨水泥等。

用电刀对活动性出血处止血。缝合切断外旋肌肉，加强关节囊的后壁。放置负压引流，引流管放置在关节腔周围，最多放置24~48小时，即可拔除引流。逐层缝合伤口。

四、手术评价

（一）功能评估

目前主要采用UCLA髋关节功能评分标准，对疼痛、步行、活动进行评分，每一项得分为1～10分，10分为最佳。

（二）X线评估

主要从术后及随访时的髋关节X线片上观察假体的位置是否有改变，假体周围是否有透光线，同时对假体柄与股骨轴线的夹角进行了测量（图2-2）。

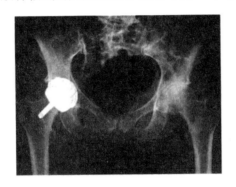

图2-2　人工股骨头表面置换

（三）计算机辅助下的X线评估

主要测量假体柄在X线片上的下沉程度。其测量过程的原理是运用可比较的运算法则，确保对假体柄及骨性结构在X线片的测量有统计学上的可比性；将骨盆X线片用12-bitCCD扫描仪进行扫描，并用图像文件的格式进行保存；为确保测量的准确性，应以大转子和股骨头的中心作为参考点，最后运用图像分析软件运对数据进行评估，下沉程度可以在结果图表上显示。

五、手术并发症及其防治

股骨头表面置换术后可能发生的并发症主要有两部分：

（1）与各种髋关节置换共有的并发症：如脱位、血栓栓塞、异位骨化、神经麻痹、血管损伤及感染等。

（2）表面置换特殊的并发症：股骨颈骨折、缺血性坏死、金属离子水平升高等。

（一）股骨颈骨折

保留股骨颈使患者必然面临股骨颈骨折的危险，特别是术后阶段。随着年龄的增长，危险性增加。与股骨颈骨折相关的手术因素包括股骨颈上方骨皮质形成切迹和股骨假体相对于颈干角的内翻放置。其理论基础是：表面置换后，在行走时股骨头上受到的合力方向在冠状面上与垂直方向呈20°，内侧骨小梁位于其轴线上，而在受压时应力位于内侧小梁骨系统。由于髓内器械、环形磨锉和斜面切骨，这些都对股骨颈造成损伤，因此完成这些操作后股骨颈处于"应激"状态。而往往大多数表面置换术后的康复指导是可以完全负重行走的，故易发生股骨颈骨折。因此，术后有一段保护性负重时期对于减少骨折的危险是有利的，特别是股骨颈存在切迹时。

对于股骨颈骨折的处理对策：若为移位骨折，则行全髋关节置换手术；若无移位，可采用支具保守治疗，非负重4～6周，部分负重2～4周。

（二）股骨头缺血坏死

理论上，股骨头的准备可能导致缺血性坏死，而最终造成松动和假体周围骨折，导致手术失败，入路的选择从理论上讲也是影响到缺血性坏死发生的问题。传统上最常采用的是后方入路，这一入路牺牲了旋股内侧动脉的升支，而这支血管是正常股骨头滑膜下层血供的重要保证，这可能是导致这种少见的医源性股骨头缺血性坏死的原因，似乎是股骨颈而非股骨头被做了表面置换。考虑到手术中将切除股骨头的顶端部分，同时骨水泥将被加压渗透入准备好的骨面下数毫米，因此实际融合的髋板上方骨量很少，由此笔者认为保护股骨颈骨内血供是非常重要的。

（三）假体松动

出现股骨假体松动的原因可能与以下因素有关：假体过小，股骨头颈骨量过少，骨质疏松，女性，体重偏轻，短柄未用骨水泥固定，股骨头周围硬化骨未进行钻孔，骨水泥太厚，手术技术缺陷，大的股骨头囊肿，以及假体不匹配等。而以上这些原因都与固定面积过小有关。

（四）术后疼痛

表面置换术后很少有大腿痛，疼痛的部位常发生在腹股沟。疼痛的原因往往可以根据疼痛的性质来判断腹股沟前方疼痛往往提示有撞击，这可能由于髋臼前缘悬突而与股骨颈发生撞击，特别是在屈曲内旋时明显，而在屈曲外旋时缓解。当发生直腿抬高时疼痛往往提示髂腰肌炎症。与活动相关的疼痛提示假体松动。非创伤性的急性疼痛提示可能存在股骨头局灶性缺血坏死，但通常为自限性。无明显病因的疼痛则提示存在超敏反应。持续性疼痛和夜间痛则提示存在感染。进一步检查可通过红细胞沉降率（血沉）、C-反应蛋白和髋关节穿刺抽液排除感染，通过X线片标准正位和髋关节侧位片可判断是否有前后位上的位置不良导致前方撞击以及评估前方的偏距。

（五）脱位

由于表面置换采用的假体直径较大，一般在36mm以上，而通常的全髋关节置换术所用的股骨头假体直径为28mm，所以表面置换术后假体的脱位、半脱位的发生率要比普通的全髋关节置换术低。在近几年的临床随访报告中，术后脱位的发生率为0.75%。表面置换术后脱位的发生主要由于两个原因：一是髋臼假体安放位置不良，这也是全髋关节置换术导致脱位的主要原因；二是偏心距过小，这种情况往往发生在股骨头坏死较严重或髋臼发育不良的患者。

偏心距的恢复在术中尤为重要，与人工全髋关节置换不同的是，表面置换缺乏不同规格的头颈尺寸，以满足偏心距调节的需要，因此在股骨头顶截骨时，一定要注意股骨头截骨导向器的安放，以恰好覆盖颈部锉骨面为宜，避免安放过深。股骨头顶部过度截骨可以引起偏心距短缩，如合并旋转中心内移会引起外展肌松弛，可能导致髋关节不稳定甚至脱位。因此术中应始终注意软组织的张力。

其他并发症如深静脉血栓、肺栓塞、异位骨化和术中神经血管损伤等与传统髋关节置换术相似。

第三章　腰椎滑脱

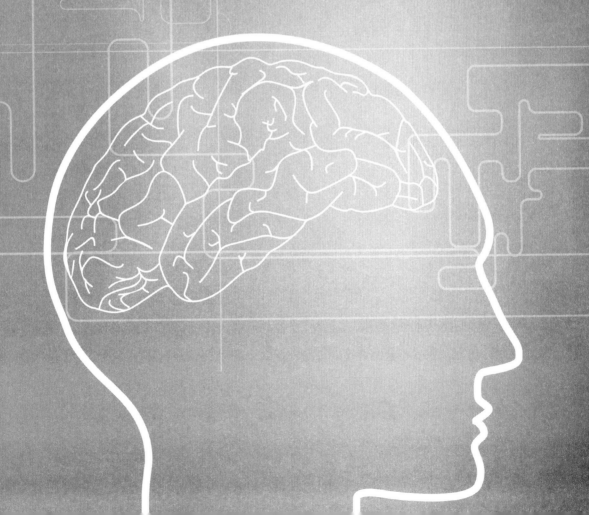

脊柱滑脱是由Killian在1854年首先提出，这个词源自于希腊语"spondylo"（椎体）和"listhesis"（滑移），其定义为"由于椎弓根峡部断裂或延长，上位椎体相对于下位椎体向前或向后的滑移，滑移部分包括椎体及其椎弓根、横突和上关节突"。

第一节　腰椎滑脱病因、病理及分型

一、腰椎滑脱的流行病学及病因学

（一）流行病学资料

腰椎滑脱的发病率因地区而异，并有明显的种族倾向，非洲人发病率约为2.8%，北欧人的发病率为6.4%，爱斯基摩人的发病率约为26%~50%，我国的发病率约为4.7%~5%。我国的发病年龄以20~50岁为主，约占85%，男性多于女性。最常见的滑脱部位是L4~L5及L5~S1，近90%的滑脱发生于L5~S1节段。

（二）腰椎滑脱的病因学

病因较为复杂，可以确定的两个重要原因是创伤性因素和先天性因素，前者更为常见。

1.创伤性因素

创伤性因素可以分为急性创伤和慢性劳损。腰椎峡部可因急性外伤，尤其是后伸性外伤产生急性骨折，多见于竞技运动员或强体力劳动的搬运工。体操运动员、蝶泳运动员、举重运动员、划艇运动员、潜水员、摔跤手和网球运动员常需进行过度腰椎运动，可导致疲劳性骨折。

2.先天性因素

先天性因素所导致的脊柱滑脱约占总体的14%~21%。Fredrickson等的椎体滑脱的标志性文献中，报道6岁儿童L5脊柱滑脱的发生率为4.4%，成人增加到5.8%。

3.退变性因素

由于椎间盘和小关节突的退变，导致椎间不稳、前纵韧带松弛，下腰椎应力增加，从而逐渐发生滑脱。由于其峡部仍保持完整，故又称为假性滑脱。常见于50岁以上患者，女性的发病率高于男性，多见于L4，其次是L5椎体。一份200人规模的病例调查指出，平均滑脱距离为14%。

4.病理性因素

病理性因素可分为全身性因素和局部性因素，病变受累椎弓、峡部、上下关节突，使椎体后方结构稳定性丧失。全身性因素包括可受累脊柱的Paget病、骨质疏松和成骨不全等；局部性因素包括梅毒、结核、肿瘤等，可导致峡部病理性骨折及脊柱滑脱。

5.医源性因素

医源性脊柱滑脱最早由White于1976报道，发生于椎板切除术后。椎间盘摘除或椎管减压的手术均有可能导致医源性脊柱滑脱，原因主要是术中切除椎板和关节突过多，术中未行脊柱融合或术后脊柱融合失败所致。Fox等发现行后路减压但未能有效融合的病例中，脊柱滑脱的发生率可达31%。脊柱后路融合术后也可出现峡部裂，通常于术后5年发生，且多数病例发生于融合完成前。

（三）解剖学基础

解剖结构对腰椎滑脱的发病机制具有重要意义。腰椎存在正常的生理性前凸，当姿势改变或负重时可导致轴向负荷分配比例的改变。此时关节突关节承受大约总负荷的1/3，其余2/3由椎间盘承受。腰椎关节突关节面是倾斜的，在上腰椎关节面近似矢状位，而下腰椎则近似冠状位，限制了脊柱的轴向和矢状旋转。腰椎前屈时下腰椎关节突关节抵抗来自前方的剪切力，尤其是腰骶部更加明显。在L5～S1节段，强大的髂腰韧带显著限制了腰椎的前屈和侧屈运动，应力主要集中于上位腰椎节段即L4～L5运动节段，这也是L4～L5更容易出现腰椎滑脱的原因。发生峡部裂时，棘突、椎板和下关节突作为一个活动单位，受棘上韧带及背伸肌的牵拉，使该峡部发生头尾端的异常活动。背伸肌肌肉收缩，前弯腰时拉紧棘突，后伸腰时挤嵌棘突，引起此上下关节突之间的头尾侧异常活动。

Newman等人于20世纪60年代对引起腰椎滑脱的各种发病因素进行了研究，研究结果所形成的很多观点一直沿用至今。直立行走时，腰骶部对下腰椎椎体可产生持续的向下、向前的牵引力，这种分离趋势产生的负荷被椎间关节、椎弓根、椎板等骨性结构分担。这些骨性结构的解剖学特性也是Wiltse分类法的基础：椎间关节突关节、椎弓根、椎板或其他骨性结构不全可导致腰椎滑脱。

（四）腰椎峡部裂及滑脱的病理

峡部裂性腰椎滑脱的病理特征主要是腰椎解剖结构破坏刺激或挤压神经，引起不同的临床症状。根据病变部位不同，产生腰痛、下肢痛、下肢麻木甚至大小便功能障碍等症状。鉴于椎弓峡部裂性腰椎滑脱是临床上最常见的类型，因此本文将做重点讨论。

1.腰椎峡部裂的病理

椎弓峡部裂被认为是椎体滑脱的前期病变，主要发生在上下关节突间的峡部。峡部裂引起下腰痛或下肢放散痛的病理基础主要包括三方面：

（1）峡部裂处局部纤维瘢痕增生或骨痂形成压迫神经根。

（2）峡部裂处的异常活动使峡部疲劳骨折难以愈合。骨折处新生纤维软骨，骨痂样组织中可带有神经末梢，峡部的异常活动可以刺激该部的神经末梢引起腰痛。同时，峡部的神经末梢，在椎管外面系脊神经后支的内侧支，在椎管的内侧为窦椎神经的分支，二者均可通过脊神经前支出现向臀部或股后部之反应痛。

（3）峡部裂加速椎间盘退变，可导致纤维环破裂并失去稳定性，腰部韧带关节囊及腰背肌劳损，产生腰痛或下肢放散痛。

2.腰椎滑脱的病理改变

腰椎滑脱导致腰痛的原因比峡部裂更为复杂，可包括以下三方面：

（1）腰骶部软组织及关节的劳损：腰椎滑脱可导致前纵韧带、后纵韧带、椎间盘以及关节突关节的力学负荷加重，易于疲劳。同时，腰椎滑脱导致腰椎生理前凸增加，腰骶部后方肌肉韧带结构的代偿增强，易于发生劳损，导致下腰痛的出现。

（2）骨性结构改变：生理前凸增加时，下腰椎的关节突关节负重增加，由不负重关节成为负重关节，且下腰椎棘突可以撞击或挤压棘间韧带，甚至创伤性关节炎，导致下腰痛的出现。

（3）滑脱部位的脊神经根或马尾神经受压：滑脱可造成椎管矢状径相对狭小，压迫硬脊膜及马尾神经，以下位椎体的后上缘"台阶"状突起处较为明显。滑脱严重者可直接造成神经根牵拉，引起神经症状，但症状与滑脱程度并不成正比。

以L5椎体向前滑脱为例，滑脱椎间隙是L5S1，向前滑移的骨性结构包括L5椎体、横突、椎弓根、上关节突及上位脊柱（L4）的所有结构，维持原位的结构包括L5椎板、下关节突及棘突与下位脊柱（S1）相连。可能受到压迫或刺激的神经根是：L5神经根。由椎弓峡部裂处纤维瘢痕组织及骨痂样组织增生，造成L5神经根管或椎间孔狭窄，压迫刺激L5神经根；S1神经根。腰椎滑脱及椎间盘退变突出及椎管狭窄可压迫S1神经根；马尾神经。重度腰椎滑脱造成椎管错位，导致椎管狭窄，直接牵拉或压迫马尾神经。

二、腰椎滑脱的分类及分度

（一）腰椎滑脱的分类

1983年，Wiltse、Newman和Macnah根据发病学和局部解剖学，对脊柱滑脱进行了分类。

1.发育不良性（先天性）脊柱滑脱

发育不良性腰椎滑脱根据关节突关节面的方向分为三种亚型。

（1）Ⅰ-A亚型：表现为L5、S1水平位而非冠状位的关节突发育不良，S1上位终板圆滑，可有L5或S1或二者均受累的隐性脊柱裂。典型影像学特征：从前后位X线投影来看，L5椎体前移、倾斜，导致椎体轴向出现"拿破仑帽"征；侧位片上看，通常可见L5高度前移，椎体后方成楔形，S1上位终板圆滑，峡部被拉长，可保持完整或出现断裂，经常也可发现隐性脊柱裂。峡部情况可通过矢状面CT三维重建予以明确，也可通过MRI检查，后者对腰椎退行性改变和疑似腰骶椎间盘突出的检查也有效。根据滑脱程度不同，可在L5～S1椎间孔处出现L5神经根明显压迫，也可在1椎弓与骶骨后上方区域之间出现马尾神经压迫。

早期临床表现以腘绳肌腱紧张比较常见。由于这种亚型存在先天性脊柱失稳，治疗上需要进行脊柱融合。

（2）Ⅰ-B亚型：表现为矢状位的关节突关节面不对称，椎弓多为完整，多见于成年患者。典型影像学特征：关节突关节的发育不全和出现旋转，导致关节面的矢状位不对称，该类型滑脱的特有表现有助于与退变性滑脱进行鉴别。临床表现以腘绳肌腱紧张、下肢放散痛及马尾神经功能障碍较为常见。由于此类型滑脱的骨环结构是完整的，因此即使轻度滑脱也可能出现神经压迫症状。这种亚型存在神经功能障碍，治疗上需要进行减压和脊柱融合。

（3）Ⅰ-C亚型：腰骶关节的先天畸形引起的腰椎滑脱。Ⅰ-C亚型可合并好发于胸腰段的先天性脊柱侧凸，还包括其他各种腰椎椎弓发育不良，如先天性关节突缺如等。

2.峡部裂性脊柱滑脱

Wiltse认为峡部疲劳性骨折是峡部裂性脊柱滑脱的基础病变，并得到了很多研究的支持，据此Wihse率先分为3个亚型。

（1）Ⅱ-A亚型：此类峡部缺损并非出生时就有，而是由于先天发育不良致峡部骨质强度不佳，或长期劳损，或二者兼具，逐渐引起的。此为50岁以下腰椎滑脱患者最常见的原因，矢状位及冠状位CT三维重建有助于进一步明确峡部缺损情况。

（2）Ⅱ-B亚型：峡部被拉长，其实质为应力性骨折。长期反复劳损不断导致细微骨折，骨折愈合的同时，峡部逐渐被拉长，从而无法抵抗椎体向前滑动。此类型较为少见。

（3）Ⅱ-C亚型：急性损伤导致脊柱复杂骨折，同时伴有峡部骨折。单纯的峡部急性损伤极其罕见。

根据文献报道，以下结论与脊柱滑脱发病机制有关：

1）遗传倾向。

2）敏感或高危人群由于环境和职业因素造成的峡部疲劳性骨折。

3）轻微创伤和持续性相关疲劳性损伤可加剧峡部疲劳性骨折的发生。

4）峡部断裂可引起脊柱不稳和不同程度的脊柱滑脱。

5）女性患者更易出现比较严重的滑脱，常常需要进行稳定性手术治疗，以减轻症状。只有不到20%的脊柱滑脱患者会出现临床症状。

3.退变性脊柱滑脱

此类型在50岁以上腰椎滑脱患者中最多见。滑脱的原因是关节面与椎间盘的退变，椎弓保持完整。此类患者多为下腰椎矢状位关节面先天变异，导致关节面在传递身体重力时，力线前移，继而引起椎间盘过早退变。滑脱程度通常为轻度。由于椎弓是完整的，即使轻微滑脱也可导致马尾神经受压，最常受累L5节段（发病率比其他节段高6~9倍），女性发病率比男性高4倍，非洲裔人种发病率比高加索人种高3倍，若有L5骶骨化，发病率可增加4倍。可有多种骨关节炎改变：滑膜炎、软骨退化、骨赘、关节突骨折、骨软骨游离体和关节囊松弛。

4.创伤性脊柱滑脱

文献报道椎弓峡部的急性骨折是非常少见的，通常继发于严重创伤，除峡部外，还可致椎弓其他部位如椎弓根或关节面的骨折或脱位，即刻或数月后逐渐出现滑脱。创伤型脊柱滑脱中一般比较常见双侧椎弓根骨折，重度创伤时合并脊柱后方结构的脱位。Wiltse曾报道在新兵训练营中的全副装备急行军可导致峡部骨折，这种骨折往往会自愈，但在骨折部位常出现"fluffycallus"现象。Wiltse还列举了一些造成创伤型脊柱滑脱的情况，如后摔、腰背部打击，并在影像学上可发现峡部骨折。通过CT三维重建可以明确创伤性脊柱滑脱合并骨折的情况。MRI可以显示相关软组织损伤情况，包括椎间盘破裂、后纵韧带完整性。

5.病理性脊柱滑脱

受累椎弓、峡部、上、下关节突的全身性和局部性的病理性因素可使椎体后结构稳定性丧失，导致滑脱出现，如Paget病、成骨不全、梅毒、结核、肿瘤等。

6.医源性脊柱滑脱

椎间盘摘除或椎管减压的手术均有可能导致医源性脊柱滑脱，原因主要是术中切除椎板和关节突过多，术中未行脊柱融合或术后脊柱融合失败所致。

1994年，Marchetti和Bartolozzi认为，Wiltse等人的分类很难预测滑脱的进展程度，关键是不能对滑脱进行准确的分型，不利于手术效果的评价。因此，他们将腰椎滑脱分为发育性和获得性两大类。该分类没有将峡部性腰椎滑脱放在最重要的位置，而是强调了发育和形成不良对峡部不连的影响。在分析脊柱滑脱的病因时，外科医师必须首先确认是发育性还是获得性滑脱。如果是发育性的滑脱，还必须通过评价后侧骨钩的发育程度，从而确定是高度还是低度发育不良。脊柱滑脱的进展到何种程度是由发育不良的部位及程度、脊柱生物力学特性和椎间盘完整性所预先决定的。这就是Marchetti和Bartolozzi分类意义所在。

下腰椎的异常可表现为多种形式，这些异常与拍摄X线片的时间、患者的年龄以及该异常的生物力学状况有关。腰椎前凸的角度和矢状位重力线的位置对腰椎滑脱的发生、程度和进展影响很大，重力线越靠前，脊椎滑脱进展的可能性越大。存在滑脱节段的椎间盘质量同样十分重要，这需要MRI检查进行判断。

不稳定的滑脱指征包括：

（1）局部明显后凸，滑脱角超过25°。

（2）腰5椎体梯形变：当椎体后缘的高度小于椎体前缘高度的75%时，梯形变或楔形变的L5椎体可被看作是滑脱加重的单独的危险因素。Bosworth发现，有轻度楔形变者，滑脱9.5%；前后椎体高度差为25%者，滑脱23%。

（3）骶骨终板变圆：骶骨终板的前缘消失或变圆的患者，滑脱倾向于进一步发展，原因可能在于变圆的骶椎终板对"椎体支撑不足。相反，如果骶骨前方已经形成很大的骨赘，滑脱进展的可能性较小。

（4）L～S2过度前凸（超过50°）：腰椎的过度前屈使腰骶椎终板倾斜度增加，使垂直方向的剪切力增加，从而使滑脱进一步加重。

（5）峡部延长或分离。这种分类的意义在于，形成不良的程度越高，越是不稳定，滑脱进展可能性越大，因此越需要更加积极的外科干预。

大多数儿童和青少年的脊柱滑脱类型是发育性的，这些患儿出生后就存在形成不良的骨钩结构。患儿开始行走后，多种生物力学机制可造成峡部的应力增加，导致峡部发生延长或骨折，同时受累节段的椎间盘可较早发生退变，进一步加重滑脱的进展。如果这种不稳定的情况能够尽早发现，早期的干预措施可避免脊柱滑脱的进行性加重，从而避免未来进行更长节段固定及危险性更高的脊柱手术。

什么是骨钩？骨钩是由钩和钩扣组成的复合体，以L5～S1为例：钩是由L5椎弓根、关节突间的峡部及L5下关节突的前部组成，而钩扣为S1关节突。钩和钩扣是维持腰骶椎后方结构稳定的关键结构，峡部裂或椎弓崩裂相当于骨钩结构断裂，骨钩复合体丧失功能，导致L5椎体沿骶骨斜坡向前滑移。骨钩的概念由DeWald于1997年提出。

（二）腰椎滑脱的分度

目前最为常用的腰椎滑脱分度方法有两种：一种称为Myerding法，即将下位椎体上表面前后径（AP）四等分，根据上位椎体后缘向前滑脱的距离与AP径之比，相应分为Ⅰ、Ⅱ、Ⅲ、Ⅳ度，滑脱少于50%定为低度腰椎滑脱，大于50%定为高度；另一种称为Taillard法，即根据上位椎体滑脱距离所占下位椎体上表面前后径的百分比进行分类。若整个L5椎体滑脱至S1前方，称为完全滑脱（Ⅴ度）。Taillard法以其较好的精确性和可重复性在临床获得广泛认可。尽管如此，滑脱距离的测量和程度的判定仍需谨慎为之。有研究表明，对于程度为15%滑脱的测量，不同测量者之间以及同一测量者前后测量之间均存在明显误差，若伴有脊柱旋转，测量误差就会更大。因此，只有对于程度超过20%的滑脱进行的测量相对可靠。

对于高度腰椎滑脱，还有一些特殊的影像学测量指标。骨盆投射角（PI）是描述骶骨在骨盆内的位置的影像学指标。骨盆投射角定义为通过骶骨终板中点垂直于骶骨终板的直线与从骶骨终板到股骨头轴连线的角度。骶骨倾斜角（SS）定义为骶骨终板与水平线之间的角度，而骨盆倾角（PT）是骶骨终板中点和股骨头轴心的连线与垂线之间的角度。骨盆投射角是骶骨倾斜角与骨盆倾角之和。因此，骨盆投射角增大，意味着骶骨倾斜角与骨盆倾角都增加。虽然PT和SS取决于盆腔的倾斜度（例如，姿势：坐位和站立），PI是衡量骨盆形态的指标，每一个人是恒定的，无论患者或坐或站。骨盆投射角在儿童期比较稳定，青少年时增加，一旦骨骼发育成熟就稳定了。较高的骨盆投射角意味着更大的腰椎前凸和更高的腰骶交界处部的剪力，如果不固定骨盆可能会增加假关节的可能性。骨盆投射角没有被证明能够预测脊柱滑脱的进展，但骨盆投射角确实随着腰椎滑脱Meyerding等级的增加而增加。

第二节　腰椎滑脱临床表现及诊断

一、症状

腰椎滑脱的主要症状包括以下几个方面：

（一）腰痛

常因工作劳累或轻微损伤后出现疼痛，疼痛多为慢性、钝痛，部位多在腰骶部，极少数患者可发生严重的尾骨疼痛。

不同类型的腰椎滑脱，其症状也有所不同。

1.发育不良性腰椎滑脱

腰痛多出现在儿童期后期或青春期早期，青少年可表现出背部钝性疼痛，当进行反复弯腰活动时症状加重，疼痛可向下放散至臀部和大腿后侧。但青少年患者很少出现下肢放散痛。

2.峡部裂性腰椎滑脱

腰痛常见，91%的峡部裂患者出现程度不一的腰背痛，50%的患者每天都出现疼痛，并且有10%～15%的患者表现为严重疼痛。Wiltse报道下腰痛与峡部裂的关系密切，11%下腰痛的患者被发现有峡部裂。

3.退变性腰椎滑脱

常合并椎管狭窄，临床上通常表现出椎管狭窄的症状，行走时出现下肢无力、沉重感等间歇性跛行症状。

（二）下肢放散痛

峡部裂处的纤维结缔组织增生或骨痂增生压迫神经根，是下肢放散痛产生的主要病理基础。同时，滑脱后的神经根受到牵拉也可导致下肢放射痛和麻木。疼痛及麻木症状可出现在单侧或双侧。有些疼痛可向臀部放散，或放散至大腿后侧，可能系脊神经后支受刺激所致。

（三）间歇性跛行

腰椎滑脱合并椎管狭窄时可出现间歇性跛行症状，即行走时出现下肢无力、沉重感。患者站立时症状不能缓解，常常需采取弯腰坐下等姿势才能够缓解疼痛。其原因在于腰椎屈曲能够增加腰椎管的容积及椎间孔的直径，减轻神经根和马尾受到的压力。

（四）马尾神经症状

腰椎滑脱时可牵拉损伤马尾神经，同时使马尾神经挤压于滑脱椎的下方（如，L5在S1上的前移，将马尾神经根牵拉挤压于S1终板的后上角），从而产生马尾神经症状。滑脱进展迅速时，马尾神经症状出现较为明显。滑脱进展缓慢时，马尾神经症状很少出现。但随着滑脱程度逐步加重，一些较为隐匿的泌尿系统症状，如尿等待、尿不尽以及控制无力等，会逐渐加重，而这些症状常被认为是老年性泌尿系统疾病的常见表现而被忽视。

需要注意的是：尽管神经根性症状与压迫或牵拉有关，但滑脱程度与神经功能障碍的严重程度并非成正比。若滑脱进展缓慢，神经根逐渐受到牵拉、压迫，即使神经容积减少明显，患者也可以无任何症状。若滑脱进展迅速，即使轻微滑脱也会出现神经症状。因此，滑脱进展速度与临床症状的轻重关系密切：严重但进展缓慢的滑脱很少会使症状加重，迅速进展的滑脱在任何年龄组均可引发症状或使其加重。

二、体征

（一）腰椎生理曲度增加

腰椎滑脱患者的腰骶角增大，腰椎前凸增加，外观表现为腰椎生理曲度增加，臀部明显后翘，躯干轴向力线前移。由于发育性腰椎滑脱患者多存在耻骨倾斜角增大，骶骨趋于水平，即使滑脱不明显，也会出现腰椎生理曲度明显增加。

（二）步态异常

骶骨倾斜角增大，骨盆向后旋转，可导致臀中肌收缩距离变短，患者出现提臀无力、左右摇摆的"鸭步"步态。在重度滑脱的青少年患者中，由于骨盆后旋，导致腘绳肌紧张，还可表现出特征性的弯腰低头、屈膝姿势的步态。

（三）腰骶部"台阶感"

重度滑脱患者的腰骶交界处可扪及滑脱椎体上一位椎体的棘突前移，局部可触及"台阶感"。该体征在轻度滑脱患者的查体中难以发现。

（四）棘突和峡部裂处压痛

多数患者在滑脱节段存在棘突、椎旁及峡部裂处压痛及叩击痛，腰椎活动受限，前屈时疼痛加重。

（五）神经功能受损体征

根据滑脱节段和滑脱程度的不同，患者可出现不同的神经根受累体征，如肌力下降、感觉减退、跟腱反射减弱等。如滑脱严重导致马尾神经受累，可出现膀胱或直肠括约肌障碍。文献报道，L5神经根受压有比较重要的临床意义，提示存在椎体滑脱导致峡部裂处纤维组织增生及骨痂形成，对神经根形成压迫，可出现拇长伸肌无力。

三、影像学检查

（一）X线片表现

X线表现对于腰椎滑脱的诊断及治疗方案的制订十分重要。所有腰椎滑脱患者均应常规拍摄站立位的正侧位、双斜位及动力位X线片。

1.正位片

峡部裂性腰椎滑脱患者可在椎弓根阴影下方发现骨质密度减低的斜行或水平裂隙，多为双侧，明显滑脱的患者，滑脱的椎体因与下位椎体重叠而显示高度减小，椎体倾斜、下缘模糊不清、密度较高。滑脱节段棘突与上位椎体棘突撞击摩擦，形成"假关节"，密度明显增高。

2.侧位片

侧位片可显示腰椎滑脱，并能测量滑脱分度。部分患者还能显示出上下关节突间的骨折裂隙。裂隙于椎弓根后下方，在上关节突与下关节突之间，自后上斜向前下，边缘常有硬化征象。单侧峡部裂患者的骨折裂隙显示不清楚，两侧较明显。

3.双斜位片

可清晰显示峡部病变。在椎弓崩裂时，峡部可出现一带状裂隙，称为苏格兰狗颈断裂征或长颈犬征。L5峡部裂，其前下方常位于骶骨关节突顶点上数毫米，偶尔可位于顶点的稍前方。

4.动力位X线片

可判断滑移的活动性，对评估有无腰椎不稳价值较高。腰椎不稳的X线诊断标准包括：动力位X线片椎体之间向前或向后位移>3mm或终板角度变化>15°；正位片上侧方移位>3mm；相邻终板角度>5°。

（二）CT及三维CT扫描

1.腰椎滑脱CT扫描的特征性

表现为：

（1）椎体双边征：椎体后缘与下位椎体后缘出现在同一层面上，两条弧带状平行于椎管前。

（2）双椎管征：骨性椎管前后径增大，横径相对缩小，椎管近于"葫芦状"改变。

（3）峡部裂隙：峡部裂隙在CT诊断中应当注意与关节突关节面区别：关节突位于椎间盘水平，小关节突的骨性关节面光滑、平行，关节间隙宽窄一致，宽2~3mm；峡部裂位于椎弓根下缘层面，表面粗糙，裂隙3~8mm，锯齿状或不规则形，其走行与水平方向夹角较小。

此外，由于腰椎滑脱患者多合并退行性改变，因此还存在以下表现：

（4）关节突病变：关节突的骨皮质局限性增厚、变形，严重时呈小丘状或不规则状的高密度骨性突起的骨赘，如蘑菇帽状"包绕"下关节突。关节面明显呈矢状位，关节面粗糙、边缘硬白，关节面下囊性变；关节间隙呈非均匀或均匀变窄，甚至消失，关节紊乱、脱位，关节腔内出现真空现象。

（5）椎间盘变性改变：滑脱节段可同时存在椎间盘突出、钙化等。

（6）椎体病变：椎体边缘唇棘样骨质增生、骨质疏松、许氏结节形成等。

（7）周围韧带病变：前纵韧带、后纵韧带、黄韧带的钙化、肥厚。

（8）椎管、椎间孔及侧隐窝变窄。

2.三维CT重建

三维重建对椎体滑脱程度的测量较X线片更精确，对椎弓峡部裂的检出率可达100%，尤其对合并腰椎侧弯或旋转者较常规CT扫描显示更为准确，还可以明确椎间孔的变化，便于临床制订完善的手术方案。

三维CT表现可归纳为两个方面：

（1）腰椎峡部裂：关节突间骨性缺损，边缘不整伴骨质增生。

（2）腰椎滑脱：同层面椎管前后径延长，椎间孔形态改变，椎间孔高度降低，前后方宽度增加。椎间盘假性膨出征和夹心征。假性椎间盘膨出有明显方向性，呈前后方向，一般不向侧方突出。

（三）磁共振检查

腰椎滑脱患者行MRI检查主要有两个作用：

（1）MRI可以显示毗邻节段椎间盘退变情况，明确腰背部疼痛是否与毗邻节段椎间盘退变有关，从而确定融合节段。

（2）对于表现为腰部神经根症状的患者，MRI有助于明确神经根受压的部位和原因，从而制订减压的方案。

对于峡部裂型腰椎滑脱，由于椎间孔高度下降以及椎间盘突出的联合作用，神经根受压多位于椎间孔处及峡部裂前下方。偶尔也可见滑脱合并椎间盘突出引起神经根压迫。对于峡部裂型腰椎滑脱，中央椎管扩大，因此通过正中矢状位MRI判断椎管前后径是否增加，有助于精确鉴别峡部裂性滑脱与退变性滑脱。

磁共振T2加权像可显示椎间盘的含水情况及终板的水肿情况。在成人峡部裂性腰椎滑脱中，椎间盘的退变多发于峡部骨折的节段。而正常成人椎间盘的典型影像是T2加权像上呈现为白色，并在中央有低信号的细小裂隙影，椎间盘非对称性变薄提示椎间盘有脱水和退变。

（四）同位素骨扫描

同位素骨扫描有助于确诊年轻患者的急性峡部骨折及隐性峡部骨折，尤其是对于X线片中无明显峡部骨折的运动员患者。采用锝元素的同位素骨扫描还有助于成人轴性腰痛的鉴别诊断，如骶髂关节炎导致关节面硬化而出现牵涉痛，其症状与峡部裂及小关节突病变的疼痛症状相似。此外，小关节突关节炎、急性骨折、即将出现的峡部骨折、肿瘤、感染和代谢性骨病，均可通过骨扫描进行诊断。

尽管同位素骨扫描对于腰椎滑脱的诊断并不是必需的，但这一检查有助于排除其他可能导致相似症状的疾病。

（五）椎管造影

椎管造影是一种有创检查，目前已经很少应用于腰椎滑脱的诊断。

四、诊断

诊断主要依据影像学检查及临床症状和体征。

五、鉴别诊断

（一）退变性腰椎滑脱

退变性腰椎滑脱是一种进行性病变，一般不会自行稳定，多于50岁以后发病，40岁以下者非常罕见。随年龄增长，发病率增高，女性多于男性。

鉴别要点：

（1）椎弓根峡部结构完整，无峡部裂，故又称假性滑脱；

（2）滑脱的程度一般在30%以内，罕见重度滑脱；

（3）多发于L4～5节段，可呈多节段椎体滑脱；

（4）多数患者没有症状，但合并椎管狭窄时可出现腰腿痛及间歇性跛行。合并腰椎退行性改变及下腰不稳的患者可出现腰骶部疼痛及酸胀感，向大腿后部或整个大腿放射，可至膝部，不伴有感觉障碍和肌萎缩。其发病机制为小关节退行性骨关节炎及腰骶关节紊乱所引起。部分腰椎不稳患者，休息时可出现腰部疼痛和下肢僵硬感。活动可稍缓解，长时间站立或蹲起活动后加重，休息后可缓解。腰骶部X线及MRI检查有助于本病诊断。

（二）腰椎间盘突出症

腰椎间盘突出症是纤维环破裂后髓核突出压迫神经根造成以腰腿痛为主要表现的疾病。腰椎间盘突出症是腰腿痛的主要原因，为骨科临床最为多见的疾患之一，占骨科门诊下腰痛患者的10%~15%，腰腿痛住院病例的25%~40%。

鉴别要点：腰椎间盘突出症的典型症状是放射性腿痛或腰痛。多数患者仅有放射性腿痛，部分患者两者可同时发生。腰椎间盘突出症引起的放射性腿痛沿神经根分布区放射，又称根性放射痛，并可与腹压、活动和体位有关。

（三）腰椎管狭窄症

间歇性跛行是腰椎管狭窄症最典型的症状，即行走一段距离后出现单侧或双侧下肢酸胀、疼痛、麻木或无力等症状，部位大多在股外后至小腿后外侧或者前外侧。休息或向前弯腰后下肢症状消失，久坐或骑车时可无症状，继续行走一定距离后，上述症状再次出现。起初患者可行走的距离较长，但随着症状加重行走距离也逐渐减少，休息的时间也越长。大部分患者体格检查可无任何异常体征。

鉴别要点：腰椎管狭窄症主要由临床症状及体征判断，并且影像学检查无椎弓峡部的断裂、椎体滑移。MRI、CT有助于腰椎管狭窄症的诊断。

第三节　腰椎滑脱的治疗

临床上有相当一部分腰椎滑脱患者终生无腰痛症状，无须治疗。Wiltse等认为，绝大多数有低度腰椎滑脱（Ⅰ、Ⅱ度）但无明显临床症状的成人患者可采取非手术治疗。2010年Denard报道的大样本、多中心、流行病学研究结果显示，与正常男性相比，腰椎滑脱患者的严重腰背痛及其引起活动受限的发生率并未显著增加，获得性腰椎滑脱患者的慢性腰痛的程度及类型与正常人无实质性差异，但是腰椎滑脱患者出现根性疼痛、感觉异常及下肢无力的百分率明显增高。

一、非手术治疗

并非所有存在腰痛的腰椎滑脱都需要手术，多数患者对非手术治疗有效。对有腰痛症状的腰椎滑脱患者，首先应明确其疼痛的部位及性质，判断其疼痛是否与滑脱有关，因为与滑脱部位相邻椎间盘的变性、小关节病变或软组织损伤等都可导致腰痛。因此，应针对腰痛原因进行对症治疗或试验性治疗，如制动、理疗、关节突封闭、硬膜外激素注射等。但是，非手术治疗不能改变解剖和自然病程。它的目的是减轻疼痛，防止疼痛反复发作，恢复功能以及改善患者的生活质量。

（一）适应证

（1）单纯峡部裂患者，无明显滑脱。

（2）青少年L4椎体轻度滑脱，无L5骶化。

（3）轻度腰椎滑脱患者，无神经症状。

（4）年龄大、体质差患者，无法耐受手术。

多数的轻度峡部裂性腰椎滑脱患者并无症状，即使存在症状如根性痛、下腰痛，或两者兼有，采取非手术治疗仍然能够获得良好的效果，很少需要手术。

（二）治疗方法

儿童及青少年轻度滑脱若无症状只需密切观察。对于Ⅱ度滑脱的患者，建议避免进行对抗性运动以及需要腰椎过伸的运动，如体操等。采用改变运动方式、物理治疗和支具保护等非手术治疗措施后，大多数患者的症状会改善。非甾体抗炎药以及慎重使用的麻醉剂、肌肉松弛剂能够控制疼痛。局部的物理治疗包括加强腹部力量、提高躯干稳定性和拉伸腘绳肌和髋部屈肌。同时需要强调身体姿势以及正确提拉重物技巧的重要性。非手术治疗计划也应当包括有氧运动。对于接受物理治疗症状无明显改善的患者，有人认为可以尝试采取硬膜外类固醇激素注射、选择性神经阻滞和小关节注射。非手术治疗6个月以上无效的患者应考虑手术治疗。

二、手术治疗

经过充分非手术治疗仍存在顽固性下腰痛，伴有或不伴有下肢症状以及下肢根性症状是外科手术治疗的指征。滑脱进展的风险取决于多种因素，滑脱的类型不同、程度不同会导致患者滑脱进展的风险也不相同。青少年先天性腰椎滑脱的进展速度取决于局部解剖缺陷程度、腰椎滑脱节段以及腰椎滑脱的严重程度。

（一）适应证

（1）双侧峡部裂并有明显腰痛患者。

（2）青少年患者滑脱大于Ⅱ度，合并或不合并临床症状。

（3）成人患者滑脱Ⅰ~Ⅱ度，非手术治疗不能缓解疼痛症状。

（4）腰椎滑脱大于Ⅲ度。

（5）腰椎滑脱伴发腰椎间盘突出或腰椎管狭窄，合并神经症状。

（二）手术的关键问题

1.神经减压

神经彻底减压是确保手术疗效的关键环节，是解除临床症状的主要手段。轻度腰椎滑脱是否需要进行神经根减压尚存争议。对于重度滑脱多主张进行神经减压。减压范围应当包括黄韧带、椎间盘、增生的关节突、侧隐窝，尤其要注意去除峡部裂处增生的纤维组织及骨痂，解除神经压迫。减压除了可以解除硬脊膜和神经根的压迫外，还有利于滑脱复位。但由于减压后破坏腰椎后柱结构，削弱脊柱稳定性，故应同时进行脊柱融合术。

2.复位及内固定

目前国内外大部分学者认为原则上应尽量争取复位及内固定；如不能完全复位，部分复位亦可。文献报道，采用脊柱原位融合术治疗各种程度的腰椎滑脱能够获得较满意的临床结果。

但是，由于原位融合无法纠正脊柱畸形，在未使用内置物情况下，会存在如下缺点：①假关节形成；②活动节段丢失；③滑脱进行性加重；④神经功能缺失；⑤残存畸形。鉴于以上原因，大多数医师并不能接受原位融合，而倾向于进行复位内固定手术。随着脊柱器械的发展，对严重滑脱者复位已不是难题。

复位内固定的优势在于：

（1）预防畸形进展：良好的滑脱复位能够纠正滑脱角，改善腰骶部力学异常，重新获得新的躯干平衡，消除滑脱进展的力学因素。同时，腰骶部负重力线的改善也能够减少作用于脊柱内置物上的前屈载荷，增加脊柱内置物的稳定性，提高脊柱融合率。

（2）减轻术后疼痛：有效地内固定可以消除脊柱屈曲的不稳定，从而减轻了脊柱融合术后早期行走而产生的腰背痛。

（3）有利神经减压：在对神经进行彻底减压时，使用内固定可不必担心会由此造成脊柱的不稳定或进一步滑脱的可能。

（4）促进植骨融合：滑脱复位可重建躯干在骶骨上的中心轴线，通过恢复腰骶间隙的轴向负荷，显著降低植骨块的前移趋势，提高融合率。

（5）减少融合节段：采用复位及脊柱内置物矫正腰椎滑脱畸形时，能够使融合仅局限于滑脱的节段，而不必融合更多的节段。但是，目前对于融合节段的选择仍然存在争议，通常认为重度的L5S1滑脱，融合应包括L4与骶骨。

（6）恢复腰骶力线：纠正腰椎滑脱能够恢复身体正常的力线和形态。重建躯干力线及高度能够改善椎旁肌和腹肌的长度与张力关系，缓解肌肉疲劳。

（7）改善体型步态：腰椎滑脱的复位能够改善患者的外形：纠正臀部后翘能够改善腰臀部轮廓、消除蹒跚步态和胸廓突出；躯干高度的恢复消除了腹部皮褶、重建了身体比例及增加了患者身高，有利于患者获得良好的心态。

3.植骨融合

获得滑脱节段牢固的脊柱融合是手术的最终目的。随着对腰椎滑脱认识的不断深入和手术技术、器械的不断进步，出现了不同的融合方法及术式。融合术可分为前路融合、后路融合及前后联合手术；按植骨融合部位分为峡部修补、椎板植骨融合、椎体间融合、侧后方植骨融合术。不同的融合方式，有着不同的手术适应证，也有不同的优缺点，临床医师应谨慎根据患者个体情况及自身的手术熟悉程度进行选择。

三、常用手术方法

腰椎滑脱的手术方式非常多，但无非是神经减压、复位固定和脊柱融合。数十年来，大量的学者报道了不同术式治疗腰椎滑脱的临床结果，但由于缺乏严格的随机对照研究，因此并未形成"金标准"式的手术方式。选择手术时，应考虑患者的主诉、既往史、体格检查和影像学表现等因素。解除患者症状、完成滑脱节段的骨融合，是手术治疗的最终目的。

（一）峡部裂修复术

1.直接修复术

直接修复峡部可以保存腰椎的活动度，恢复其正常的解剖结构。1968年，Kimura最早提出峡部裂修复手术，去除峡部纤维增生组织，直接植骨，以达到峡部裂骨融合的目的。

2.单枚螺钉固定技术

1970年，Buck改进固定方法，暴露椎弓峡部后采用一枚拉力螺钉横穿峡部裂并植骨，获得83%～94%的愈合率。此后，有学者采用椎弓根螺钉和棘突钢丝对这项技术进行改良。

3.椎弓根螺钉联合椎板钩技术

这是目前最常用的峡部裂修复技术。

手术适应证：单纯峡部裂或峡部裂合并轻度滑脱，无神经根症状；磁共振显示椎间盘信号正常的青少年患者。

（1）手术禁忌证：成人患者以及磁共振显示椎间盘退变的患者。

（2）手术要点：清理峡部裂处纤维骨痂，采用自体骨或人工骨在峡部裂处植骨，椎弓根螺钉及椎板钩对上下关节突两端进行加压，缩小峡部裂间隙，促进峡部裂愈合。

（3）手术注意事项：

1）由于不做椎体间融合，因此在显露过程中要避免损伤关节突关节囊。

2）进行峡部裂修复时需要特别注意椎间盘及小关节突的质量。退变性椎间盘疾病本身存在脊柱不稳及异常活动，会导致早期小关节突退变、骨赘形成及异常活动。因此，如果存在明显椎间盘退变，不能采用峡部直接修复术。

3）部分轻度的L5S1峡部裂患者可合并隐性脊柱裂，对这些先天性缺损或后部结构缺损进行直接修复，可能十分困难，需特别注意。

4）术后腰骶部支具保护，时间为3～6个月，定期X线及CT扫描随访，观察峡部裂的愈合情况。

（二）后路神经减压、滑脱复位内固定、植骨融合术

1.神经减压

神经彻底减压是确保手术疗效的关键环节。应根据具体的病理情况，采用开窗、半椎板切除或全椎板切除，对神经进行减压。

2.复位内固定

（1）后路椎弓根螺钉复位技术：对于腰椎滑脱，目前最常用的复位技术是椎弓根螺钉复位技术。通过在滑脱椎体上置入提拉复位螺钉，对滑脱节段进行撑开、提拉，达到复位的目的。

以L5S1滑脱为例，椎弓根螺钉复位技术包括5个步骤：

1）在L5、S1椎体上置入椎弓根螺钉，必要时在L4椎体上也置入螺钉。

2）切除退变的L5S1椎间盘。

3）安装预弯的固定棒，行L5～S1间隙撑开，行椎体间融合。

4）逐渐锁紧L5提拉螺钉螺帽，使滑脱椎体逐渐复位。

5）L5S1节段间进行加压，行后路植骨融合。

（2）后路撬拔复位技术：重度腰椎滑脱常伴有不同程度的椎体倾斜和脊柱高度的丢失，因此单纯依靠后路钉棒系统进行复位较为困难。为了获得必要的高度和腰椎前凸，临床医师采用了许多复位方法，如骨折牵引床复位、临时撑开棒等。Schollner发明了后路撬拔复位技术，Steffee在20世纪80年代末将此方法进行推广。

以L5～S1滑脱为例，后路撬拔复位技术有5个步骤：

1）切除L5椎板和L5～S1椎间盘，如复位困难，可考虑脊柱短缩，切除骶骨穹隆。

2）用一个放置于L5～S1椎间隙的杠杆（Cohb剥离器）将L5撬起以达到撑开目的。

3）通过固定棒或钢板和提拉螺钉将滑脱复位。

4）后路行椎体间融合PLIH以获得前方稳定，并行后外侧髂骨融合。

5）椎弓根钉固定。

（3）膨胀螺钉技术：腰椎滑脱患者主要为中老年患者，其中多数合并有骨质疏松。骨密度对椎弓根螺钉固定的稳定性具有重要影响，力学实验证实，椎弓根螺钉的拔出强度、扭矩与BMD之间存在着明显的正相关。因此，对骨质疏松椎体进行滑脱复位，螺钉松动的风险更高。

提高骨质疏松椎体上螺钉固定强度的方法，除了使用更粗更长的螺钉以外，还可以通过改善手术操作的细节，如：

1）上移螺钉进钉点：将进钉点向椎体的头侧移动，使螺钉沿椎弓根上缘走行，使螺钉螺纹切入更多的椎弓根皮质骨和椎体上终板下优良的松质骨。

2）增加螺钉内倾角度：增加螺钉内倾角度可以延长钉尖与椎体前缘皮质的距离，从而增加相应螺钉的长度，提高螺钉固定强度。同时，连接固定棒及横连后，内倾角度大的内置物框架结构稳定性显著高于采用平行植入的框架结构。

3）避免螺钉平行植入：与增加内倾角的力学原理类似，非平行置钉也能够提高螺钉稳定性。最理想的螺钉位置是螺钉在位于椎弓根及椎体内的前提下，上位螺钉适当向上倾斜靠近椎体上位椎板、下位螺钉适当向下倾斜靠近椎体下位椎板，这更符合力学平行四边形法则，并可减少螺钉承受的弯折剪力。

4）避免攻丝及重复置钉：攻丝植入的螺钉的拔出力较非攻丝螺钉的有显著降低，因此，对于骨质疏松椎体，尽量避免攻丝。重复置钉是导致螺钉松动的重要原因之一。改变进钉点、修正钉道方向等手术操作均会严重破坏钉道周围骨质完整性，导致螺钉的松动失败。即使在不改变钉道方向的情况下，取出原有螺钉后重新植入也将明显降低螺钉的抗拔出力下降。

但是，对于骨质疏松较为严重的患者，单纯使用上述方法提高螺钉稳定性的效果有限，则需要使用特殊结构的椎弓根螺钉——膨胀式椎弓根螺钉。

膨胀式椎弓根螺钉能够在不增加椎弓根处螺钉直径的基础上，使椎体内部分螺钉直径增加，达到提高把持力的目的。

3.植骨融合术

目前，植骨融合术包括椎体间融合术及后外侧融合术。椎体间融合术包括后路腰椎间融合术、经椎间孔椎体间融合术、腰椎极外侧椎体间融合、前路腰椎体间融合以及轴向腰椎椎间融合术。后外侧融合术：参见椎板及横突间融合技术章节。

（1）后路腰椎间融合术（PLIF）。手术要点：显露脊椎并植入椎弓根钉；切除融合节段黄韧带上下各1/2椎板，并向两侧切除小关节内侧1/2部分；显露硬膜囊、椎间盘及神经根，行椎间盘切除术；植入椎体间融合器并进行加压固定。如果是一侧神经症状，可行单侧椎板间扩大开窗，行后路PLIF。

1）优点：PLIF可以通过一个手术切口，同时完成椎间融合术和椎管减压术。通过后外侧植骨和后路内固定系统，PLIF可以获得腰椎的三柱融合。

2）缺点：术中需要将神经根和硬膜牵拉过中线，可能造成神经根损伤。

（2）经椎间孔椎体间融合术（TLIF）：考虑到PLIF对神经根及硬膜牵拉过多，容易造成神经损伤，Harms等提出了经椎间孔入路的腰椎椎体间融合术。

1）手术要点：显露脊椎并植入椎弓根钉；切除融合节段的少量椎板及所需减压侧的下关节突和上关节突上部；显露椎间隙的外侧1/3硬膜囊和走行的神经根，行椎间盘切除术；植入椎体间融合器及植骨，同时椎体间加压固定。

2）优点：减少过度牵拉神经根，损伤硬膜的风险；能够经后方一侧入路即可完成椎间融合，保留了前纵韧带和大部分后纵韧带的完整性；避免了椎板切除和对椎管的干扰，防止术后管内瘢痕组织形成。为了进一步减少对椎旁肌肉的剥离损伤，Wiltse提出采用旁正中入路进行椎管加压及椎体间融合术。

3）缺点：破坏一侧的关节突关节。

（3）前路腰椎椎体间融合术（ALIF）：与PLIF比较，ALIF更加适用于医源性腰椎后凸、PLIF术后失败及后路减压术后不稳等。ALIF手术入路包括：经腹膜途径，经腹膜外途径以及腹腔镜下前路融合。目前，腹腔镜经腹膜途径融合L5/S1已成为一种常用方式。

1）手术要点：通过腹膜或腹膜外入路，显露腰椎椎间盘。分离保护腰骶前血管及神经丛，切除椎间盘，并行腰椎前路椎体间融合。

2）优点：能更有效地撑开和恢复椎间隙高度；手术视野清楚，切除椎间盘更彻底；无须牵拉硬膜和神经根，避免神经损伤；保持腰椎后部结构完整，最大限度地避免了手术造成的脊柱失稳。

3）缺点：可引起腹膜后器官、重要血管的损伤，对男性患者可能损伤上腹下丛神经，导致逆行射精。

（4）腰椎极外侧椎体间融合（XLIF）：最早在2003年由Neilwright首次报道，是经外侧穿过腹膜后间隙和腰大肌到达腰椎的一种新的微创腰椎椎间融合技术。

1）手术要点：在后正中线患椎棘突与腋中线的水平线中点开口，腰肌前1/3或中间分离，并在脊髓电生理监测系统指导下分离血管、肌肉并显露并切除椎间盘；植入椎体间融合器行脊柱融合。

2）优点：手术创伤小，肌肉软组织剥离少；椎间盘显露充分，操作安全；不经腹膜腔、不需要分离大血管和神经丛，显著减少并发症的发生率。

3）缺点：切口受到第12肋下缘和髂嵴上缘的限制，显露L1~L2和L5~S1困难；分离腰大肌可能损伤腰丛神经，导致腰肌麻痹。

（5）轴向腰椎椎间融合术：2004年Andrew Cragg等人首次提出通过骶骨前间隙行L5~S1间融合的新术式。

1）手术要点：通过特制的器械，经皮到达S1椎体前下方，再穿过S1椎体到达L5~S1椎间盘，最终到达L5椎体，然后形成一个工作通道，在这个工作通道中，完成椎间盘部分切除、植骨、撑开、椎间融合。

2）优点：切口小，操作简单，操作过程中不会产生失活组织和解剖无效腔，感染的风险较小；无须牵拉硬膜和神经根，避免神经损伤；保持腰椎后部结构完整，最大限度地避免了手术造成的脊柱失稳；椎间隙的撑开高度可以任意选择；轴向融合的生物力学强度优于椎体间融合，有利于脊柱融合稳定。

3）缺点：伴有椎间盘突出时，不能同时处理；有损伤直肠、骶前血管神经的潜在风险；融合的远期效果有待进一步验证。

（三）腰5椎体切除术

L5椎体滑脱中最严重的类型脊柱前移，表现为L5整个椎体向前滑移至终板之下。由于复位困难及较高的神经损伤发生率，目前对于此类腰椎滑脱，主要采用椎体切除手术进行治疗，目的是恢复脊柱在矢状面的平衡，避免因复位时牵拉马尾神经和神经根引起的损伤。该手术在不改变脊柱高度的情况下，能够提供术者一个良好的神经根和马尾的显露环境，使其在手术中得到保护，同时切除所有影响复位的组织结构，以便恢复脊柱的矢状序列。

1.手术适应证

L5整个椎体向前滑移至S1终板之下的Ⅴ型腰椎滑脱。

2.手术要点

取腹横切口，保护L5椎体周围的血管，确认两侧的L4/L5和L5/S1椎间孔及L5神经根，行L4/L5和L5/S1椎间盘切除，经椎弓根基底部将L5椎体切除。取后正中入路显露L5椎弓根及横突，置入L5和S1两侧椎弓根螺钉。松解并切除L5椎后结构、椎弓根和横突。通过钉棒系统复位L4椎体，将L5椎体松质骨植于脊柱侧后方以及L4和S1椎体之间。

3.手术并发症

L5椎体切除术的并发症较为常见，大约有30%的患者会出现神经根损伤症状，但半数患者的症状最终会缓解。最常见的神经根功能障碍为足下垂，植骨不融合的发生率为10%～15%。前路手术并发症包括：肠梗阻、便秘、髂静脉血栓及男性性功能障碍。而后路手术并发症发生率较低。

（四）后外侧原位融合术

有学者认为，后外侧原位融合术也是治疗小儿和成年重度腰椎滑脱的一种术式，但是由于椎弓根螺钉复位技术能够提供良好的脊柱滑脱复位效果，因此，该术式的使用明显减少。长期随访发现重度滑脱患者行原位融合术后功能逐渐好转，临床症状也有所缓解。对于重度滑脱的病例，不管是否行前柱融合术，都应融合至L4节段，形成更加垂直的融合，提高生物力学强度。重度滑脱的病例中，推荐使用内置物。对于严重滑脱或不稳定的病例，可考虑使用髂骨螺钉固定，以降低S1螺钉松动脱出的风险。

1.手术适应证

青少年或成人的重度腰椎滑脱。

2.手术要点

对滑脱节段行椎板切除，对双侧L5和S1神经根进行减压。在L5和S1置入椎弓根螺钉，必要时可增加双侧髂骨翼钉。轻度牵引节段，行骶骨成形术以缩短骶骨并减轻L5神经根的牵拉。切除L5～S1椎间盘，置入椎间融合器。预弯固定棒，屈曲骶骨以适应L5节段。

（五）经骶骨腰椎原位融合术

对重度滑脱病例，由于L5到S1间的骨性接触过小而导致经后路的椎间融合很难形成。此外，在没有进行局部复位的情况下，由于L5的位置相对于S1较深，使得将椎弓根螺钉置入L5非常困难。Bohlman和Cook在1982年首先提出经腰骶椎的后路方法，当严重的滑脱阻碍正常的椎间融合时，使用腓骨移植物放置于L5S1的椎间盘间，促进原位融合（不行复位）。如果脊髓造影显示骶骨对硬膜形成压迫时，他们采用L4到S1椎板切除术，然后行骶骨穹隆截骨术进行后路减压。随访发现所有11例患者（10例成年人）都获得骨性融合。Hanson等人将此技术用于L4例患者，其中L3人腓骨移植愈合效果好并形成了骨性融合。

1994年Abdu报道"经椎弓根椎体间内固定"治疗腰椎滑脱的方法。他采用两枚骶骨螺钉从S1椎弓根进入，向上、内、前方穿过骶岬，L5S1椎间盘，进入L5椎体内，不穿透其前缘，具有"矢状面斜钉效应"，进行滑脱复位固定及后外侧植骨术，取得良好效果。

1.手术适应证

青少年或成人的重度腰椎滑脱。

2.手术要点

显露L3～S2椎板、椎间关节突、横突及S1后孔。以S1后孔上缘中点为进针点，进针方向为冠状面内倾10°，矢状面自S1斜向L5椎体，即向上、内、前方钻入，令骶骨螺钉斜行经S1椎弓根、L5～S1椎间盘深入L5椎体内，不宜穿透L5椎体前缘。在S1两侧椎弓根椎弓根螺钉。根据神经受压情况，常规方法行L4或L5神经减压，行后外侧融合。

四、术后康复

腰椎滑脱手术的疗效不仅取决于手术操作，同时也取决于术后康复训练的质量。腰椎滑脱患者的术后康复训练应当循序渐进，包括：

（1）术后3～5天行直腿抬高训练，锻炼股四头肌，预防下肢静脉血栓形成。

（2）术后1周开始行拱桥式背伸肌锻炼，包括三点支撑或五点支撑抬腰锻炼。

（3）术后2周可在胸腰骶支具保护下逐步下床活动，活动范围及强度应循序渐进。

（4）术后3个月内在支具保护下活动，期间避免腰椎屈曲及扭转类活动。

（5）3个月后去除支具，恢复日常活动，避免弯腰及剧烈运动，继续加强背肌功能锻炼。

腰椎滑脱患者术后的上下床动作与日常生活不同，应遵循一定动作流程，以减轻腰部肌肉负荷，促进患者康复。患者下床活动时，动作过程为：

1）在床上佩戴好支具，由仰卧位变换为腹卧位，并移至床边。

2）双下肢先后离开床面，双脚踏实地面。

3）双手以"俯卧撑"姿势支撑躯干，使躯干及腰部离开床面。

4）在他人帮助下缓慢扶起，使患者腰部用力最小。

5）起床过程中，注意患者有无直立性低血压症状，防止晕厥。

6）上床动作与起床动作相反。

第四章　脊柱微创外科

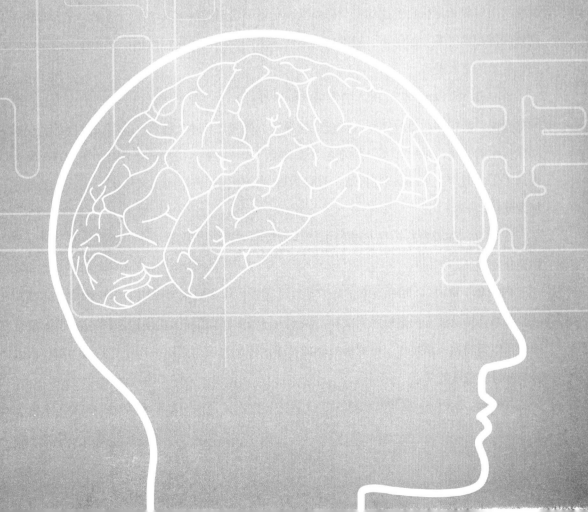

第一节　内镜微创颈椎外科技术

脊柱内镜有近一个世纪的发展历史。早在20世纪30年代Burman等首先介绍了可直接观察椎管的脊髓内镜，随后Pool等在Burman工作的基础上，报道了脊髓内镜检查马尾神经背根。Pool等利用硬管大口径的脊髓内镜行椎管检查400余例，并介绍了鞘内内镜概念。经过一段时间的努力和技术的提高，脊髓内镜被认为是椎间盘、鞘内肿瘤和蛛网膜炎等疾病最好的检查方法。由于大口径硬管内镜插入神经腔隙内所导致严重并发症，随后脊髓内镜被放弃。

从20世纪70年代开始脊髓内镜系统得到不断的发展。Kambin和Hijika等改进经皮髓核摘除术的器械，通过套管系统插入针、光源、手动椎间盘切削器，经腰椎后外侧入路，在腰椎的出口根和走行根组成的安全三角区，行椎间盘组织观察和切除。这种有配套器械的硬管内镜技术，不但创伤小，能直接观察病变组织，而且能进行微创手术操作，这是脊柱内镜技术的重大进步。

Srhreihen和Leu等在Hijikata的器械基础上进行改进。在20世纪80年代初推出了经皮椎间盘内镜，采用双通道后外侧入路在直视观察下椎间盘切除。随后Onik等又改进了经皮椎间盘切除的器械，采用有吸引孔的电动刨削器，从而使手术切削器变为电动切削器，大大提高了手术效率。Mathews等报道了脊柱内镜下使用激光行椎间盘减压术，从而使手术更加微创化。

在此期间随着脊柱内镜系统的发展，柔软的纤维光导技术在脊柱微创技术领域也得到充分发展。

1993年，Mathews和Stoll等完善了柔软可调脊柱内镜技术并应用于观察解剖、病理和可能受累结构及证实和记录术后情况。Mathewsh和Stoll等不断改进内镜系统，Mathews报道椎间孔内镜辅助入路技术，针对极外侧或游走的椎间盘突出采用椎间孔入路的内镜技术取得非常好的临床效果。

1997年Foley和Smith研制并首次报道后路显微内镜腰椎间盘手术系统，MED手术系统将传统开放手术方法与现代微创内镜技术完美相结合。通过内镜放大，在监视屏幕上清晰显示手术区域各组织解剖结构，显著降低手术对各种组织机构的损伤和脊柱稳定性的影响。

1999年Horgan等在两具尸体上尝试将内镜引入进行前路螺钉内固定治疗齿突骨折。Hashizume试用10mL聚乙烯塑料注射器做外套管内镜辅助下前路齿突螺钉内固定操作。2003年国内吕国华运用内镜辅助经颈动脉三角前路松解后路内固定融合治疗难复性寰枢椎关节脱位12例。2004年池永龙采用经皮穿刺内镜辅助下咽后颈前松解、复位，经皮侧块关节螺钉固定植骨治疗难复性寰枢关节脱位4例。两位作者均取得较满意的治疗效果，认为上颈椎内镜微创技术方法可行，组织创伤小、出血少、入路安全、术野清楚、精确度高、效果显著。本章介绍内镜颈椎微创技术仅为抛砖引玉，供广大读者参考。

一、经皮内镜下颈前路C1、2微创技术

自从1999年Horgan等在尸体上尝试内镜引入进行前路螺钉内固定齿突以来，上颈椎内镜下手术仍处于初始阶段。其原因在于上颈椎局部解剖结构复杂，内镜显示局部结构需要一定压力的液体或气体维持，常规肉眼直视手术与镜下放大操作有较大的视觉差异，还有镜下操作需手与眼配合熟练等，均使临床工作者面临挑战。因此，上颈椎内镜辅助下手术既要求术者具有丰富的上颈椎前路手术的经验，又要求熟练掌握内镜手术操作技巧。2003年国内吕国华采用开放入路将内镜导入进行上颈椎松解减压，并做后路固定植骨融合，取得良好临床效果。2004年池永龙运用经皮内镜辅助下咽后颈前路松解复位与经皮穿刺C1、2侧块螺钉固定植骨融合技术治疗难复性C1、2骨折脱位，均取得良好效果。此种方法虽然操作难度高、风险大，但其操作方法可行、组织创伤小、出血少、术野清晰、精确度高，为治疗上颈椎疾病提供一种新的手术方式。虽然技术仍不成熟，但作者认为此法仍有介绍之必要，供广大读者参考，望斧正。

（一）应用解剖

1.颈部重要标志

颈部最重要的标志为胸锁乳突肌，头后仰并旋转时显得非常突出，在该肌和颈前部之间有一深沟，向上达下颌后窝，在沟的深处可扪到颈部大血管。胸锁乳突肌为颈部前路手术的体表主要标志。

甲状软骨坚硬且有抵抗力，是喉部主要的保护组织，其两侧板联合的角可以摸到。在甲状软骨上缘2.5cm处为舌骨体，头后仰时，舌骨下部的轮廓明显可见，舌骨大角约位于乳突和甲状软骨间的中央。

舌骨是喉气管的主要支持物，说话、咀嚼和吞咽时向上、下和前方运动。舌骨形成一个稳定而能屈曲的固定中心，下附着于喉部，上系于颞骨茎突、下颌骨和舌。附着于舌骨的肌肉有颏舌骨肌、舌骨舌肌、下颌舌骨肌、胸骨舌骨肌、二腹肌和肩胛舌骨肌。在环状软骨平面压迫胸锁乳突肌前缘、颈总动脉压于颈6椎横突的前结节上，这个摸到的突起称为颈动脉结节。如自胸锁关节向上画一线至耳垂，在甲状软骨上缘平面之下一段代表颈总动脉的行程，其上一段代表颈外动脉的行程。

2.颈部分区

颈部分区有两种方法。一种分区将颈分为前部、侧部和后部，前部包括两侧胸锁乳突肌间的组织，再以舌骨分为舌骨上、下两部，在舌骨上部又分为颏下及颌下三角，舌骨下部又分为舌骨下浅区、喉气管、甲状腺、食管颈段和椎前区。侧部分为胸锁乳突肌部和锁骨上部。后部指颈后侧，包括颈后诸肌。颈胸交界处尚有颈根区。

另一种分区以胸锁乳突肌为界，将颈部分为颈前三角区和颈后三角区。颈前三角可分为颈动脉三角、颌下部和肌三角。颈动脉三角尤为重要，它的后下界为胸锁乳突肌，上界为二腹肌后腹和茎突舌骨肌，下界为肩胛舌骨肌前腹，三角内有颈总动脉上段及其分支、颈内静脉、迷走神经和舌下神经。每侧的颌下部分为颌下三角和半个颏下三角。两侧颏下三角共同形成一个完整的颏三角。颈后三角前部为胸锁乳突肌的后缘，后为斜方肌的前缘，下为锁骨中1/3，三角之顶为颈深筋膜，底为数肌所成。颈后三角又被肩胛舌骨肌后腹分为上、下两部，上部大名为枕三角，下部小名锁骨下三角。

3.颈部筋膜

（1）颈部浅筋膜：颈部浅筋膜内含有浅部血管、神经和颈阔肌。颈部皮神经全为颈丛的分支，均由胸锁乳突肌后缘中上1/3和中点穿出。重要分支有枕小神经（支配枕部外侧皮肤）、耳大神经（支配耳附近皮肤）、颈皮神经（支配颈前外侧和舌骨周围皮肤）和锁骨上神经（支配锁骨上之皮肤）。

颈部浅静脉主要为颈外静脉。颈外静脉在下颌骨下后方，由耳后静脉和面后静脉合成。还有颈前静脉和颈浅静脉，通常在颈部手术时多需结扎。

（2）颈深筋膜：颈深筋膜包裹并支持颈部肌肉、咽、气管、食管、淋巴结及大血管和神经。颈深筋膜浅层包绕胸锁乳突肌。颈深筋膜中层包绕肩胛舌骨肌、胸骨舌骨肌、胸骨甲状腺和甲状舌骨肌及包绕脏层筋膜气管、食管和喉返神经。颈深筋膜深层，它又分两层：连接两侧颈动脉鞘的翼状筋膜在颈中线融合为颈筋膜；覆盖颈长肌和斜角肌的椎前筋膜。

颈深筋膜恰好将颈部分为3个间隙：

1）脏器间隙：位于椎前筋膜和气管筋膜之间，内含喉、气管、咽下部、食管颈段、甲状腺和大血管，在它们周围有疏松的蜂窝组织。

2）舌骨上间隙：在颈深膜封套层和覆盖下颌舌骨肌之筋膜之间。

3）椎前间隙：位于椎体和椎前筋膜之间，筋膜间隙与炎症的扩散甚有关系。

4.颈前部肌肉

（1）胸锁乳突肌：胸锁乳突肌为颈部重要标志，是颈前、后三角的分界线，颈前、后三角均有甚多的重要组织由三角区通过。

（2）斜角肌：斜角肌分前、中、后三斜角肌，全部位于胸锁乳突肌深面。前斜角肌起于C3～6横突前结节，止于第一肋骨内侧缘和斜角肌结节。中斜角肌起于C1或C2至C6横突后结节，止于第一肋骨上、锁骨下动脉沟之后。后斜角肌起于C1或C2至C6横突后结节，止于第二肋骨。以上三肌均由C4～6颈神经支配。三斜角肌中，以前斜角肌最为重要，是颈部重要标志，该肌浅面有膈神经自外上向内下从外侧缘穿出。上有臂丛，下有锁骨下动脉第三段，下部浅面有锁骨下静脉横过，左侧有胸导管横过。前斜角肌过度发育，可造成前斜角肌综合征和胸廓出门综合征。

（3）舌骨上、下肌群：舌骨虽然很小，但其上附着众多肌肉，对吞咽动作、下颌骨运动和喉的支持有很大作用。

1）舌骨下肌群：包括肩胛舌骨肌、胸骨舌骨肌、胸骨甲状肌和甲状舌骨肌；各肌的主要作用是降舌骨，为吞咽时不可缺少的动作，还有降喉的功能。

2）舌骨上肌群：亦有4肌，即二腹肌、茎突舌骨肌、下颌舌骨肌和颏舌骨肌。舌骨上肌群主要作用为提舌骨、降下颌骨，与吞咽作用有很大关系。

5.颈部动、静脉

（1）颈总动脉：在胸锁乳突肌前缘的覆被下向上后行，全长与颈内静脉和迷走神经同居于颈血管鞘内，静脉在动脉外，神经介于两者之间。颈血管鞘前臂上段有舌下神经降支和舌下神经袢，颈总动脉的后壁和颈交感神经节链、椎前筋膜、椎前肌和颈椎横突前面相贴邻。颈总动脉上2/3在前方和颈部蜂窝组织相邻，下1/3在前方与气管前筋膜相邻。颈总动脉上行至甲状软骨上缘分为颈内动脉和颈外动脉，局部膨大为颈动脉窦。

（2）颈外动脉：颈外动脉主要供血给颈上部和头部颅外软组织。颈外动脉有6个分支，即甲状腺上动脉、舌动脉、面动脉、咽升动脉、枕动脉和耳后动脉。

（3）颈内动脉：颈内动脉可以认为是颈总动脉的续行段，位于颈外动脉后外，向上即转为颈外动脉内侧，贴咽侧壁走行，最后上行经颞骨岩部之颈动脉管入颅。颈内动脉供应脑的血运3/5。颈内动脉全程均与颈内静脉伴行，在颈部无分支。

（4）椎动脉：椎动脉起于锁骨下动脉的后上部，上行进入颈6横突孔，椎动脉至颈2椎体水平有3个弯曲，分别位于C2、3横突间，寰枢侧关节和寰椎侧块之后。椎动脉在C2、3横突间向外至寰椎横突孔，显锐角向后并围绕寰枢上关节面的后外侧向内，经寰椎侧块后方进入椎管经枕骨大孔入颅。椎动脉主要供应颈髓和脑后部血运。

（5）颈静脉：自颅底颈静脉孔穿出，和颅内的横窦相续，下行略向前，全程在胸锁乳突肌之覆被下，上段接近颈前三角，下段接近颈后三角，至颈根与锁骨下静脉相汇合成头臂静脉。颈内静脉接受支有岩下窦、面总静脉、舌静脉、甲状腺上静脉、甲状腺中静脉。颈内静脉在呼气时注满，而吸气时排空。颈内静脉损伤时，吸气时空气可以经静脉壁裂隙吸入静脉可造成肺气栓引发严重呼吸困难，过多空气进入心脏，可致死亡。

6.颈部神经

颈部神经包括脑神经和脊神经。颈部可以看到4对脑神经，即舌咽神经、迷走神经、副神经和舌下神经；脊神经形成颈丛神经和臂丛神经。舌咽神经损伤可出现吞咽困难、舌后同侧味觉障碍。迷走神经损伤可以出现吞咽困难、声音嘶哑、说话不清、有鼻音，还有心动过速。副神经损伤时不能旋转头颈和耸肩，舌下神经损伤时可出现舌肌瘫痪和萎缩，伸舌时舌尖偏向患侧。

（二）器械结构

1.内镜器械

（1）5mm30°镜头。

（2）成像监视系统。

（3）超声电凝、电切系统。

（4）特制内镜下刮匙、髓核钳和咬骨钳。

（5）抽吸灌洗设备、专用高速磨钻。

2.经皮器

（1）中空穿刺管。

（2）中空扩大管。

（3）中空保护套管。

（4）中空螺钉。

（5）多种特制刮匙。

（三）手术适应证

（1）C1、2类风湿关节炎。

（2）先天性颅颈部畸形。

（3）颅底凹陷症。

（4）C1、2骨折脱位。

（5）寰枢椎原发肿瘤。

（6）寰枢椎结核。

（四）手术禁忌证

（1）活动性感染灶存在。

（2）后部结构压迫脊髓。

（3）脊髓病变。

（4）不能耐受手术者。

（五）手术方法

1.术前准备

（1）肝、肺、心、肾功能检测：术前必须做肝功能、肺功能和肾功能检测。如有肝、肺、心、肾功能不全，应在术前给予治疗，达到正常的检验值，方可确定手术。

（2）气管推移训练：由于此手术需将气管推移，因此，术前必须做气管推移训练。由于气管移位可以引起呼吸通气功能障碍，或气管受刺激导致呛咳，或长时间牵拉气管可以引起喉部急性水肿等。为使患者术后出现最小的反应和损害，术前气管推移训练显得十分必要。通常每天做3次，每次15分钟至半小时，气管均需推过中线，维持训练4~7天。

（3）术前抗生素应用：常规术前一天应用广谱抗生素，术中带抗生素在麻醉生效后滴注，严格控制以保证围手术期用药的安全性和抗耐药性。

（4）脊髓功能监测：上颈椎手术的风险大，操作难度高，术中减压易导致脊髓神经的损伤，术中必须做脊髓诱发电位监测，以保证手术的安全性。

（5）C形臂X线机定位：麻醉生效后固定头部位置，设定C形臂X线机的投照角度、球管距离和照射剂量，术前应得到良好的C1、2张口位和侧位X线片，确定手术的位置所在及螺钉固定的位置。术中不能随意改变C形臂X线机位置及角度，以免妨碍手术操作质量导致手术失败。

（6）手术器械准备：术前要认真检查和调试内镜的各个部件。检查经皮内固定的各种器械。调试光源系统和摄影监视系统，以保证手术顺利实施。

2.麻醉

经鼻或口腔气管插管麻醉。上、下磨牙或门牙间填入牙垫，使口腔处于张口位，得到良好的C1、2正位像。

3.体位

头颅牵引下仰卧位。头部中立、颈后垫枕，稍后伸，布胶固定头部，防止术中操作时头颅移动，导致操作意外失误。床头降低10°，利于C1、2的显露和操作。

4.步骤

（1）左侧C2、3，水平胸锁乳突肌内侧缘做横行切口10mm，切开浅筋膜后，用直止血钳经颈动脉三角沿血管鞘内缘做钝性分离，C形臂X线透视确定下直达C2、3左侧椎前。

（2）退出止血钳，插入内径可通过5mm的内镜的Troca，置于C2、3水平椎前位置后，将Troca向C1、2处深入。操作过程中，用超声电刀或双极电凝分离，止血周围组织，注意切勿损伤咽后组织。然后注入0.9%生理盐水在咽后壁形成一空腔。

（3）导入5mm直径30°内镜，可以清楚观看G2周围解剖结构。

（4）右侧C2、3水平胸锁乳突肌内侧缘同样步骤置入Troca，导入操作器械，左右两侧相通，在内镜下进行操作。

（5）切开椎前筋膜，暴露颈前肌，认定寰椎前弓、枢椎椎体及C2、3椎间盘。用电凝或超声刀切断附着在C1前结节的颈长肌并将其剥离，暴露寰枢椎前弓，左右各1.5cm，以及C2椎体。

（6）确定中线位置并做好标记，切开寰枢椎前关节囊，用超声刀或电凝钩、角度刮匙、高速磨钻彻底清除瘢痕组织、异常骨化组织，暴露C1、2侧块关节及齿突畸形骨面。

（7）根据需要，用高速磨头切除寰椎前弓，注意两侧不得超过1.5cm，磨除齿突尖部或枢椎椎体后缘。

（8）当松解或切除C1、2前方组织后，C1、2间有移动空间，此时在C4、5水平右侧经皮插入2.5mm。头部带螺纹的克氏针，在内镜观察和C形臂X线机监视下，将此针于正中沿齿突轴心线钻入齿突。将克氏针尾部向下牵压，可以使C1、2得到满意解剖复位。

（9）经皮或经两侧Troca在内镜和C形臂X线机正、侧位监视下，置入3.5mm或4.0mm中空螺钉做C1、2侧块关节固定。

（10）继续做C1、2前方操作直至脊髓彻底减压。然后做前方植骨融合。

（六）术后处理

（1）麻醉清醒后，应持续监测肺通气功能、血氧饱和度，重复监测脊髓诱发电位和神经学检查。

（2）气管插管可以根据肺通气功能和血氧饱和度情况保留24～48小时，如果72小时内不能拔管可以做气管切开术。

（3）维持颅骨牵引或佩戴颈围或Halo-vest架固定。

（4）术后严密观察引流量、色，如有脑脊液漏必须及时处理。

（5）术后严密观察有否咽喉急性水肿迹象，一旦发生应及时处理。

（6）积极选用广谱抗生素治疗并做早期功能练习。

（七）操作注意事项

（1）皮肤穿刺点切口不能过高或过低，穿刺点切口过高被上颌骨阻挡，操作困难；过低操作角度与椎体夹角过大，不能彻底减压脊髓。

（2）操作过程中不能漏水，应及时更换循环水，保持循环水清晰度以避免影响成像质量和操作。

（3）处理椎前组织时，应注意勿用单极电刀或电凝，尤其对咽后壁组织电凝或电切时，严防损伤穿孔。认定两侧颈长肌会合点为中线，向中线两侧剥离不得超过1.5cm。

（4）寰枢关节前间隙组织松解或切除后，C1、2有不稳定存在，切勿加压或随意推拉枢椎椎体，以免脊髓或脑干损伤。

（5）切除寰椎前弓或齿突尖部时，菲薄骨壳切勿下压，应用神经钩钩住骨壳，缓慢去除，否则损伤脊髓神经。

（6）寰枢侧块关节螺钉固定时，应严格按照标准角度进行，向外20°～25°，向上35°～40°。

（八）并发症防治

1.急性咽喉水肿

全身麻醉插管损伤咽喉黏膜，或术中咽喉壁、气管、食管及周围组织受到长时间牵拉压迫或分离时电凝止血和局部刺激，术后可导致咽喉部剧烈水肿，造成咽喉部通气受阻，甚至窒息。术后一旦发生咽喉急性水肿，应即刻做气管插管或气管切开，保证呼吸道通畅，尽早应用类固醇减轻水肿，严密观察血氧饱和度及肺通气功能。

2.颈深部血肿

颈部血管密布，术中对颈动静脉的分支进行电凝或结扎后，由于结痂脱落，结扎线滑脱及术后血压回升，创面渗血以及引流阻塞，可以形成颈深部血肿。颈深部血肿可以压迫气管造成呼吸困难，口唇发绀，严重者导致窒息死亡。一旦出现颈部血肿，应急诊处理，清除血肿，重新止血。

3.咽喉壁损伤

咽喉壁组织较薄、较脆，任何强力牵拉或长时间压迫可以产生局部水肿。不正当操作更易损伤咽喉壁。一旦咽喉壁损伤，应该认真探查和修补，即刻由麻醉医师插入一根鼻饲管，术中应用抗厌氧菌抗生素。

4.食管损伤

经皮做C1、2侧块螺钉固定，穿刺针过急滑向中线，使食管皱折而被穿刺针刺伤，或术中钝性钩或电凝损伤食管。术中怀疑有食管损伤，可请麻醉医师将亚甲蓝注入食管帮助辨认有否漏出。术中发现后应及时修补，术后禁食，抗感染治疗。术中未被发现和处理，术后发现食管损伤均为继发感染，应及时酌情进行切开排脓，禁食，抗感染治疗。

5.霍纳综合征

霍纳综合征是术中对颈长肌分离牵拉时，对外侧颈交感神经干过度牵拉和压迫或电凝止血高热量灼烧交感神经干，术后出现上睑下垂、瞳孔缩小及面部无汗二联症，称为霍纳综合征。一旦发生均为暂时性，术后1～3周内逐渐恢复，术后应用恢复神经药物和类固醇。

二、内镜下经颈动脉三角前路C1、2微创技术

由外伤、炎症或先天畸形等因素造成的难复性寰枢关节脱位是上颈椎不稳的外科治疗之难题。经口咽入路松解结合后路内固定融合或前路Hams钢板内固定融合均取得良好临床效果，但手术入路的相关问题也同样引入关注。例如经口咽手术感染率高达31.6%，容易合并颅内感染和败血症，神经损伤，甚至出现瘫痪或呼吸衰竭。常规经颈动脉三角入路，难以达到寰枢椎的广泛暴露及彻底手术。而内镜下经颈动脉前路手术，可避免经口咽入路的诸多并发症，不必广泛组织分离或切断，镜下操作视野广阔、清晰、精确度高、安全性强、操作有的放矢。

（一）器械结构

（1）METRX镜和专用通道扩张器及连接器。

（2）成像监视系统。

（3）电凝系统。

（4）特制镜下刮匙，髓核钳和枪状咬骨钳。

（5）抽吸灌洗设备，专用高速磨钻。

（二）手术适应证

（1）上颈椎类风湿关节炎。

（2）颅底凹陷症。

（3）颅颈部先天性畸形。

（4）上颈椎骨折、脱位不稳。

（5）寰枢椎原发性肿瘤。

（6）寰枢椎结核伴脊髓受压。

（三）手术禁忌证

（1）明显后部结构压迫脊髓。

（2）活动性感染性病灶存在。

（3）硬膜内病变。

（4）不能耐受手术者。

（四）手术方法

1.术前准备

（1）术前呼吸功能的检测和训练：术前必须做肺功能测定，检测肺功能对于手术安全性的评估价值尚有争议，但对于患者肺功能状态的筛选性检查是简单、实用的。多数学者认为用力呼气第一秒率（FEV1）应大于1500mL，最大通气量（MVV）应大于35%，才有手术指征。颈前路手术均需对气管的牵拉，气管移位可以引起呼吸通气受阻、呛咳，长时期压迫可以引起喉头急性水肿等。所以术前必须做气管推移训练，使患者术后出现最小的反应。

（2）围手术期抗生素应用：术前一天开始应用广谱抗生素。术中在麻醉生效后静脉滴注抗生素，严格控制以保证围手术期用药的安全性和抗耐药性。

（3）诱发电位监测脊髓功能：C1、2手术操作难度大，术中减压可对脊髓压迫而引发神经损伤症状，因此风险大，术中必须做脊髓诱发电位监测以保证脊髓与脑干处于生理状态，从而保证手术安全性。

（4）C形臂X线机定位：麻醉生效后，必须做C形臂X线机定位，C1、2侧位和张口位投照，并设定C形臂X线机的投照角度、球管距离和照射剂量，得到良好C1、2张口位和侧位像后，术中不得随意改变标准，以避免妨碍术中的操作，影响手术质量，引起并发症发生。

（5）内镜准备：术前要检查和调试内镜光亮度、清晰度及各部件匹配情况，认真检查各项器械准备情况，以保证手术操作顺利实施。

2.麻醉

经鼻或经口腔气管插管麻醉。

3.体位

头颅牵引下仰卧位，头部中立，颈部轻度后伸，胶布固定头部，以防术中活动头部影响手术操作，C形臂X线机投照。床头降低10°，利于C1、2的显露和操作。

4.步骤

（1）右侧或左侧甲状软骨上角水平做16～20mm横切口。

（2）切开皮肤、浅筋膜和颈阔肌。

（3）沿胸锁乳突肌前缘切开颈深筋膜，暴露颈动脉鞘。

（4）在颈动脉鞘内侧与脏筋膜、喉与咽的前外侧分离、解剖，到达椎前筋膜。

（5）通过手术切口将内镜专用通道扩张器导入，逐级扩大后，置入内镜工作套管，固定工作套管。在内镜引导下，观察与认定寰椎前弓、枢椎椎体及C2、3椎间盘。

（6）用电凝切断附着在C1前结节的颈长肌并将其剥离，充分暴露寰椎前弓及枢椎椎体（图4-1）。

（7）切开寰枢关节囊，用电凝钩、角度刮匙、高速磨头彻底地清除寰枢椎间的瘢痕组织、异常骨化组织，显露齿突畸形骨面。

（8）用高速磨钻磨除寰椎前弓，注意两侧不得超过1.5cm，磨除齿突尖部或压向脊髓的枢椎椎体，充分减压脊髓。

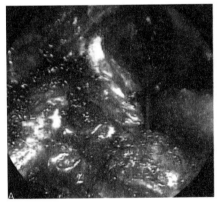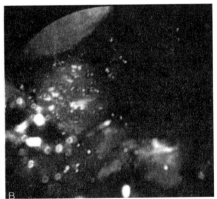

图4-1　电灼剥离暴露C1、2

A.切断C1前结节颈长肌；B.暴露寰椎前弓与枢椎椎体

（9）恢复C0、C1、2的生理解剖位置，然后经皮做C1、2侧块关节前路螺钉固定或二期做颈后路固定。根据手术需要，用做进一步减压或前路C1、2间植骨融合，最后闭合切口。

（五）术后处理

（1）麻醉清醒后，应持续监测肺通气功能、血氧饱和度。重复测试脊髓诱发电位和神经学检查。

（2）维持颅骨牵引，佩戴颈围或头颅胸支具或Halo-vest架固定。

（3）气管插管可以根据肺通气情况保留24~48小时，如果72小时内不能拔管可以做气管切开术。

（4）严密观察引流量、色，如果有脑脊液漏发生，必须及时处理。

（5）积极选用广谱的敏感的抗生素治疗。

（六）操作注意事项

（1）分离深筋膜后，应仔细保护面神经的下颌支，此支损伤可以导致面瘫，应正规施行逐级扩张操作。

（2）当置入工作套管后，必须在C形臂X线机监视下，将工作套管口置于C1、2关节前方，套管后方与连接杆固定。

（3）内镜下应熟悉镜下解剖和镜下操作技巧。认定两颈长肌会合点为正中线，中线向外剥离不得超过1.5cm，以避免损伤椎动脉。

（4）高速磨钻切除C1前结节和齿突尖时，切勿下压，以防脊髓和脑干损伤。

（5）C1、2前侧软组织和骨性组织切除松解后，此时对C1、2解剖复位应严格按照操作程序，严密观察脊髓或脑干神经监测之波形，复位应在C形臂连续透视下观察施行。一旦解剖复位即刻稳定C1、2，做前路侧块螺钉固定。

（七）并发症防治

1.颈部血肿

C1、2解剖位置高而深，颈动脉三角区和C1、2周围血管神经密布，暴露切口，常需结扎舌动静脉、面动静脉、舌下动静脉、下颌动静脉及喉上动静脉。由于操作时缝合线不坚固，电凝结痂不坚实，或因电灼面积过广，常因术后强烈咳嗽，局部组织水肿以及血压回升，导致缝扎线滑脱，结痂脱落造成急性颈部出血，血肿形成，严重者可以导致气管和咽喉部受压窒息，甚至死亡。一旦出现颈部血肿，应急诊施行探查，清除血肿，寻找出血点，重新止血。

2.神经损伤

颈动脉三角区入路最常见的神经损伤是面神经下颌支受到长时间牵拉或压迫导致面瘫。术后一旦发现面瘫，应尽早应用神经营养药，激素冲击治疗或物理治疗。一般面瘫于3~6个月内恢复，也有永久性瘫痪者。其次是喉上神经损伤，主要症状是声门感觉迟钝而造成误吸。其他神经损伤较为少见，也偶尔发生舌下神经、交感神经、膈神经和迷走神经损伤。

3.咽喉壁损伤

咽喉壁是厌氧菌高度污染区域，组织较薄，长时间手术操作，牵拉或受压可以产生局部水肿，当手术医师操作不慎极易损伤咽喉壁。一旦打开了咽喉壁，应认真探查和修补损伤裂口，由麻醉医师插入一根鼻饲管，术后常规应用抗厌氧菌的抗生素。

4.急性咽喉水肿

咽喉壁、气管、食管及周围组织手术时受牵拉、压迫和局部刺激，术后咽喉部水肿剧烈，容易导致通气障碍，甚至窒息。术后应严密观察血氧饱和度及呼吸道通畅，尽早应用类固醇以减轻水肿。应尽量减轻和减少咽后壁刺激。一旦出现急性咽喉水肿导致窒息应即刻做气管切开或延长插管留置时间，待水肿消退后再拔管或封闭气管套管。

5.脊髓神经损伤

手术操作粗暴或解剖不熟悉，可以导致脊髓损伤。当高速磨钻磨除C1前弓和C2椎体时，应掌握磨除深度和磨钻速度，齿突尖部或椎体后缘磨除后，菲薄的骨壳不得下压，以免脊髓受压损伤。当C1、2关节面瘢痕组织切除后或C1前弓或齿突切除后，C2椎体即有明显移动感，过度过多整复可以损伤脊髓。一旦脊髓神经损伤，术中立即应用甲泼尼龙冲击疗法，术后继续应用神经营养药物。

6.脑脊液漏

未留意之神经根袖或硬膜撕裂伤均可导致脑脊液漏。术中发现后应给予修复。术后切口有渗出者，应采用局部加密缝合外加沙袋压迫，仍有渗漏者，采用腰部穿刺留置管引流脑脊液，以10~15mL/h的速度引出，待颈部脑脊液痊愈后一周，将腰椎留置管拔除。如果仍不能控制，须做腰-腹腔分流术。

7.感染

浅表感染较易控制，深部感染较为严重，大多需要切开引流冲洗，波及蛛网膜下隙炎症，应按化脓性脑膜炎给予处理。

三、内镜下齿突骨折微创技术

齿突骨折占颈椎骨折的8%～15%。对于Ⅱ型齿突骨折，一些作者主张后路C1、2，关节融合固定术，此术式使寰枢间旋转活动减少47°左右，伸屈活动减少10°左右。1978年Magerl与Nakanishi同时在瑞典报道前路齿突螺钉内固定治疗齿突骨折。此后不断报道前路齿突螺钉加压内固定术，该技术方法可靠，出血少，并发症少。国内学者相继报道并在其方法上做了改进。2001年池永龙采用经皮齿突螺钉内固定术，取得了良好的临床效果。近年来，国内外学者运用内镜配合C形臂X线机或导航系统，行齿突螺钉内固定术，现介绍内镜下齿突骨折微创手术技术。

（一）器械结构

（1）内镜系统。

（2）C形臂X线机。

（3）脊柱导航系统。

（4）中空齿突螺钉及匹配的手术器械。

（二）手术适应证

（1）经齿突颈部横行骨折。

（2）经齿突基底部横行骨折。

（3）齿突陈旧性骨折不愈合。

（三）手术禁忌证

（1）齿突粉碎性骨折。

（2）齿突斜行骨折。

（3）齿突伴椎体骨折。

（4）严重骨质疏松者。

（四）手术方法

1.麻醉

经鼻或口腔气管插管麻醉。上、下磨牙间填入牙垫，使口腔呈张口位。

2.体位

仰卧位。头颅牵引下，头稍后伸，颈部垫枕，术前做徒手牵引整复齿突骨折移位达解剖位置后，布胶带固定头部。

3.步骤

（1）在C4、5水平右侧胸锁乳突肌内侧缘，用尖刀片切开皮肤16mm，切开皮下组织及浅筋膜，用直止血钳钝性分离血管鞘内侧疏松间隙达椎前筋膜。

（2）插入扩大管，逐级扩大，沿血管鞘内侧缘逐渐上下分离，将扩大管送到C2下缘，导入工作套管，并固定工作套管，逐级扩大工作通道。

（3）安放内镜，调整焦距并连接监视和录像系统。

（4）在工作通道内镜监视下，将C2下缘椎前筋膜电凝清理，暴露C2下缘。把持导引针，经工作通道内，在C形臂X线机或导航系统导引下，导引针居中沿齿突轴心线钻入。

（5）在C形臂X线机或导航系统监视下，见导引针位置深度良好，拧入中空直径为3.5mm或4.0mm的齿突螺钉，将骨折固定。

（6）退出导引针，拆除内镜系统，关闭创口。

（五）术后处理

（1）严密观察呼吸、血压、脉搏、血氧饱和度，尤其观察喉头水肿。

（2）严密观察创口是否有血肿形成，一旦有血肿应及时处理。

（3）应用广谱足量抗生素以防感染。

（4）术后佩戴颈围或头颈胸支具或Halo-vest架，术后3天起床，一周下地行走。佩戴颈围或支具8～12周。

（六）操作注意事项

（1）术前必须行C形臂X线机正确定位，并得到良好的C1、2张口位、侧位X线片，有利于指导术中操作。

（2）工作通道的位置应在颈动脉鞘内侧置入，避开颈动脉，在动脉鞘上下分离到达椎前筋膜，在C2下缘逐渐移向中线，认定中线位置后，给予固定。

（3）内镜导入后，必须正确无误确定进钉点和进钉的角度，C形臂X线机证实此位置在正位像上居中，侧位像上在齿突轴心线上。

（4）内镜下操作，易产生手眼分离操作，所以术者应经过特别训练，手术时需严格掌握操作要求。如果术中做导航操作，术前必须反复校正，以便术中减少重复动作和失误。

（5）固定齿突螺钉的加压螺纹必须超过骨折线，否则失去对骨折线加压的意义。

（七）并发症防治

1.C2椎体前部劈裂

主要原因在于置入克氏定位针的进针点太偏前，往往C3上缘有骨赘物，或C2、3椎间盘膨隆或颈椎生理曲度改变影响进针点而移位。所以在术中发现上述情况，可用刮匙将C3上缘骨赘刮除，克氏定位针穿透C2、3前侧纤维环，克氏针尖定位在C2椎体下缘偏后1～2mm，使定位针沿齿突轴心线钻入，这就可避免拧入螺钉时，劈裂C2椎体前部。如果发现螺钉钉入时，C2椎体前部劈裂，应退出螺钉，停止前路齿突螺钉固定，可改为前路或后路侧块螺钉固定。

2.脑脊液漏

克氏定位针置入针尖超越齿突尖部或当拧入中空螺钉时与克氏针有夹角，螺钉将克氏定位针推入超越齿突尖部，损伤硬膜导致脑脊液从中空螺钉孔内溢出。发现术中脑脊液漏用骨蜡封堵螺钉中空道即可。如术后切口有脑脊液溢出，必须加密缝合创口，局部加压沙袋，如仍不能控制，需于腰段置入穿刺管引流脑脊液，以每小时10～15mL的速度引出。待颈部创口无脑脊液溢出、创口愈合后即可拔除腰椎引流管。

3.脊髓神经损伤

在术前或术中整复时，过伸颈部或操作用力过猛，导致齿突移位损伤脊髓。当螺钉偏离中线或太偏后方，螺钉穿破齿突皮质，进入椎管损伤脊髓。所以术前术中提倡脊髓体感诱发电位监测，一旦发生波形改变，立即停止手术，待波形恢复正常后再进行。术后出现脊髓神经损伤症状，立即应用甲泼尼龙冲击疗法及神经营养药物。

4.中空螺钉弯曲或断裂

术后没有佩戴支具，过早过度功能练习，或早期意外颈部损伤，均可导致中空螺钉弯曲或断裂。所以术后佩戴颈围或支具8～12周，功能活动颈部幅度与强度不宜过大。

5.喉返神经损伤

喉返神经支配除环甲肌以外的所有喉部肌肉，喉返神经位于气管食管沟内，容易因拉钩挤压损伤，或因工作通道长时间压迫导致喉返神经损伤，产生声音嘶哑，大多数患者在2～4个月内恢复。

6.感染

浅部感染较易控制，颈深部感染大多需切开引流冲洗，波及蛛网膜下隙炎症，应按化脓性脑膜炎给予处理。

四、显微内镜下颈前路减压植骨内固定术

Metrx是一种经后路椎板间隙腰椎内镜手术系统，在显微内镜（MED）辅助下，通过1.5cm的工作通道完成全部手术操作，被誉为微创与腔镜脊柱外科密切结合。借助此项技术应用到颈椎前路减压植骨融合内固定，这是近年来颈椎外科工作者的一项新的创举。为此有不少学者努力探索采用显微镜下经颈椎前路手术取得了非常好的手术效果。Roh和Buke等2000年在4具尸体同一颈椎节段的两侧，分别采用MED技术和传统开放式手术，对颈椎板咬除的程度、神经根减压范围及小关节突切除进行比较，实验结果证明MED技术可行，可适用颈神经孔狭窄和极外型颈椎间盘突出。Adamson等2001年将MED后路颈神经孔减压成形术用于单侧神经孔狭窄或外侧颈椎间盘突出以致神经根性疼痛患者，临床应用结果令人满意。Pimenta等对接受METRX颈椎手术的65例患者的技术可行性、融合情况、再次手术率和手术结果进行前瞻性评估。结果表明，后路METRX椎间孔切开减压术（36例）明显减少组织损伤和术后疼痛，患者所需强力止痛药和消炎药显著减少，康复时间相对缩短。前路METRX颈椎手术（29例）无融合器松动、沉降，损伤小，效果肯定。国内周跃于2001年、刘忠军于2003年、郑燕平于2004年等分别应用Metrx技术做单节段颈椎前路减压植骨融合内固定术，取得良好临床效果。

（一）手术器械

（1）显示监视系统由镜头、显示器、冷光源、摄像机和录像机组成。

（2）1.5cm内径的圆形手术通道。

（3）专用配套手术器械包括各种型号枪钳、髓核钳、刮匙、剥离器、神经拉钩及吸

引管等。

（二）手术适应证

（1）C3～C6退行性颈椎疾病伴节段性颈椎不稳者。

（2）单间隙的颈椎间盘突出压迫脊髓伴同节段的颈椎不稳者。

（3）创伤性颈椎半脱位或全脱位经闭合复位后需行颈椎稳定重建者。

（4）创伤性单节段颈椎间盘突出压迫脊髓，需手术减压或稳定性重建者。

（三）手术禁忌证

（1）需行双节段颈椎间盘减压者。

（2）C2、C3节段颈椎间盘突出或不稳者。

（3）需行颈椎体次全切除跨节段颈椎钢板内固定者。

（4）颈椎后纵韧带钙化或严重颈椎间盘钙化者。

（5）长期服用镇痛药物、凝血功能较差者。

（6）颈椎间隙严重狭窄而头颅牵引难以牵开者。

（7）常规颈前路手术的禁忌证。

（四）术前准备

1.气管推移训练

Metrx颈前路手术的术前准备与常规颈前路手术基本一致。尽管Metrx颈前路手术切口小，手术工作通道比较固定，对气管、食管牵拉少，但是术中因诸多原因而需转换手术方式，所以气管推移训练还是必须的。因此而减少术后咽喉疼痛和吞咽困难，防止急性咽喉水肿和气管痉挛所致的呼吸困难。

2.术前C形臂X线机定位

精确的手术定位监视是保证手术安全成功的关键。为确保手术安全，术前头颅牵引并在C形臂X线机下确定牵开程度，调整颈椎正常解剖序列和生理前曲度，并用布胶带固定好头部。Metrx颈前路手术许多关键操作步骤都需在动态监控下进行和完成，术前应正确标定手术节段，确定工作通道位置是否得当（工作通道口与颈前缘影像正好相接）。

3.认真选择内置物

Metrx颈前路手术对内置物要求较高，术前应根据影像学资料，认真选择内置物，应充分准备各种型号规格、形态和不同材料的内置物，使术中有足够的选择余地，以便手术成功。

4.主刀与助手默契配合

Metrx颈前路手术视野小，操作空间狭窄和手眼分离的操作方式，要求手术者应具有丰富的颈前路手术操作经验和解剖知识，且应有较好的内镜手术经验。助手应认真掌握内镜下特殊手术设备和器械，确切做好镜下配合，这对完成Metrx手术最为关键。

（五）手术步骤

1.麻醉

气管插管麻醉或局部神经阻滞麻醉。

2.体位

仰卧位。

3.操作步骤

（1）头部固定：头颅牵引下，肩部垫薄垫，头稍后伸，术前以C形臂X线机监测定位。

（2）取右侧胸锁乳突肌前缘横切口1.5cm，切开皮肤、皮下组织、颈阔肌、双极电凝止血。沿胸锁乳突肌前缘钝性分离，将胸锁乳突肌和颈动脉压向外侧，气管、食管推向内侧，直至颈椎前面。

（3）将导针插入颈椎间隙C形臂X线机定位。确定间隙后，沿导针逐级扩张套管，固定工作通道。连接显示及摄像系统，调整焦距及视野位置。长柄手术刀和剥离器剥离椎前软组织及前纵韧带，双极电凝止血，显露颈纤维环。

（4）用髓核钳咬除大部分颈椎间盘，用小咬骨钳或长柄小骨凿凿去上位椎体下缘唇状骨质以扩大病变间隙，用多种型号刮匙去除残余的椎间盘组织直至椎体后缘（图4-2）。用刮匙刮除相邻椎体软骨终板后，采用椎间融合器融合或固定。但注意保留软骨下骨性终板。

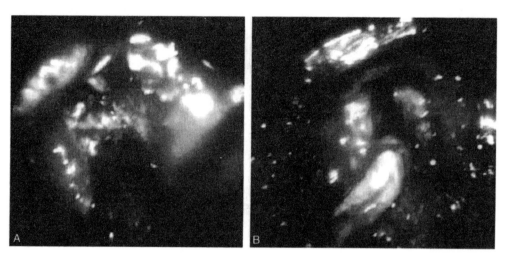

图4-2　切开颈椎间盘

A.摘除颈椎间盘；B.刮除上下终板软骨

（5）适度增加头颅牵引重量或采用微型撑开器扩大病变椎间隙。用微型咬骨钳去除椎体后缘骨赘和压迫物，必要时切除后纵韧带，彻底减压脊髓神经。

（6）C形臂X线机透视下测量和确定椎间隙高度，选择合适自体髂骨块做椎间植骨。

（7）椎间植骨完成后，选用合适长度的钢板，7号缝线从钢板一侧螺孔贯穿，以防钢板滑脱。垂直将钢板送入操作套管内。钢板覆盖在椎间植骨处，C形臂X线机透视下，钢板居中，然后将螺钉拧入，完成钢板螺钉固定。

（8）冲洗切口，退出工作套管，放置引流管，缝合创口。

（六）操作注意事项

（1）术前定位：C形臂X线机术前做正位、侧位投照，准确定位手术节段，并给予标志。

（2）工作通道的位置应避开颈动脉，在颈动脉鞘内侧上、下划动，到达颈椎体后，逐渐向中线移，这样可以避免食管和气管的损伤。

（3）C形臂X线机监控下确定工作通道口位于颈椎正前方，不得偏移，以防操作时损伤椎动脉，或内置物偏移。

（4）用刮匙和髓核钳清除椎间盘和上下软骨终板时，注意不能破坏骨性终板，不能失手下压以免损伤脊髓神经。采用高速磨钻时，不能干磨，以免产生高温灼烧脊髓，及时用水冲洗降温。

（5）当切除后纵韧带时，注意分离与硬膜间的粘连，动作不得粗暴，以免撕破硬膜或损伤脊髓如果粘连严重，不必强行剥离，仅做后纵韧带切开。

（6）脊椎内有非常丰富的血管网，手术时常有出血，影响视野，必须采用双极电凝止血，严禁使用单极电凝。必要时用蛋白吸收性明胶海绵止血或"速凝纱"止血。

（7）颈前路钢板固定时，应注意钢板置入居中，长度合适螺钉角度正确，这些操作必须在C形臂X线机监控下进行，不得疏忽。

（七）术后处理

（1）常规观察生命体征。

（2）注意呼吸通畅，如血氧饱和度监测，必要时吸痰给氧。维持氧饱和度在96%以上。

（3）颈椎佩戴颈围制动，鼓励术后深呼吸，在床上功能锻炼。

（4）术后2～3周，佩戴颈围下地活动。

（八）并发症防治

1.颈动脉穿刺伤

穿刺针误伤颈动脉，即刻退出穿刺针，手指压迫颈动脉数分钟，见无出血，再行穿刺。

2.食管穿刺伤

穿刺针偏中线，易损伤食管，虽然我们没有遇到，但必须引起重视。

3.椎动脉损伤

摘除颈椎间隙偏向侧方，髓核钳夹太深太偏外，以致损伤椎动脉。一旦发生椎动脉损伤，必须立即停止手术，采取应急措施，压迫椎侧椎动脉，填塞吸收性明胶海绵及出血纱布或结扎椎动脉。

4.脊髓损伤

由于操作失误下压，或切除后纵韧带时致伤，或螺钉过长，或过度牵拉撑开椎间隙，均可损伤脊髓神经。术前、术中应实行脊髓诱发电位监测脊髓。一旦发生波形改变，立即停止手术。明确的脊髓损伤，术后应行脊髓损伤常规治疗。

五、内镜下颈后路微创技术

传统的颈后路颈椎手术由于切口大，软组织剥离多，出血多，术后导致颈部疼痛和颈肌痉挛现象已有报道。后路广泛切除椎板，术后易引起"鹅颈样"畸形。为避免大切口和术后并发症，微创开窗椎板或椎间孔切开治疗一侧椎间盘突出或椎间孔处骨赘压迫神经根已广泛应用。Williams于1983年开始在手术显微镜下做椎间孔切开术。Aldrich和Hudgins分别于1990年在手术显微镜下做椎间盘切除术。Smith于1997年研制并首次报道后路显微内镜（MED）进行腰椎间盘摘除手术，完美地将传统开放手术方法与现代微创内镜技术相结合。Sung于2000年首先采用后路椎间盘镜技术在尸体研究经颈后路的可行性和优越性。2001年Adamson报道了临床应用结果。Burk与其同事于2002年更加明确地提出了颈后路内镜技术的适应证和操作技术要点。池永龙于2003年在内镜下做颈后路手术取得了满意疗效。

（一）应用解剖

颈椎的后方骨结构与胸腰椎不同，椎弓根短而细，与椎体后外缘呈45°相连接，上、下缘各有一较窄的凹陷称为颈椎上切迹和下切迹。相邻两个椎骨上、下切迹形成椎间孔，有脊神经和伴行动脉通过。颈椎椎板窄长而薄。上位椎板下缘向后翘起，有覆盖下位椎板的趋势，其前面有黄韧带附着，当黄韧带肥厚或松弛时，可突向椎管压迫脊髓，尤其是颈部后伸时更为明显。

颈椎横突短而宽，较小，中央部有椭圆形横突孔，5mm×5.5mm，内有椎动脉通过。横突孔横径与椎动脉有明显相关。

关节突分为上关节突和下关节突，左右各一，呈短柱状。关节面较平坦，表面有透明软骨覆盖，向上呈45°倾斜。关节突前方直接与神经根相贴，因此该处增生、水肿、松动与脱位时，神经根很易受累。

颈椎椎管前壁为椎体、椎间盘和后纵韧带，后壁为椎板和黄韧带，侧壁为椎弓根。横断面为三角形，内纳脊髓。颈1管径最大，3cm，其中脊髓占1/3，齿突占1/3，另1/3为空间缓冲间隙。颈3管径最小，自此向下管径逐渐增大。椎孔矢径（15.47±1.11）mm，横径为（22.58±1.22）mm。颈12横径小于16~19mm为颈椎椎管狭窄。

当颈轻微弯曲时，从中线上脊柱棘突较易触摸，其棘突特征为：颈2比颈3、4长而大。颈2~5棘突通常是分叉的。颈6棘突通常也是分叉的，但比C5相对短和细。颈7不分叉但较胸1突出。

颈椎的静脉较为丰富，分为椎管内和椎管外两个静脉丛，两者有广泛的吻合支和交通支。椎管内的静脉丛由4条纵向静脉组成，两条在硬膜外径前外侧，称为前纵窦，两条在硬膜外腔后外侧，称椎静脉网。椎管外静脉丛绕于椎体周围，通过椎静脉与椎内静脉丛彼此相互吻合。

脊神经位于脊髓两侧，颈脊髓段共8对，脊神经的前根和后根在椎管内向椎间孔延伸，并在椎间孔处合为颈髓神经。上4对脊神经根较细小，下4对较粗大。神经根均较短，近水平方向行走。在颈髓神经根由脊髓发出至穿出椎间孔的行程中，任何解剖结构的变化均可使其受到压迫或刺激。脊神经穿出椎间孔后即分3支：前支、后支和脊膜支。脊膜支在脊神经分为前支和后支之前发出，逆行经椎间孔进入椎管，称为窦椎神经。

（二）手术适应证

（1）侧方椎间盘突出压迫神经根产生相应的根性症状和体征者。

（2）骨赘压迫神经根产生相应的根性症状和体征者。

（3）椎间盘或骨赘压迫椎间孔处神经根，产生相应根性症状和体征，经保守治疗无效者。

（三）手术步骤

1.麻醉

经口或鼻气管内插管麻醉，或局部神经阻滞麻醉。

2.体位

（1）俯卧位：应具备严格的可调节的颈椎固定架，使颈椎处于轻度屈曲以更加充分暴露椎板间隙，同时要防止眼睛及其他敏感面部器官的压力过大，且减少腹部的压迫，保持足够的通气量。

（2）侧卧位：若病态肥胖或伴有通气量减低的患者可以采用侧卧位，使颈椎保持轻度屈曲位，头颅牵引一直保持颈椎稳定。下方肢体应在腋部垫高，以防肢体血流受阻。

3.手术操作

（1）以C2或C7棘突为定位骨性标志，计算上下椎体节段，再以C形臂X线机正确定位。以目标椎间隙为中心做纵向正中切口1.6~2cm。

（2）中线切开浅筋膜至颈部韧带——斜方肌、菱形肌和肩胛提肌的脊柱附着点。防止棘上韧带和棘间韧带复合体的损伤。

（3）沿中线边缘分离深层筋膜一般不会导致出血，首先插入最细套管，逐级扩大，并插入最后一根套管，最后沿扩大管插入工作套管。以自由臂坚强固定工作套管，连接显示及摄像系统，调节焦距及视野位置，再次透视确定手术间隙。

（4）小心分离，避免穿透黄韧带损伤脊髓，继续向侧面分离直至暴露同侧关节突关节。此时，因在椎板间隙、关节突关节及关节突关节囊周围软组织附近有较多血管，易出血，电凝止血时应注意不要破坏关节突关节的关节囊。

（5）在内镜下，利用高速磨钻（M8）在椎板的外侧和关节突关节内侧缘之间切除部分椎板和关节突关节内侧1/3～1/2，形成一个卵圆形或圆形的开窗。

（6）首先去除上节椎板后外侧部分及下关节突的内侧部分，再去除上关节突的内侧部分及下椎板侧角连带椎弓根的内侧面。神经根恰位于椎弓根的正上方和上关节突的下方。

（7）在黄韧带的侧缘正下方的疏松组织中有硬膜外静脉，应仔细切开黄韧带，可以安全暴露脊髓硬膜的外侧部分。常以硬膜外侧缘做解剖标志，进一步沿神经根入椎间孔处进行分离。

（8）分离暴露椎弓根内侧面和椎管底部，分清硬膜外侧和椎体后外侧之间的硬膜外间隙，向上分离，从而暴露椎间盘。为了避免对神经根的机械性压迫，去除椎间孔后壁，进一步切开下关节突，从而可直视上、下椎弓根和触及椎间孔外侧长5mm的神经根。

（9）致密的根袖神经旁的粘连是造成神经根在椎间孔位卡压的常见原因，必须仔细应用双极电凝将神经根从骨性椎管中游离出来。此时可确定突出的椎间盘及其下方骨赘的位置。

（10）椎间盘碎块常通过纤维环和后纵韧带突出压迫硬膜囊或神经根，将神经根向上或向下牵开，用小型颈椎髓核钳及其他器械将突出的椎间盘切除。突出的椎间盘碎块通常是多个，位于神经根的前上或前下或神经根腋部，位于神经根头侧比尾侧常见。切记该入路不宜进入到椎间盘间隙中，否则将引起脊髓或神经根的损伤。

（11）当充分减压后，神经根袖中会充入脑脊液，神经根袖随脑脊液的搏动而扩张。

（12）用双极电凝或吸收性明胶海绵彻底止血冲洗创口后，用一片湿润的吸收性明胶海绵或脂肪组织填塞手术区消灭无效腔，镜下仔细止血后，缝合创口，留置引流管。

（四）术后处理

（1）术后严密观察创口局部引流量、颜色。如出现引流血量突然增加，或出现新鲜血液或出现局部组织肿胀，应视为有活动性出血存在，及时探查创口。若引流液澄清、量多，为脑脊液漏存在，必须早日拔除引流管，局部加强缝合或用加压沙袋。

（2）保证麻醉复苏后呼吸道通畅，术后至72小时内应严密观察咽喉部有否水肿、多痰及呼吸急促、窘迫等现象，一旦发现应及时处理。

（3）术后应立刻佩戴颈围3～4周。

（4）术后使用足量抗生素以防感染，应用适量类固醇以减轻水肿。

（5）应尽早做术后功能锻炼，防止肺炎、泌尿系统感染、深静脉血栓等形成。

（五）操作注意事项

（1）暴露和分离椎板间隙时，尽量避免损伤棘上韧带、棘间韧带复合体，尤其在深层避免进入椎管损伤脊髓。

（2）切开椎板–椎间孔时，在任何情况下不能切除关节面的50%以上。

（3）暴露硬膜、脊髓、神经根时，位于椎间孔内神经根周围的神经旁静脉丛或椎管外侧的硬膜外静脉丛，禁用单极电凝止血，电凝止血时千万小心，因为热和电对神经根或脊髓外膜的损伤会导致术后肢体麻木、感觉障碍、疼痛或轻瘫。所以电凝的电流量控制最低位，一般出血可以用吸收性明胶海绵或蛋白吸收性明胶海绵和棉片敷贴压迫止血。

（4）暴露神经根后，用小神经剥离器牵拉拨动神经根，如果出现相应支配肌肉的即刻收缩，这种"诱发反应"可作为术中运动神经根损伤的先兆，提醒手术医师应避免损伤神经根。

（5）突出椎间盘大多位于神经根前方，有时位于前下方或腋部，不能强行牵拉挑拨神经根以免损伤。切除突出椎间盘时，不要从椎间孔入路进入到椎间隙，因为此入路不适宜进入椎间隙，极易损伤脊髓和神经根。

（6）从椎间孔前侧突入的椎体上的骨赘常常伴有致密的神经周围纤维组织粘连，以至于使神经根粘连于骨性椎管的侧壁。在去除骨赘前，应用小的钝性神经剥离器仔细分离粘连，在此区域内去除骨赘应在直视下进行。若骨赘确实为前侧看不到，则仅限于后路减压。对于沿椎间隙硬膜囊前方的较硬骨赘，不建议手术去除。

（六）并发症防治

1.脊髓损伤

手术按操作程序进行，企图切除椎间盘或位于椎管和神经根前侧的骨赘，可导致脊髓损伤造成四肢瘫。手术时术者不慎将器械穿透黄韧带进入椎管可造成脊髓损伤，或在椎板切开去除骨组织，分离粘连组织，强行在椎管内伸入器械从而易造成脊髓损伤。所以镜下手术操作必须主刀和助手密切配合，动作轻柔，手-眼轴配合默契，避免过大过猛的操作动作。一旦有脊髓损伤，术后应用甲泼尼龙30mg/kg冲击治疗，休息45分钟，后以5.4mg/（kg·h）维持23小时，并辅助神经营养药物治疗。

2.神经根损伤

切除椎间盘或骨赘时，过度牵拉神经根而损伤之，或因电凝止血的热和电流损伤神经根，或因分离粘连组织而导致神经根撕裂最为严重的是误切神经根。一旦发现神经根断裂，必须做神经根修复。术后应用恢复和营养神经药物辅助治疗，并严密观察神经功能恢复情况。

3.脑脊液漏

由于未留意之神经根袖或硬膜撕裂或不正确硬膜或神经袖的分离或修补而导致脑脊液漏。严重渗漏不愈者，应采用腰部穿刺留导管引流脑脊液，待颈部脑脊液漏痊愈后一周，再将腰部穿刺留置导管拔除。

4.椎动脉损伤

椎板-椎间孔切开，过于偏外，而损伤椎动脉。一旦损伤椎动脉，需及时填塞棉片、吸收性明胶海绵压迫，暂时性止血，同时扩大创口，解剖暴露椎动脉，给予结扎。

5.硬膜外血肿

老年患者动脉硬化，严重椎管狭窄，常遇到难以控制的硬膜外静脉丛出血。术中止血不充分，而导致硬膜外血肿。一旦诊断明确，需做急诊清除血肿。

6.感染

表层切口感染，可以排脓换药，加强抗生素应用，深部椎旁或硬膜外切口感染，必须敞开切口引流，选用敏感抗生素，足量应用。

第二节　内镜下颈胸段微创技术

颈胸段的疾病诊断较为困难，容易漏诊和误诊，有时直到疾病进展到晚期才被发现。Evans报道14例颈胸段脱位，2/3患者在入院时没有及时诊断，因为普通X线片在颈胸段的投照较为困难，图像显示不清晰。近年来随着CT三维重建和MRI在临床上广泛应用，颈胸段疾病发现率有所提高，颈胸段手术开展也随之增加。

临床上引起脊髓压迫的绝大部分病变如肿瘤、感染及退变性疾病都来自脊髓前方，手术方式逐渐从后方或侧后方转向为前方，直接减压植骨内固定。由于颈胸段前方有胸骨柄、锁骨和肋骨遮挡，颈胸段脊柱生理曲度从前凸转向后凸之纵行处，椎体前方毗邻主动脉弓及其他大血管、喉返神经、胸导管、交感神经链及气管和食管，造成颈胸段暴露困难，手术危险性大，手术难度增加，颈胸段手术显露是脊柱外科的难点之一。

尽管颈胸段解剖复杂，学者们提出许多颈胸段的手术入路，尽早解除各种原因导致脊髓压迫以及脊柱后凸畸形，并重建颈胸段脊柱稳定性。年Robinson和Smith首次提出颈前方做颈椎间盘切除，1976年Fielding等提出低位下颈椎前方入路，Bailey和Badgley等认为右侧入路可以避免损伤胸导管，术中可以暴露右侧喉返神经从而发现各种变异并避免损伤；Southwirk和Rohinson等学者倡议左侧入路，避免暴露喉返神经从而减少损伤机会。此手术入路损伤小，恢复快，不影响肩关节功能。缺点是下位椎体暴露有时比较困难，多数情况下只能暴露到T1和T2，偶尔可以到T3椎体，术野窄而深，还有喉返神经、胸导管和食管损伤的危险。1957年Caurhoix和Binet首先采用全胸骨劈开入路治疗胸椎结核，对T3～5暴露较好。此术式创伤大，易损伤血管神经，许多学者提出改良手术入路，从劈开全胸骨改为劈开胸骨柄，其中劈开胸骨柄的方法各家不一。1982年Johnson等提出锁骨上入路，Standefer等报道经正中劈胸骨，离断锁骨内侧半，暴露颈胸段，1984年Sundaresan等经T形劈开胸骨和锁骨技术。1986年Lesoin等对Sundaresan的手术入路又进行改进，保留胸锁乳突肌在胸骨柄和锁骨上的附着点。切除双侧锁骨和胸骨柄的上部，暴露其后方结构，切口由T形改为斜形，保留呼吸肌。1991年Kurz等对此切口又做改进，不切开胸骨柄，但切除锁骨内1/3，即可暴露颈胸段。1999年Sar等提出一种保留胸锁关节的胸骨柄和锁骨切开术。还有许多学者，经胸腔入路（经右侧肩胛骨下）。Rosenthal（1994）在显微镜下摘除胸椎间盘手术，19%年又报道胸腔镜下做胸椎转移性肿瘤切除术。Dirkman（1996）报道T4～T12之间胸腔镜下技术。2001年Huer等采用了经内镜进行颈胸段手术，利用Srriith-Rohinson方法治疗两例。

脊柱转移性肿瘤患者，钝性分离胸骨柄的后缘，将内镜置于10mm的套管中，一个在胸骨柄之上，另一个穿过第二肋间隙。暴露上纵隔，从左侧分离，在食管和气管的内侧，在无名静脉和头臂静脉的远侧，颈总动脉和颈内静脉的侧方进入。均可通过此入路暴露，且轻松完成T1和T2椎体切除，继而暴露后纵韧带，脊髓得到充分减压，局部植骨。国内学者信效堂等均报道了颈胸结合部疾病解剖学的研究和临床应用。

脊柱颈胸段的前路手术入路已有许多学者进行了探索，并已取得可资借鉴的经验。采用颈椎左侧斜切口入路，结合改良的劈开胸骨柄的手术入路能基本完成对T3和T4椎体的暴露。对颈段长瘦者，可不劈胸骨柄入路。内镜入路手术，当操作技术熟练时，正确选择适应证，无疑是一大创举。

一、应用解剖

颈胸段上端为骨性胸廓的上口。上口由后向前倾斜，横径为10rm，矢状径为4.5～5.0cm，后界为第一胸椎椎体，前界为胸骨上缘，两侧是由后斜往前下之第一肋弓，后界较前界高出4cm。上口较窄且坚固，虽然参与胸、颈和上肢间的重要组织能予以保护，但面积较窄，一旦有病变时，无充分余地。

颈胸段为颈椎前凸与胸椎后凸的衍行之处，解剖结构复杂。胸廓上出口从前向后有：锁骨下静脉、颈内静脉、膈静脉、迷走神经、锁骨下动脉、颈总动脉、喉返神经、颈8胸1神经、交感神经链、星状神经节和胸导管。

脊柱颈胸段解剖复杂，显露困难，藤红林等通过术前MRI检查提出颈胸手术角的概念。利用95套MRI片，男52例，女43例，平均年龄46岁，采用Sim工作站，AW3.1版本软件测量胸骨上切迹向后水平延长至相应椎体前缘的距离（AO）和对应的椎体或椎间隙。AO线即代表在不进入胸廓入口的情况下最尾端能够到达胸椎椎体的位置。另外，将C7、T1椎间盘前缘中点与胸骨上切迹做一连线（BO线），以胸骨上切迹为中心，测量其角度大小及BO线距离。此角称为颈胸角（CTA）。95例脊柱颈胸段MRI测量，还测量了胸骨角平面向后水平对应的胸椎椎体。

从胸骨上切迹至后方脊柱的水平距离（AO线）男、女之间有统计学意义，男性大于女性的胸廓入口前后径。AB线男性平均为（43.61±8.36）mm，女性为（38.62±10.11）mm，男、女之间有显著性差异。AB线的长度结合病灶的范围和采用内固定的方式，判断术中所需钢板可能长度，AB线长度男性大于女性。CTA角平均为47.64°，两性之间无统计学意义。AO线相对应的椎体水平位置在T3，其次是T3、4间隙。胸骨角所对应的水平以凡为最常见，其次是T4和T4、5间隙。藤红林提出：术前借助于影像学检查，结合患者的颈胸角和病灶之间的相互关系，如果病灶位于颈胸角之上，可采用低位下颈椎手术入路；如果在颈胸角之下，同时又在胸骨角平面之上，可采用低位颈椎手术入路结合劈胸骨柄手术入路；病灶在胸骨角之下，可采用高位胸肩胛下的手术入路。

二、内镜与专用器械

（1）5mm30°显微内镜。

（2）成像监视系统。

（3）电凝系统。

（4）特制镜下刮匙、髓核钳、枪状咬骨钳、各种剥离器和神经拉钩。

（5）抽取灌洗设备和电动钻、锯等。

（6）XTUB专用通道扩张器及连接器。

三、手术适应证

（1）颈7~胸3骨折伴不全性脊髓损伤。

（2）颈7~胸3骨肿瘤（良性、恶性或单发骨转移瘤）。

（3）颈7~胸3骨感染（结核病灶破坏后凸畸形伴脊髓受压）。

（4）颈7~胸3椎间盘突出症。

四、手术方法

（一）术前准备

1.影像学检查

术前X线摄像CT扫描和MRI检查是必须的。X线片正位投照，可以显示颈胸段椎体的病变。CT断层扫描，根据特定位，可以了解胸廓出口形态、大小、胸骨柄至椎体间距离及胸椎椎体、椎弓根椎管形态。同时还可以观察病灶及周围组织的变化。MRI扫描了解脊髓神经及矢状面上胸骨上切迹至椎体间距离，颈胸角及胸骨角水平至椎体的距离等。这些数据可以提供手术入路和内固定方式的临床选择，制订手术治疗方案。

2.手术器械准备

术前必须仔细检查各种手术器械的完整性和操作性能。尤其对内镜系统的检查更为重要，选择各种规格的镜下操作器械与普通胸腔操作器械以及各种内固定器材。

3.术前告知患者知情同意

由于颈胸段周围解剖结构复杂，操作风险大，难度高，颈胸结合部位置特殊，重要血管、神经密布，有可能术中出现不可预料并发症，所以要如实将此技术的安全性、科学性、实用性和相关并发症及预后告知患者及患者家属，取得患方同意和支持，才能安全开展此项手术，避免术后医疗纠纷和法律纠纷。

4.术前定位

颈胸结合部位置特殊，由颈前曲衍行为胸后曲，位置深，X线透视被肩关节遮挡，难以得到良好的侧位图像，所以术前应多方位透视。正确、准确的定位，是手术成功、避免定位错误的关键。术前设定X线投照的角度、高度、照射强度以及有关改变的各种参数，术前必须做好记录和标志。术前安装脊髓诱发电位监测，是维持脊髓神经的生理状态、提高手术质量和防止并发症发生的重要保证。术前仔细、正确测量CT及MRI显示的胸骨上切迹至胸椎的距离、颈胸角度等，选择准确的入路。

（二）麻醉

经鼻或口腔气管内插管麻醉。

（三）体位

仰卧位，肩胛部垫以薄型海绵垫使两肩部稍提高，颈部稍伸展，布胶带固定头部，防止头部在术中改变位置而影响定位和操作。两肩部用布胶带向下牵引而固定，使两肩下垂后伸位。在体表上绘出胸骨上切迹、两侧锁骨头及胸骨柄的位置。

（四）步骤

（1）在胸骨上切迹向左上稍偏斜做4cm切口，切开皮下组织和颈阔肌，于胸锁乳突肌内侧缘与气管、食管之间分离至脊柱。若甲状腺下动脉阻挡予以结扎，同时注意保护胸导管。

（2）钝性分离胸骨柄后缘并向外分离至第二肋间隙，在第二肋间隙胸骨柄旁做一10mm皮肤切口，经切口插入内镜套管，注意勿伤胸廓内动静脉。在肺尖及上纵隔之前于食管、气管与颈总动静脉鞘之间分离解剖，达到T3~C7部位。

（3）同样方法在对侧第二肋间隙置入内镜套管和显微内镜。

（4）在胸骨柄上方胸锁乳突肌内侧面之切口，逐级置入扩大套管，最后插入工作套管，将工作套管口对准手术椎体，自由臂连接工作套管并固定，然后扩张XTUB工作套管，连接光源。

（5）第二肋间二个套管均可任意放置内镜、吸引器或操作钳。通过XTUB工作套管，主刀可以直视或观看监视器进行手术操作，可以清晰暴露椎体、椎间盘及深面的纵韧带。

（6）在内镜监视下或直视下，可以安全地做椎间盘摘除、椎体切除，彻底减压脊髓。

（7）充分减压后，可以做上胸椎椎体重建，可以大块髂骨块或肋骨条或钛网或人工椎体支撑亦可以前路钢板螺钉内固定（图4-3）。

（8）原第二肋间隙切口可以放置负压引流管。

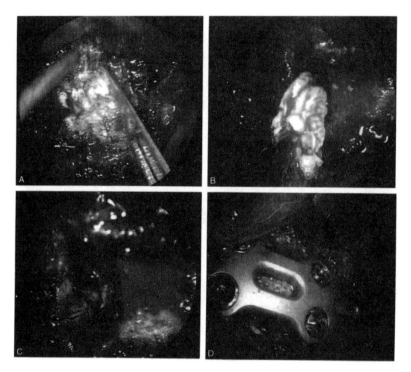

图4-3　内镜下颈胸结合部手术过程

A.内镜下切开纤维环；B.摘除髓核；C.切除上、下终板和软骨；D.椎间植骨钢板螺钉内固定

五、术后处理

（1）术后严密观察颈胸部有否水肿、血肿及气肿。注意血氧饱和度是否正常，保证术后48小时内呼吸通畅。

（2）严密观察切口引流量、颜色，如出现引流量突然增加，周围组织突然肿胀或引流管有新鲜血液出现，应视为创口有活动性出血，应及时探查创口。若引流液澄清、量多，可视为脑脊液漏存在，必须早日拔除引流管，局部加强缝合或加压沙袋，持续观察。

（3）注意两肺呼吸音，如发现一侧肺有呼吸音减弱，应及时摄胸片检查，除外肺尖损伤，胸膜损伤所致气胸或血胸。一旦发现气胸和血胸应及时处理。

（4）应用足量抗生素以防感染，适量类固醇应用以减轻水肿。

（5）尽早做功能练习，防止肺炎、泌尿系统感染、深部静脉血栓形成。

六、操作注意事项

（1）切口选择正确与否至关重要，3个切口应形成一个"△"，第二肋间两个切口可以任意换位，以保证充分暴露C7～T3范围。

（2）左侧胸锁乳突肌内侧缘入路，应充分注意保护喉返神经、胸导管。同时应避免损伤肺尖胸膜。经胸廓入口由上而下看到后胸壁、星状神经节和上胸椎椎体。

（3）经肋间隙入路，由下而上，应避免损伤锁骨下动、静脉，颈总动、静脉及肺尖胸膜可以看到后胸壁、上胸椎椎体和下颈椎。由于上胸段后凸，经肋间隙由下而上手术操作，恰好与上胸椎椎体相垂直，对切除胸椎间盘、椎体以及重建固定均很顺手。

（4）当暴露胸骨上切迹切口后，在胸骨后仔细分离胸腺组织和胸骨后脂肪，紧贴胸骨柄后方分离，逐渐向外下分离，到达第二肋间隙，然后将胸腔镜导入，应将肺尖胸膜及肺脏向下压并牵开，以免损伤胸膜顶。

七、并发症防治

（一）神经血管损伤

颈胸交界处有重要神经、血管分布，粗暴分离或盲目分离均易损伤神经血管，分离胸锁乳突肌时必须保护颈内静脉、锁骨下静脉和颈总静脉，分开胸锁乳突肌后，打开其下的筋膜，将肩胛舌骨肌从滑车上分离下来，必须认清锁骨下动脉及其分支，包括甲状颈干动脉、肩胛上动脉和颈横动脉，必要时予以结扎。

（二）胸膜顶损伤

肺尖和膈神经与前斜角肌非常接近，分开前斜角肌Sibson筋膜覆盖在肺尖部，当胸腔镜从第二肋间隙进入时，极其容易损伤肺尖胸膜顶部。一旦发生胸膜顶损伤，术毕应将肺增压充气，仔细检查并给予修补。

（三）喉返神经损伤

暴露下颈椎时，尤其是右侧入路，牵拉气管、食管时应注意喉返神经。当椎前出血时，切勿用电凝盲目止血，应该以"花生拭子"压迫止血，认清出血点，以双极电凝止血，以免损伤椎前交感神经链和喉返神经。牵拉引起喉返神经损伤，术后数周可以逐渐恢复。

（四）胸导管损伤

胸导管在第一肋骨、前斜角肌、食管和颈长肌之间的Waldeyer三角内，暴露T1、2椎体时，易损伤胸导管，一旦损伤胸导管即有乳白色乳糜溢出，但有时很难及时发现，术后有多量乳糜引流出才发现胸导管损伤。如在术中及时发现，应仔细暴露并予以结扎。如术后发现损伤，应禁食，延长引流时间，积极补充液体量。待乳糜引出量减少至100mL/d或终止，再拔除引流管。饮食可以逐渐进食后改半流质。

第三节　内镜下胸腰段骨折微创手术

一、微创后路椎弓根钉技术治疗胸腰椎骨折

椎弓根螺钉技术应用于脊柱胸腰椎骨折的治疗以来，因其安全性、有效性而在临床广泛应用。但传统开放手术需要广泛组织切开及术中长时间牵拉周围组织，手术创伤大，明显影响患者术后恢复。因此采用微创技术进行胸腰椎椎弓根螺钉内固定逐渐发展起来。最早描述经皮穿刺腰椎外固定术的是Magerl，当时主要用于腰椎临时外固定，随后Dirk将该技术改进，大大促进了经皮内固定技术的发展。近年来随着微创脊柱外科技术的发展，使经皮椎弓根螺钉技术结合计算机辅助外科技术（CAS）和内镜技术被更广泛应用于脊柱骨折。建立在计算机辅助外科技术、内镜技术、经皮椎弓根螺钉脊柱内固定技术等基础上的微创脊柱外科技术具有诱人的应用前景。

（一）微创椎弓根钉技术治疗胸腰椎舞折的基础研究

1.椎弓根定位、入钉点定位的解剖学研究

椎弓根定位一般分为体表定位、内镜下定位、定位器定位。体表定位通常以C形臂X线机透视，用两根克氏针首先标定两条纵向线，然后放置克氏针标定两条横线，克氏针通过椎弓根中心点与外侧点的交点即为椎弓根穿刺点，通常在棘突旁开2cm。内镜下定位，可清楚直观地看到骨性标志，这是植入椎弓根螺钉的最佳定位方法。在工作通道中充分显

露上关节突与横突相交处，脊柱内镜监视下定位椎弓根，精确定位进针点，同时在C形臂X线机辅助下确定进钉的方向和角度。定位器械定位包括椎弓根立体定位针、椎弓根钉导向器，以及依据生物组织电阻抗存在显著差异的原理研制的椎弓根导向仪等。利用导航系统可以动态观察进针位置，提高置入椎弓根螺钉的准确性和安全性，手术不用暴露识别周围的解剖结构，降低了手术的难度。导航的应用大大提高了上述手术的安全性，尤其对于解剖标记发生变异的患者，导航系统不仅体现其精确的优势，还使患者和医师大大减少了X线的辐射。

进钉点定位，Magerl最早描述经皮椎弓根螺钉技术。Dick定位法主张进钉点在小关节突下缘连线与距小关节中线外侧3mm垂线的交点。他主张钻孔点稍偏外侧，向内倾斜度稍大，内倾斜技术产生交锁效应，防止斜钉效应。Roy-Camille提出进针点在上关节突中点的垂直线与横突中点连线之交点，垂直进针技术与终板平行。Weinstein推荐的进钉点为上关节突的外下角，并称其为上关节突的颈部。Krag进钉点较Magerl更靠外，其水平线为横突上2/3与下1/3交界线。AO推荐的腰椎椎弓根定位点为上关节突外缘的切线与横突中轴线的交点，该交点位于上关节突与横突基底之间的交角处。国内单云官的十字定位法，在L1~4上关节突的乳突后缘中点划垂直线，在横突的副突上方划水平线，两线的交点为进针点。杜心如通过在100套成人腰椎标本上观测得出入字嵴顶点位于或接近椎弓根中心，具有存在率高、较恒定的解剖学特征，因此提出以人字嵴顶点作为进针点。池永龙主张在上位椎体的下关节突尖部做垂线，其与横突上缘水平连线的交点即为进针点。

2.骨折椎的复位原理

颈椎、胸椎中上段椎弓根横径小，解剖复杂且多变异，毗邻重要血管神经和脊髓，手术难度大，风险高。胸腰椎椎弓根横径宽大，解剖标志多恒定，为微创椎弓根螺钉固定提供了有利条件。后纵韧带在椎体后中央水平最厚，在椎间盘与椎骨相连处向两侧逐渐变薄，其宽度在椎间盘水平宽于椎体水平，后纵韧带的宽度L1~3宽于L4、L5和胸段，因此下腰椎产生的间接复位作用不如胸腰段间接复位作用效果佳。除后纵韧带外，还发现能使椎体后壁骨折间接复位的另一途径是位于后纵韧带深部下面的椎体后壁与椎间盘的连接，其作用可能较后纵韧带更重要。因此利用后纵韧带、椎间关节软骨及椎间盘轴向撑开力使椎管内占位小骨块有限闭合复位回纳原理，经皮椎弓根螺钉结合皮下隧道和垂直安装原理，达到使伤椎恢复椎体和椎间隙正常高度的目的，进而恢复脊柱的正常生理曲度，维护节段完整性和稳定性。

3.结合伤椎内固定的后路内固定

总结国内外文献报道，经骨折椎内固定的6钉内固定较跨骨折椎的4钉内固定具有更高的生物力学稳定性，有助于椎体高度恢复的保持和复位，伤椎置钉比传统4枚螺钉固定的内力有所减少，螺钉所承受的应力相应减少，由于螺钉向腹侧加压，可以克服骨折产生的后凸应力，防止椎体高度的丢失及骨折椎后移，再次压迫椎管。4钉固定与6钉固定两组的前屈和后伸、左右侧弯、左右轴向扭转的运动范围、刚度值均无显著性差异。近年来也有学者提出，脊柱骨折后通过韧带轴向复位，虽可使与韧带相连的骨块重新排列复位并最大限度恢复伤椎外形，但复位后椎体呈蛋壳样改变，伤椎及其上下间隙并不具备负重能力，载荷主要通过内固定传导。因此，在伤椎置入椎弓根螺钉并不能有效增加脊柱轴向承载能力及初期稳定性，也就不能降低术后矫正丢失及内固定失败率。26例胸腰椎骨折应用椎弓根钉棒系统后路伤椎一侧椎弓根螺钉固定，对侧经椎弓根通道采用自体髂骨或人工骨行椎体内植骨，结果所有患者椎弓根钉棒系统无松动，无断钉、断棒，伤椎高度及外形基本恢复正常，植骨愈合良好。Korovessis等人通过临床随访18例新鲜胸腰椎骨折，行伤椎内固定附加伤椎内球囊扩张骨水泥成形术，患者平均22个月的随访，后凸成角由术前16°恢复至术后2°，椎体前缘高度由术前0.57恢复至术后0.87，伤椎后缘高度由术前0.93恢复至术后0.98（p<0.05），骨水泥泄露4例均未出现任何并发症，有3个患者椎弓根螺钉位置欠佳，但无神经受损及相关并发症出现，随访期间无内固定失败、矫正度及椎体高度丢失。椎弓根螺钉仅在骨折早期起支撑、固定作用，脊柱的长期稳定有赖于椎体本身的生物力学稳定的建立，经椎弓根植骨或骨水泥注入椎体成形结合经椎弓根内固定不仅可以使椎体复位，而且可以重建椎体高度，间接脊髓神经减压，防止后期内固定松动和矫正度丢失以及内固定取出术后矫正度数的丢失，是一种良好的手术方法。

（二）脊柱骨折微创后路内固定的手术适应证及禁忌证

国外Mathews和Lowery最早应用经皮穿刺椎弓根螺钉内固定术治疗胸腰椎骨折，此技术有明显的创新性，具有切口小、创伤小、出血少、对腰背肌肉损伤小等优势。随着脊柱内镜及影像技术的不断发展，微创下椎弓根螺钉内固定已由先前的单纯经皮椎弓根螺钉内固定，逐渐发展到椎间盘镜辅助、X线三维导航监视下椎间融合、椎弓根螺钉内固定等，如目前逐渐被应用的Sextant、X-tube、Quadrant以及新型的Sextant-R、第二代椎间盘镜

METRx系统等均应用该项技术。

1.手术适应证

微创Sextant椎弓根螺钉内固定术适应证：

（1）神经症状较轻的以前柱压缩为主，骨折的胸腰椎椎体压缩<1/2伴脊柱不稳定者。

（2）脊柱生理曲线丧失，后凸畸形<30°，但无损伤平面以下的神经功能损害的患者，均无须进行椎板减压。

（3）椎管内占位<1/3矢状径的胸腰段脊柱骨折。

（4）椎体骨折无脊髓损伤，或脊髓受损症状较轻，ASIA与IMSOP分级：GradeD级与E级；Gaines评分<6分。

2.手术禁忌证

微创Sextant椎弓根螺钉内固定术禁忌证：

（1）伴有两个以上椎体压缩骨折。

（2）伤椎至相邻椎的椎弓根有骨折者。

（3）如脊柱骨折严重，同时伴有损伤平面以下的神经功能损害，需要进行彻底的椎管减压，则不能采用该微创技术。

（4）对于骨折粉碎严重、解剖关系紊乱、骨折脱位者伴后方结构严重破坏者。

（三）胸腰椎竹折微创椎弓根螺钉技术的优点与不足

1.优点

（1）典型的微创方式，切口均在1.5cm左右，术后瘢痕小，而开放切口在15～20cm左右。

（2）利用逐步扩张的工作通道，将椎旁肌等逐渐向两侧缓慢撑开，肌肉为钝性分开，出血少，椎旁肌及其支配神经不易造成损伤，有效预防术后远期椎旁肌失神经支配发生严重瘢痕化，晚期功能障碍等。

（3）Sextant特有的装棒系统装棒准确，手术时间短，减少了患者及术者X线辐射时间，较其他经皮内固定装棒简单，无须弯棒，对软组织剥离更少，小关节损伤更小，拆除内固定后，腰椎活动功能不会丢失。

（4）Sextent固定把纵向固定杆置于肌肉深层，同时经皮操作完成经椎弓根椎体内和椎体间植骨，使骨折治疗更为完善。

（5）Sextant采用的是预弯好的CD-HORIZON棒，具有更坚强的生物力学稳定性，同时新型的Sextant-R系统重新设计和配置了可调的具有提拉复位与畸形矫正的提拉杆，通过提拉杆的提拉复位、撑开或加压作用，从而使Sextant-R系统具有畸形矫正作用。

2.不足

（1）经皮微创Sextant系统定位进针点时，主要靠脊柱PAK针经皮探测关节突关节和横突的关系来确定，带有一定的盲目性，需要术者具有丰富的手术操作经验及技巧，不然容易出现置钉失败，手术操作时间太长，X线片透视次数增多给患者及手术人员造成较大的射线损伤。

（2）在微创经皮Sextant椎弓根螺钉手术中，由于放置横连杆需要多做切口且放置困难，基本无法行横连杆的连接，因此对于脊柱三柱损伤，其固定效果不够理想。

（3）Sextant系统的预弯棒具有较大的弧度，不能用于胸椎骨折。

（4）三维导航系统指引下经皮微创Sextant内固定虽准确性提高，但昂贵的价格限制其推广。

（5）微创Sextant椎弓根螺钉系统应用于临床时间不长，其长期的固定效果有待临床评估。

（四）胸腰椎骨折后路开放与微创内固定的相关研究

开放手术需要广泛地剥离肌肉和软组织，显露骨性标志及植骨床，术中出血量大，并可导致术后疼痛、康复时间延长、脊柱功能损害等。相关临床研究证实椎旁肌的永久损害是腰椎术后预后不佳的主要原因。腰椎外科手术中肌肉损伤的组织学、酶学、影像学证据已经有很多叙述。针对上述问题，微创手术已经逐渐发展起来成为一种非常有潜力的解决方法。

1.手术创伤的相关基础与临床研究

Gejo等测量80名曾做过腰椎手术患者的MRI及躯干肌的长度后指出，腰背部肌肉的损伤与手术中牵拉时间呈正相关，下腰痛在手术中长时间牵拉患者中的发生率明显增高。很多学者通过动物实验，证实用牵开器牵拉椎旁肌能够减少局部血供，导致组织间隙水肿、肌肉及神经纤维的坏死。既往有研究者指出椎旁肌的剥离及牵引能够导致肌肉的去神经化及萎缩，进而导致术后腰背痛症状不能缓解的风险。Kawaguchi等在脊柱手术过程中分析了牵开器作用于椎旁肌的压力，指出血清骨骼肌型肌酸激酶（CK-MM）与牵开的力量及持续时间有相关性。传统开放手术广泛的组织及肌肉剥离导致小关节囊的失神经化，以及其他一些支持结构的破坏导致腰椎术后的功能恢复不能达到最佳状态，导致术后长期疼痛与不适。国内杨雷、李家顺等通讨解剖胸腰椎后部结构，发现开放手术极易损伤椎旁肌及脊神经后支，导致腰背部深层肌肉的失神经营养。Lehmann等指出出血量和CK-MM的分布作为肌肉损伤的标志，在微创经皮内固定组能够明显减少。Starkweather等通过对35位腰椎不稳手术患者的随访观察，TLIF手术与PLF手术患者相比，在术后6周能够表达更高的CD8细胞、更高的IL-6。Grass等通过针刺肌电图检测到开放手术组具有较大的出血量，神经电生理信号显示更大的肌肉损伤。最近的研究表明，通过检测肌酸激酶（CK）来判断肌肉组织受损情况，开放腰椎融合术与其他微创手术相比具有较大的肌肉损伤。Kim等报道，微创手术后反映肌肉受损的肌酸激酶和醛羧酶水平明显低于开放手术。StevensKJ等分别用微型压力测定器及核磁共振测量微创腰椎融合术对椎旁肌的损伤，结果证明了微创比传统开放手术对患者的手术创伤小。

2.手术疗效与并发症

WildMH等对没有神经症状的单纯胸腰椎骨折微创后路手术5年的随访研究表明，采用微创手术的患者出血量明显低于开放手术患者，手术时间、X线的曝光时间、矫正度的丢失在两组的差异无统计学意义。国内池永龙等对经皮微创椎弓根内固定和传统后路开放内固定患者各50例进行比较，结果显示经皮微创组与传统切开组手术时间的差异无显著性意义（P＞0.05），但切口长度、椎旁肌肉的损伤、术中出血量、术后引流量、术后疼痛、住院时间等差异有显著性统计学意义（P＜0.05），经皮微创组明显低于传统切开手术组。传统切开组需剥离双侧椎旁肌，术后需留置镇痛泵；经皮微创组不需要或只需轻度剥离单侧椎旁肌，术后不需留置镇痛泵。KimDY等研究证明在开放手术组，多裂肌横断面积有明显减少；与之对比经皮椎弓根内固定术组，术前和术后磁共振随访则没有统计学差别。研究还证明了经皮椎弓根固定能导致更少的出血量，术后需要口服镇痛药的比例也明显低于开放手术组。表明经皮椎弓根螺钉内固定术能减少椎旁肌损害以及对术后躯干肌功能的影响。最近许多文献报道微创腰椎手术的优点，包括减少出血量，减少软组织创伤，减少术后疼痛，可以早期下床活动，住院日缩短，早期恢复工作。

（五）发展前景

21世纪的微创外科具有诱人的前景，微创外科作为有创手术和无创手术发展的桥梁，将外科学带入一个全新的境界。现代外科的重要发展趋势是手术的有限化、微创化、替代化和智能化。微创椎弓根内固定治疗胸腰椎骨折大大减少手术创伤，提高手术效果，大大减轻患者痛苦，促进患者康复。随着微创技术的进一步发展以及计算机导航系统的完善，微创脊柱外科内固定将在损伤小、并发症少、置钉准确方面取得进步，进一步发展将走向由外科医师指挥机器人来完成的极微创或无创时代。

二、腔镜辅助下经膈肌入路治疗胸腰段骨折

大多脊柱损伤会累及胸腰段骨折（TU）并导致严重的前柱骨折损伤，而前柱承受了脊柱的压力性负荷。大多胸腰段骨折存在神经功能障碍和明显的神经组织前方压迫。为恢复神经功能和生物力学稳定，理想的治疗方法是对脊柱前柱进行减压和重建，迅速恢复前柱的负重并为骨愈合提供良好的生物学环境。

然而，常规开胸、开腹手术有较多并发症，而限制了在胸腰椎前路手术中的应用。超过50%的脊柱骨折会累及胸腰段，这些骨折常常需要采用胸腹联合切口、膈肌剥离，手术治疗常带来一系列的并发症，如：开胸术后综合征，肋间神经痛，以及脏器经膈肌疝出胸腔。这些切开常需要广泛的剥离显露，切口常大于20cm，并影响伤口美观，这些开放手术的大多并发症并不是手术显露本身导致的，而是源于胸壁腹壁的损伤。近年来，开发出了使用特殊拉钩的微创开放式显微手术入路，能将手术切口缩短为6~10cm。这种"小切口入路"尤其适合于上胸、中胸段的脊柱手术。但是，胸腰段骨折的"小切口入路"需要置入横膈拉钩、肺的扇形拉钩，并需要足够的手术空间进行手术。这样有限的操作空间会阻挡显微镜下视野，导致器械操作困难。胸腔镜辅助下，只需使用4个胸壁通道就能同开放手术一样有效地进行胸腰段骨折手术，因为观察距离近，比显微镜手术能提供更好的手术视野，而不同于开放手术，医师的手和手术器械不会阻挡手术野。这样，胸腔镜下的胸腰段骨折手术比"小切口"手术更为实用，具有生物力学的优势，同时，不会带来前路开放手术的高并发症率。

胸腔镜手术的安全性和有效性已在一些报道中提及，但很少有人关注到胸腰段下的胸腰段骨折手术，胸腰段骨折扩大了胸腔镜的手术适应证，使之适用于各种胸腰段病变。目前大多数胸腰段骨折的内镜手术报道都局限于小样本量的早期临床经验报道。通过小样本量的研究还无法确定该技术的安全有效性和最终的治疗原则。

（一）术前准备

术前明确和正确选择最佳手术适应证非常重要。告知患者手术方式、手术的优缺点、手术面临的主要并发症特别是强调如镜下操作困难需转换手术方式，医患双方在手术同意书上签字。

（二）手术步骤

1.横膈的解剖

内镜辅助下经膈肌入路治疗胸腰段骨折技术给外科医师带来几个挑战，需要医师清楚掌握横膈、胸腔、腹膜后的解剖。下面我们将讨论一些胸腔镜下剥离横膈显露胸腰段的相关的解剖问题。

解剖上，膈肌起源于3个部位，即胸骨部分、肋骨部分和腰椎部分。膈肌腰椎部分发起于左脚、右脚和内侧、外侧弓状韧带，膈肌的胸骨部分起于剑突背侧的两个肌瓣，而肋骨部分起于下6肋的肋软骨和邻近骨质。右脚起于L1～L3的，左脚起于L1～L2的侧面，内侧弓形韧带覆盖了腰大肌的上部，跨于第1、2腰椎体侧面与第1、2腰椎横突之间，外侧弓形韧带覆于腰方肌表面，跨于第1腰椎横突与第12肋下界之间。这样所有的膈脚和弓形韧带都位于椎间盘以下，故所有T12～L1间隙以上的病变都可通过胸腔镜企及而不需剥离膈肌。而该间隙以下的脊柱节段被膈脚、弓形韧带和腰大肌所包绕，而该处的损伤常需膈肌剥离才能充分显露。胸腔镜下少量膈肌剥离就可以实现整个胸腰段的显露，这可能源于胸腔和膈肌特有的解剖特点，膈肌的最低点即肋膈隐窝，垂直折返于第二腰椎上，这样，在膈肌上做一6～10cm的开口，就可以显露全部第二腰椎，比起常规开放手术来要小得多。

2.麻醉前考虑

因为许多患者都是多发伤，应等大的损伤稳定后才进行手术。胸腔镜手术与以下情况是矛盾的，如既往心肺疾病史伴有心肺功能障碍、急性创伤后肺功能衰竭、严重胸膜粘连、和（或）严重的病情的不稳定。常规肠道准备可降低腹内压，使膈肌更易下降。详细的手术同意书签字，详细告知手术风险：脏器或血管损伤，出血，固定失败，融合失败，可能转为开放手术等。

3.麻醉

患者取仰卧位，双腔气管插管，内镜下检查双腔气管插管的位置，插入foley管进行连续血压监护。

4.体位

采用4点支撑法：耻骨联合、骶骨、肩胛骨和上臂固定，将患者置入稳定的右侧卧位。左侧入路更容易牵开膈肌，因为右侧因肝的存在导致右半膈比左半膈高。上方的手臂抬起90°置入手臂支撑台上以免干扰内镜操作。在手术开始前，体位可随意倾斜便于C形臂检查。

无菌铺巾范围：前方至胸骨中部，后方至脊突，上至腋窝，下至髂嵴以远8cm。监视器放于手术台较低一边的对侧以保证术者和助手能清楚观察。术者和把持摄像系统的第一助手在患者背后，而C形臂和第二助手在对侧。

5.通道的定位和置入

在直接透视导引下，将骨折椎体投射对应皮肤，在皮肤上标出椎体的边界。工作通道（10mm）以受累椎体为中心，光学通道则高（头侧）2～3个肋间隙，冲洗/吸引、拉钩通道则比工作和光学通道偏前5～10cm。

为避免损伤肺、膈肌和膈肌以下的脏器，先采用小切口开胸置入最头侧的通道。在肋间隙上做1.5cm切口，按肌肉走向Z形切开胸壁肌肉，使用Langenbeck钩逐渐扩大切口，采用单肺通气肺塌陷后，直视下胸膜穿孔置入第一个套管，转动内镜使图像上的脊柱平行于显示器的下缘。头-尾的轴线调整使主刀医师能将自己动作和监视器图像协调。

6.椎前分离和膈肌剥离

通过前方通道置入一个扇形拉钩协助椎体显露。扇形拉钩有双重功能：压住膈肌和显露膈肌在脊柱上的起始部。显露L1以下的脊柱部分常需要剥离膈肌，内镜手术下显露整个胸腰段，可以将开放手术所要剥离的膈肌的量降低最少。使用钝性的探子，辨认脊柱的前部、膈肌的止点和主动脉的行径。辨认膈肌的切开线然后用单极电凝或是超声刀做标记。平行于膈肌止点沿脊柱和肋骨做一半弧形切口，在剥离边界残留1～2cm便于闭合，而该处膈肌比邻近止点处薄，这样使后面的缝合更为容易。避免在膈肌上做放射状的切口，因为会增加膈疝的风险。在闭合内镜的观察下，可以轻易地使用内镜剪刀进行膈肌的各层的分辨、分离、剪切。

膈肌打开后，将扇形拉钩置入膈肌开口内。显露腹膜后囊和腹膜后脂肪，并沿腰大肌由前至后的方向上向后推开，避免损伤腰骶丛。从椎体上小心切开腰大肌的腱性止点，并避免损伤隐藏在下方的节段动脉。4cm长的切口就足够进行第一腰椎的固定，但要进行第二腰椎的固定就必须延长到10cm。第三腰椎的固定也可以通过胸腔镜入路实现，但常常需要广泛的劈裂膈肌并需要额外的膈下通道。

7.椎体切除和椎管减压

根据预定的椎体切除范围用骨凿修整。创伤会使解剖标注模糊不清。这样在切除椎体和椎间盘的时候要额外地小心，不要损伤节段动脉。必须后备一些吸引器、止血海绵和双极电凝，用于血管出血的填塞和电凝。切除椎间盘后，椎体骨折块用咬骨钳小心切除，不要进一步切除没有骨折的椎体部分。使用高速磨钻切除邻近椎管的骨折块。如果需要进行椎管减压，先用钝性钩识别椎弓根的下缘。从头侧方向用枪式咬骨钳切除椎弓根基部。分辨硬膜囊，最后才取出椎管内占位的骨折片。

8.植骨和放置

通过彻底切除椎间盘软组织和用角状椎间盘刮刀刮除椎间盘上下软骨终板直至触及上下椎体骨性终板，准备植骨床。植骨块/椎间融合器的长度和深度需要用测深器来测量，而一般采用自体髂嵴植骨替代骨折椎体也可使用可撑开椎间融合器。装载了植骨的椎间融合器通过通道切口置入。比较长的植骨块（大于2cm）沿长轴从切口放入，然后在胸腔内装载到持骨器上。最好在撑开的情况下置入植骨块，或是可撑开椎间融合器，通过可撑开椎间融合器在植骨处高度的增加可获得进一步的复位。

9.固定

可使用Z-plate（sofamorDanek公司）。而MACS-TL系统因为这是专为内镜下使用而设计，大大方便了固定。

10.闭合

膈肌的开口使用内镜下专用缝线或订书机关闭。4cm以下的切口不需要减张缝合。在修补膈肌的时候，小心不要让膈肌刺到肺，这可能导致支气管胸膜瘘。冲洗胸腔去除血凝块。将一根胸腔管置入肋膈隐窝。去除套管后缝合或订书机关闭伤口。

11.术后处理

术后进行手术区前后位和侧位的X线摄片。尽管大部分患者术毕即可拔管，高龄患者和术前存在心肺疾病患者需要继续通气支持24小时。低剂量的低分子肝素用于预防血栓形成。术后第一天即可拔除胸腔管，并可以开始行动和通气的训练。术后第二天可以开始物理治疗（1小时/天），并在术后1周后逐渐增加强度。术后2天、9周、6个月以及1年随访摄片，术后12~16周后患者即可恢复工作。

（三）腔镜辅助下经膈肌入路手术在临床的应用

Jacobaeus于1922年首次报道了使用胸腔镜入路切除结核病变。在20世纪90年代早期，内镜技术的发展进一步改良了胸腔镜并扩展了它的适应证，Mark等首次使用腔镜治疗脊柱疾患。Mark等同时也首次报道了使用腔镜进行TTA肾上腺活检，这样腔镜技术逐渐被不同学者用于肾上腺切除、肾切除、肝肿瘤微波热凝治疗，在1990年，其中的两个学者（RB和MP）首次将内镜技术用于胸腰椎骨折的治疗。腔镜治疗胸腰段骨折，由Beisse和Potulski报道。

1.胸腰段骨折的内镜入路

胸腰段骨折的内镜入路共有5类报道。第一个报道是胸腔镜入路不进行膈肌剥离，适用于T12、L1的病变。为改善胸腰段骨折的显露，膈肌适用传统的海绵钳下压，并需要另一通道进行膈肌牵引。如果要放置内置物，则通常要进行膈肌剥离，因为内置物通常要涉及L1。

为达到满意显露常常导致内置物位置不佳。这样，胸腔镜的应用能容易地进行最低达L2的植骨和固定。通过胸腔镜也可实现对L3的操作，但常常需要广泛地劈裂膈肌和额外的膈下通道，因而是相对适应证，只适用于需要胸腔镜操作的长节段内固定系统。否则，建议开腹或腹膜后内镜入路。采用胸腔镜对该位点操作的话角度很陡峭，器械操作困难。

第三种技术，是Regan和Ben-Yishay报道的，将胸腔镜和腹腔镜技术结合起来，用于L1~2的椎间盘切除或L1椎体切除。Burgos等将该技术与膈肌剥离相结合，可以对胸腰段进行安全且满意的显露。该技术除了常规胸腔镜通道外，还需要3个腹腔镜通道。该技术对于需要延长到的长节段内固定尤其有效。但该技术的缺陷是，同时进行胸腔镜和腹腔镜操作增加手术时间，腹膜后空间的脊柱操作也增加腹膜内容物损伤的危险。

第四种技术是腹腔镜技术抵达胸腰段，最初是用于交感干切除术，随着泌尿手术的球囊导引的腹膜后分离技术的发展，该技术逐渐推广。Olinger等报道了首次成功使用内镜下腹膜后入路对累及胸腰段的脊柱骨折进行治疗。

该技术中，患者取右侧卧位，使用球囊技术进行腹膜后分离，并需要建立4个通道。与泌尿手术相比，这不需要打开肾包膜。CO_2充气后，轻轻用海绵钳向内推开左肾和肾周脂肪。为防止不慎进入腹腔，在膈肌区域向前推腹膜时必须小心操作。如需要对T12椎体进行固定则需劈裂膈肌。

该手术最大的优势是不需进入胸腔而避免了各种肺的并发症，也不需要进行胸腔管引流。该技术最大的缺陷是在膈肌开门、腹膜后分离和套管置入的时候可能导致腹膜和（或）胸膜损伤。当套针置入进行充气的时候也存在肾损伤的风险。因为下部肋骨向下向前成角覆盖胸腰段，因此操作只能在肋骨笼以下进行导致操作受限。腹膜后的空间狭小限制了置入通道的数目和操作的角度。最后，该手术也适用于既往腹部手术史患者，因为可能存在广泛的腹膜后粘连。尽管该技术充满希望，但仍需大宗病例检验证实其有效性。

最后一种是胸膜后-腹膜后内镜协助手术。近期Hovorka等报道使用胸膜后-腹膜后内镜协助手术治疗了11例胸腰段损伤患者。这种微创开放式手术需要进行肋骨剥离。通过膈上胸膜后途径可以抵达L1椎体上部，更多显露则需要游离膈肌止点。该手术最大的优势是不需打开胸膜并避免了相关并发症。尽管是内镜下手术，切口也小，仍具有开放手术的相关并发症，只是切口小一些而已。

2.内镜手术的优势

内镜手术治疗胸腰段骨折与常规开放手术比较有如下优势：疼痛减轻，更为美观，目标区良好的直视视野，手术并发症少，早期恢复正常工作。

（1）疼痛减轻：因为胸腔镜手术使用多个小切口而不是大量的肌肉分离、肋骨切除、牵开等，手术时间可大大缩短。同时也显著减轻了手术疼痛，减少镇痛药物的剂量和缩短使用时间。Kim DH早期的30例内镜手术患者和30例开放手术患者相对比，能观察到疼痛的减轻。内镜组与开放组相比，镇痛药物的使用时间缩短了剂量降低了42%。

众所周知的是，胸腔手术中，术后急性疼痛的强度和术后慢性疼痛的发生率高度相关。而术后慢性疼痛发生率的报道，在开放组中是7%~55%，而在微创组是4%~35%。

（2）更为美观的切口：像开胸术一样，腔镜手术能提供整个脊柱前柱、脊髓前部、同侧椎弓根的良好直视视野，也一样能进行多节段病变的治疗。胸腔镜图像的良好放大更是优于开放手术的视野。因为观察距离近，也比后外侧入路清晰。

（3）围手术期并发症更低：伤口疼痛减轻，早期拔管，手术时间缩短，出血减少，这些因素有助于减少围手术期并发症。Kim DH的手术时间比开放手术要短。肺部并发症和通气支持的时间在开放组是内镜组的3倍。

（4）早期恢复正常工作：疼痛减轻和围手术期并发症缩短住院时间，更快恢复正常活动。Kim DH内镜治疗组的患者80%能胜任原来的工作岗位，而开胸组仅有60%。

3.腔镜手术的缺陷与手术并发症

腔镜手术的缺陷是轻度增加术前准备和麻醉的难度，因为需要进行双腔插管。而且掌握之前需要相当多的培训和操作。因为内镜图像是二维的，初期的时候需要适应图像的这种转换而且腔镜需要经通道长距离地对工作区进行操作，需要有新的认知、新的精力和新的手术技巧来掌握该技术。尽管困难且充满挑战，但通过经验积累能逐渐掌握，并最终缩短手术时间。

腔镜手术能成功用于累及胸腰段骨折的治疗，且并发症少，失败率低，能对整个胸腰段骨折提供良好的显露，能进行满意的脊柱减压、重建和固定。利用内镜特殊器械可以安全有效地修复膈肌开口它不需要腹膜后腔镜的协助，也不需要胸腹联合切口，避免了相关并发症。

第四节　椎体成形术

一、概述

20世纪80年代，法国医师Deramand和Galibert首先运用椎体成形术治疗血管瘤所致的椎体骨质破坏，即刻缓解了患者的长期疼痛，此后这一技术广泛运用于治疗骨质疏松症以及肿瘤所致的椎体压缩骨折和骨质破坏，开创了椎体压缩骨折微创治疗的新纪元。在椎体成形术的基础之上，1994年美国Wong和Reiley等设计了可扩张球囊为核心的手术器械，通过球囊扩张来恢复椎体高度、纠正后凸畸形，即球囊扩张后凸成形术。1998年美国FDA批准运用于临床，并在国内外得到推广应用。

椎体成形术尽管有较好的止痛效果，但是它没有椎体扩张复位作用，同时骨水泥是在较高的压力下注入椎体，因此，这一技术对椎体高度及后凸畸形无明显纠正作用，且骨水泥渗漏率高，可引起肺动脉栓塞使患者死亡，手术风险大。而椎体后凸成形术不仅能迅速缓解患者疼痛，同时又能使骨折椎体复位，恢复椎体高度，矫正后凸畸形，增加肺活量，改善肺功能；并且一经球囊扩张，可使椎体内产生一空腔，使骨水泥在较低压力下注入椎体，骨水泥渗漏率明显减少。从广义角度来说，椎体后凸成形术仍属于椎体成形术。

（一）适应证

为了准确地把握适应证，病例筛选时至少应有可靠的病史和体检资料，影像学资料应包括X线平片、CT、MRI，若有必要应行核素扫描。随着临床应用研究的不断深入，其适应证也在扩大，主要适应证包括良恶性病变引起的椎体压缩骨折：

（1）原发性骨质疏松症引起的椎体压缩骨折，多见于绝经后妇女和老年人，疼痛症状持续不能缓解或为防止长期卧床可能引发并发症者，这是最主要也是最常见的适应证。

（2）近期发生骨质疏松椎体骨折或继发性骨质疏松症患者（如正在接受激素治疗的患者）中较易出现骨密度降低或松质骨变脆者；对于陈旧性椎体骨折未愈合者，也可行椎体成形术治疗。

（3）侵袭性椎体血管瘤、浆细胞瘤、椎体骨髓瘤或淋巴瘤疼痛、溶骨性转移瘤等累及椎体，疼痛症状明显，化疗或放疗后不能缓解者、或椎体不稳者。脊柱转移性肿瘤往往为多发性、跳跃性病灶，同时累及数个节段，开放手术无法将各个椎体的病灶切除，晚期肿瘤患者亦不能耐受广泛性肿瘤切除手术。椎体成形术是微创手术，即使手术耐受性较差的晚期肿瘤患者多能安全地接受这种治疗方法，同时能取肿瘤组织进行病理检查，为后续的放、化疗提供客观依据。

（二）禁忌证

下列情况之一者可视为禁忌证：

（1）无痛的骨质疏松椎体压缩骨折或椎体骨折不是主要疼痛原因。

（2）感染性疾病或全身性感染的存在。

（3）向后方凸出的骨块，或者是位于后方的可能危及椎管的肿瘤团块，必须先对向后凸出的骨块和位于后方的肿瘤块进行治疗前的估测，因为这些实质性团块在球囊扩张时可能会被挤压后进入椎管。

（4）椎体压缩程度超过75%者，这一点可视为相对禁忌证，与术者的手术技巧有关。

（5）病变椎体周壁特别是后壁骨质破坏或不完整者，这也是相对禁忌证。

（6）椎弓根骨折者不适于经椎弓根途径的椎体成形术。

（7）椎体骨折合并神经损伤。

（8）成骨性转移性肿瘤者。

（9）出凝血功能障碍或有出血倾向者。

（10）严重心肺疾病者或体质极度虚弱不能耐受手术者等。

二、术前准备

除了骨折椎体的影像学检查外，术前常规进行血常规、血沉、生化全套及心电图等检查。患者必须能够接受全麻，或者在局麻下能持续保持俯卧位或侧卧位接受手术。

三、手术技巧

以球囊扩张椎体后凸成形术为例。采用插管全身麻醉，患者俯卧于手术台首先透视定位，调整C形臂显示患椎无"双边影"，即正位该椎体终板与X线平行而使其终板成像为一线影，同时双侧椎弓根影必须对称并与棘突等距；侧位要求椎体终板、椎弓根上下缘均为一线影。常规消毒铺单。

正位透视下，将穿刺针针尖置于椎弓根影的外上缘（左侧9~10点钟、右侧为2~3点钟位置）钻入套管针（即带套管穿刺针，必要时轻轻锤击针柄），当针尖至椎弓根的中线处时，侧位透视如针尖位于椎弓根影的1/2，则说明进针正确，否则应予调整。继续钻入针尖至椎体后壁时，正位透视针尖如位于椎弓根影的内侧缘，说明进针方向正确，否则应予调整。侧位透视下，继续钻入2~3mm后停止。抽出穿刺针内芯，置入导丝。拔出穿刺针套管，按续沿导针置入扩张套管、工作套管到椎体后缘皮质前方2~3mm处。然后移出扩张套管和导丝。将精细钻放入工作套管后，用手指的力量顺时针缓缓钻入椎体，当感觉阻力过大不能进入时，可用手柄将其旋入。当侧位显示钻头尖到达椎体1/2处时，正位应显示钻头尖不超过椎弓根影与棘突连线1/2处；当侧位显示钻头尖到达椎体前缘时，正位应显示钻头尖靠近棘突边缘。同向旋转取出精细钻（用螺纹中所带骨屑或病变组织常规送病理），用带芯的骨水泥推入管探测，证实椎体前缘皮质未破，然后放入可扩张球囊（IBT），其理想位置应为侧位显示其位于患椎前3/4处由后上向前下倾斜。

双侧穿刺者，按上述步骤完成对侧穿刺和球囊的放置。连接注射装置（每个注射器抽显影对比剂Ominipaque，10mL，以便术中监测球囊位置扩张情况），扩张球囊（双侧穿刺、双球囊者两侧同时扩张；双侧穿刺、单球囊者两侧交替扩张），当压力达到50Psi时，取出球囊的内芯导丝，逐渐增加压力至球囊扩张满意，一般不超过300Psi，同时C形臂机监视球囊扩张情况。当球囊已扩张达终板，或预计的椎体复位效果，或椎体四周皮质，或压力骤升而不能继续时即停止增加压力。至此，穿刺与扩张已全部完成。

球囊扩张的压力与终止时机：球囊扩张的要领是透视监测，缓慢扩张。用可显示压力的注射装置，扩张球囊，使其压力增加到50psi（防止其移出）时，从中取出钢丝内芯。逐步扩张球囊，每次增加0.5mL，并且随时停顿检查球囊内压力是否降低。在邻近的松质骨被推开或压缩时，可发现球囊压力迅速下降。而当骨密度很高时，压力可高达180psi以上，且很少或者不出现压力减低对于球囊压力与椎体骨密度之间的关系，尚待研究Mathis等提出终止扩张球囊的指征：

（1）椎体高度恢复至正常。

（2）虽无高度恢复但球囊已扩张至终板。

（3）球囊已达到一侧皮质。

（4）扩张时球囊压力不再降低。

（5）已达到球囊的最大容量或最大压力。达到或出现上述任一项时，即可停止扩张。

骨水泥灌注技术。骨水泥在稀薄期时注射，流动性较大，则容易向周围扩散渗漏，甚至引起肺栓塞死亡；若在团状期的后期注射骨水泥，骨水泥弥散欠佳，且容易造成导管堵塞。Loeffel等在实验中证实，骨水泥的黏滞度是降低骨水泥（PMMA）渗漏的重要因素。在实践中，我们的经验是先将骨水泥注入注射套管中，然后用骨水泥推杆轻推套管口，若骨水泥处于拉丝后期、团状期的早期为注射的良好时机。注射的过程应在透视监测下进行，当骨水泥到达椎体后1/5时应减慢注射的速度，一旦发现骨水泥到达椎体后缘时应立即停止注射。另外，骨水泥注射量或填充程度与临床止痛效果并无直接线性关系。因此，在灌注骨水泥时应适可而止，盲目追求尽可能地充盈椎体，会使骨水泥渗漏的风险增高。一般来说，胸椎注射骨水泥3～4mL、腰椎注射骨水泥4～6mL已可获得满意的效果。如注入较多骨水泥仍无阻力感，应警惕骨水泥已经渗漏至椎体外。在侧位和正位透视都证实骨水泥注入空腔后，可将骨水泥推入管退出一部分，以利于空腔的完全充填，然后用骨水泥推杆夯实后取出。旋转取出工作套管（图4-4）。

切口给予压迫止血，防止血肿形成。用无菌创可贴闭合创口即完成手术。

椎体成形术穿刺过程要点与椎体后凸成形术相同，只是没有球囊扩张这一步，直接注入骨水泥。

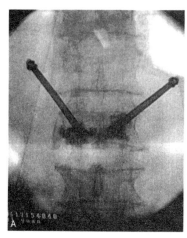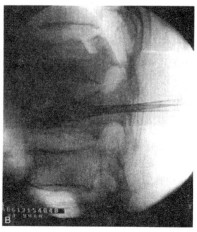

图4-4　灌注骨水泥

四、术后处理

术后平卧至少1小时，并予静脉滴注抗生素预防感染，12小时后允许患者下地行走。定期复查。长期抗骨质疏松症治疗。

（一）椎体后凸成形术治疗周壁破裂的椎体压缩骨折

对于椎体周壁破裂的骨质疏松性椎体骨折，由于骨水泥容易渗漏而使手术风险增大，尤其是椎体后壁破裂者被国内外一些学者列为手术禁忌证。骨质疏松的椎体骨强度下降、骨结构疏松，球囊扩张时向周围挤压骨组织，可使原有的骨折裂隙和小静脉受压变小或封闭，形成一个相对封闭的空腔；空腔的形成给骨水泥的充填提供了一定空间，骨水泥易在高黏滞和低压力状态下注入；球囊扩张撑开椎体，部分恢复椎体高度，当韧带结构完整时椎体的撑开使韧带紧张从而回纳骨块，骨折裂隙缩小甚至闭合，完整的前纵韧带、后纵韧带等也可阻挡骨水泥渗漏，从而增加了手术的安全性；不同黏稠度的骨水泥分次灌注及灌注过程动态C形臂X线机监测可有效预防骨水泥渗漏，增加了手术的安全性。因此，后壁破裂的椎体行椎体后凸成形术是可行的。术中在灌注骨水泥时，以全程动态C形臂X线机监测，骨水泥接近椎体边缘或后壁时立即停止，此时不得以高压和高灌注量追求骨水泥的充分扩散，适可而止。术中可用少量团状中晚期骨水泥先行灌注以堵塞缺损，避免骨水泥自缺损处渗漏，待其凝固后再以团状早期骨水泥进行灌注。

（二）多节段骨质疏松脊柱骨折时责任椎体的选择

骨质疏松性椎体压缩骨折有其自身的特殊性，很少是急性外伤引起，多数是慢性积累损伤或在轻微外伤诱因下进一步加重的过程。单凭X线片上椎体的压缩程度与病史长短往往不能判断脊柱骨折处于骨质愈合的哪个阶段。多椎体骨折的病例，各个椎体的骨折可能发生于不同时期，并非每个被压缩椎体都是责任椎，需要手术治疗。MRI在判断骨折椎体是否愈合及选择手术椎体时起着重要作用。骨折块间存在微动，可引起水肿，表现为T1WI低信号和T2WI高信号及STIR高信号。但由于部分老年患者椎体内脂肪含量较多，在T1WI上呈局灶性或弥散性高信号，在T2WI上呈中等信号，即使椎体存在骨折活动，由于出血和骨髓水肿，责任椎也可在T1WI和T2WI上表现为中等程度的高信号。因此，加做短TI反转恢复序列（STIR）检查，抑制脂肪信号，如果STIR序列表现为高信号，则说明椎体水肿，为责任椎体。当椎体T1WI、T2WI及STIR序列上无信号改变，即使X线片椎体有压缩改变，亦说明椎体骨折已愈合，椎体已处于稳定状态，为非责任椎体，可不予治疗。相反，对于X线片上椎体无明显压缩，但MRI有显著信号改变者应考虑为责任椎，予以手术治疗。另外，对体内有人工关节等可磁化的植入性材料而不能行MRI的患者，可以行核素骨显像（ECT）结合CT判断责任椎体。核素骨显像能反映全身的成骨情况，能在成骨活跃处产生核素的浓聚，是发现有症状骨折的主要辅助检查，同时对排除脊柱转移瘤引起的病理性骨折有重要的意义。确有多个责任椎体需要手术治疗，一般也主张分次手术，一次手术椎体不超过3~4个，否则会增加骨水泥（PMMA）的心血管毒性及肺栓塞。

第五节 微创前路腰椎椎间融合术

一、简介

前路腰椎椎间融合术（ALIF）可以单独应用或者联合后路融合术来治疗多种脊柱退变性疾病，如症状性腰椎间盘退变、腰椎滑脱症、椎板切除术后综合征以及其他疾病。与后路椎间融合术相比，ALIF的优点在于减少了潜在的硬膜及神经根损伤，没有大量的椎旁肌肉损伤，并且可以使用多种椎间植入物。后路椎间融合植入物的大小受临近神经根及马尾神经的限制微创前路椎间融合术的优点在于不像开腹手术那样需要经腹腔进行，可以避免潜在的腹腔脏器并发症，如肠梗阻等，所以恢复较快，同时MinⅠ-ALIF对腹部血管有较好的可视性且不需要阻断血管。

二、患者评估

选择脊柱外科手术治疗的患者都是因为物理治疗、药物治疗、制动、教育、注射以及其他干预等非手术治疗后未能获得满意的疼痛缓解。ALIF的最佳适应证是腰椎滑脱症、疼痛性椎间盘退变（包括椎间盘切除术后相关疼痛性退变）。椎间盘造影可用来确定需要手术的疼痛椎间盘，而MRI检查的假阳性率较高。Berg发现与不做椎间盘造影就制订手术计划相比，进行椎间盘造影能改变71%的患者的手术计划。

相对禁忌证或者术前需要进一步评估因素有：血管钙化（CT可以进行评估）、肥胖（对椎间盘空间显露是挑战），腹膜后手术病史的患者由于解剖标志改变及瘢痕可影响手术的暴露，也是MinⅠ-ALIF的相对禁忌证，如同其他手术一样，术前的精神评估可能有益于排除依从性差或对手术效果有不切实际预期的患者，这样的患者往往术后效果不良。

三、手术体位

患者采用相对简单的仰卧位。根据L3/4～L5/S1手术节段不同，手术床的反折部放置于髂嵴水平或者髂嵴之上，以便降低床的头端（患者头端）使椎间隙打开。患者的手臂固定于前胸，肘部及两手间加衬垫

四、手术技巧

通常，L4/5单节段手术可在髂嵴水平做一横切口，而L5/S1节段手术切口的位置略低；如果是多节段手术，需要采用纵切口。

切开皮肤及分离皮下组织后显露腹直肌前鞘并横行切开。于腹直肌左侧切开，在辨认清楚腹横筋膜后于旁侧切开并与深面腹膜分离。

小心地将贴附于腹壁的腹膜分离超过腰大肌。在L4/5水平应当特别注意辨别上行的腰静脉，向右侧分离时不要过度牵拉腔动静脉及髂血管。作者喜欢用手持牵开器，因为助手

疲劳时松开拉钩可以在手术中使血管血流量得到一定的恢复。如果确定不需切除腰升静脉，应小心地将其分离牵开，直至牵开器可以放置在椎间隙的对侧。脊柱外科手术医师在完成椎间盘切除融合术之前，入路医师（血管外科）不要走开。

在L5/S1水平，手术的解剖分离是相似的，另外还要分离腹膜和骶前神经来获得一个清晰视野从而避免诸如逆行性射精等并发症。将左侧输尿管牵拉到右侧的过程必须仔细，不仅要辨认清楚，同时要确保在牵拉及行L5/S1椎间盘切除的过程中不要损伤输尿管。

牵开左、右髂动、静脉，在显露的椎间隙置入标志物，确定该间隙为手术间隙。作者喜欢用小的AO螺钉作为标志物放置于椎间隙，螺帽的位置即是椎间隙的前侧，如果用一个弯针就很难辨清哪里是椎间盘的前方及针的位置，并且会起到误导作用。无论是椎间盘置换或者椎间融合，都应当小心不要破坏骨性终板：切开纤维环后作者偏向使用环形刮匙并用Cobb骨膜剥离器处理椎间组织。有些人可能会松解后纵韧带，然而作者喜欢融合时保持其完整性。撑开椎间隙，达到可以匹配邻近椎体及间盘高度的目的。根据内植物的不同，按常规方式放置螺钉和/或接骨板。

五、并发症及预防

第一种可能发生的并发症是腹膜穿孔，如果孔洞小并且在侧方，通常不需要修补，如果发生在腹侧，作者通常会修补以防止发生任何的小肠或其他脏器疝。

另外，可以预见的并发症是血管损伤。Brau等报道在超过1000名患者的研究中有1.9%的患者发生血管损伤。对于大多数美国脊柱外科医生来说，拥有血管外科医师辅助手术入路是避免血管损伤并发症的关键。通常损伤发生在小的血管分支，但是大的血管撕裂风险也很大。幸运的是在作者的团队中有一名在血管修复方面受到训练的优秀的手术入路医师，从而能够避免血管损伤的发生。血管夹通常在修复静脉撕裂时很有效，但是偶尔也需要缝合技术。动脉损伤很少发生。

动、静脉血栓很少见，发生率不足1%。术中通过使用电生理监测仪或者血氧监测仪放置于左侧的大脚趾或小脚趾来实行监测，因为左侧经常发生闭塞。周期性地放松牵开器是有帮助的，这能够允许血管适当放松并且恢复血流量1min～2min。研究中发现超过一半的患者在L4/5间隙实行ALIF时，左侧的髂血管会被压瘪从而血氧监测显示为氧饱和度下降。相关的改变也表现在体位诱导电生理监测上。

输尿管损伤虽然少见但在作者的实践中也发生过。其中一例被当时确诊，另两例形成迟发性输尿管囊肿，都得到了良好的评估和修复。在文献中极少数案例报道过输尿管损伤，尤其是在开放和微创ALIF手术中再次强调，手术时必须非常小心以避免输尿管损伤。

另一种可能出现的并发症是交感神经反应，有的患者抱怨术后一条腿的体温低，这是因为有效侧的血流量增加，例如患者行左侧手术，那么表现为右侧的流量减少。通常2~3个月能够恢复。

淋巴系统损伤是非常罕见的并发症。有时能看到有乳糜从淋巴系统流出。可以应用血管夹避免术后渗漏，很少应用术后引流，通常可以自行停止渗漏。

前路处理椎间盘时可能会损伤个别神经根。必须非常小心处理侧方解剖结构和放置牵开器。如果牵开器在椎间隙放置过深，尤其是左侧入路处理L5/S1节段，如果右侧牵开器放置过深会压迫L5神经根，作者曾经见到一例因为这个原因术后出现足下垂的患者。在手术过程中必须非常仔细，不仅通过X线确认牵开器不要放置太靠后侧，而且所有的手术成员必须确认牵开器位置。在前方放置融合物时把椎间盘组织推向后侧而挤压神经根的情况很少发生。在这种情况下，患者通常会有一个新发的且很严重的神经根疼，需要进行后侧椎间盘切除术来解除神经压迫症状。

损伤副交感神经或者髂前的副交感神经丛会导致男性逆行性射精。逆行性射精是一种射精后精液进入膀胱的并发症。患者不会发生不育，只要将精液回收，患者仍然可以生育。在开放性手术中这是常见的损伤，因为手术入路像腹腔镜手术一样要经过腹膜。在微创手术中，L5/S1椎前的腹膜被牵开，神经随腹膜移动从而降低了损伤风险。在作者所在单位，逆行性射精不是一种常见并发症，各个文献报道的发生率有所不同，通常为0.3%~6%。最近对41例行ALIF的男性患者的单中心研究发现，用术后的精子量来鉴定逆行性射精，其发生率约是10%。文献报道中这种并发症发生率产生差异的原因可能与外科医师的技术有关或者缺乏统一的筛选标准。这个研究用精子的数量来验证这个并发症，口头询问患者时，其总体发生率为42%。这比其他报道要高很多。最近的一个询问性研究显示逆行性射精的发生率约为9%。

另一个并发症是潜在的腹腔脏器损伤。在入路开始时，可能损伤腹膜，如果使用电刀切开最后一层筋膜或者腹横筋膜时，必须注意可能电灼伤腹膜或者小肠。如果出现，由血管外科医生或者入路医生根据损伤情况来决定是否缝合缺损或者是否行部分切除术。当然这种并发症相当少见。

动、静脉血栓形成是少见的并发症，可以通过减少牵引器的使用时间来减少血栓形成，如果动脉没有广泛动脉粥样硬化（绝对禁忌证），最好是与入路医生商议牵开器的使用时间。

六、结论

MinⅠ-ALIF对于稳定脊柱前柱是一种可行的技术。与一名经验丰富的入路医生合作，并发症发生率很低。严重的并发症是可能发生的，但是对细节方面上仔细把握能够避免并发症。熟练掌握前方解剖结构在入路中是关键。由于血管解剖特点，入路相关的并发症在L4/5椎间盘水平更容易发生。在该部位实施过腹部手术的患者，更容易出现血管和内脏的损伤。患者不论之前做过任何类型的腹部手术都必须仔细筛查，评估其与脊柱的关系。血管并发症的风险也可以通过术前CT扫描来评价血管钙化程度，若钙化明显需要选择其他手术入路来进行脊柱前柱手术。然而在ALIF中遇到这种类型的并发症可能是灾难性的，可以通过仔细评估及术前筛查，在手术时选用有经验的入路医生及一个完善的针对血管及内脏损伤的应对计划会降低这种风险。仔细筛查和熟悉腰椎前方解剖以及训练处理椎间隙的技术能够减少MinⅠ-ALIF手术中并发症的风险。

第六节 轴位腰椎椎间融合术

一、概述

内固定融合术逐渐成为脊柱外科医生中一种流行的式式。暴露腰椎的式式经常需要切开大量的椎旁肌肉，其导致的去神经和生理改变可能会引发腰椎不稳和残留痛。微创手术（MIS）与开放手术相比，在减少软组织创伤的同时有相同的融合率。Axia LIF（轴位椎间融合术）是一种微创手术，它经皮经过骶前入路到达脊柱腰骶部，这种入路由Cmgg等发展而来，其在2003年首次被报道，这种新颖的方法可以垂直进入脊柱腰骶部前方来做

L4/5和L5/S1节段的椎间盘切除和融合。对退行性椎间盘疾病、椎管狭窄、手术失败的假关节形成、1度和2度腰椎滑脱，Axia LIF可以恢复椎间盘高度、矫正脊柱前凸畸形、恢复冠状位序列，达到和其他微创手术一致的融合率。

二、患者评估

通过正、侧位和骶部全长的影像学图像来评估患者是否适合采取Axia LIF手术。Axia LIF的手术入路使用相对较少的骶前区域就能在S1/2椎间盘水平到达骶骨。骶骨前方的解剖包括骶骨前方和壁腹膜之前的松散组织和脂肪，它们容易被游离并回缩前方的直肠，可以直接到达进针点。需要获得通过骶骨尖的MRI来评估骶前间隙的大小，因为较小的矢状位间隙会导致较高的直肠损伤风险。女性比男性的骶前间隙明显更小，所以潜在风险会更高[术前的MRI上需要标注血管解剖来确保骶前间隙内没有任何异常血管。骶正中动脉在到达骶骨岬的时候通常是比较小的，所以损伤的风险也比较小。憩室炎、炎症性肠病和既往盆腔手术是Axia LIF手术的禁忌证，因为上述原因可能会导致盆腔内有瘢痕。利用影像模板来选择合适的患者，植入物的尺寸和套管、套管针合适的入路。手术之前应该进行标准的术前肠道准备。术前肠道准备需要排净肠内容物使直肠容易活动，这样可以降低直肠穿孔的可能性。

三、手术体位

患者俯卧位放置在jackson手术床上以便进行正、侧位透视。放置腰垫使患者骶骨抬起以便轴位进入并到达脊柱腰骶部，对腰部和臀部区域消毒并覆盖无菌单。因为手术切口位于中线，术者的优势手可以朝向足的方向，这样器械操作起来更方便。C臂和图像显示器置于术者对面。可以向直肠充入空气并放置foley管，以使直肠在操作中实现可视化。

四、手术技术

在臀沟上方可以触及尾骨旁凹槽处沿尾骨侧面做2cm长的切口，手指钝性分离壁腹膜至前方，钝的套管针用于穿透筋膜到达骶前间隙。骶前间隙的边界：前面是直肠系膜的脏面，后面是覆盖静脉丛和骶骨的骶骨前筋膜。在C臂正位透视下，套管针从后方直接进入到达骶骨前方。套管针沿着骶前缓慢前行直到C臂侧位透视下针头到达S1/2椎间隙水平。

下一步是决定合适的入路，这一步对于决定植入物的位置至关重要，在C臂侧位透视下套管针重新插向L5/S1椎间隙中心并且导针通过套管针接近骶骨，然后取下套管针，留下导针，再沿着导针使用连续可扩张牵开器建立到达骶骨的工作通道。用10mm套管通道维持工作通道，用9mm钻头扩张工作通道至L5/S1间隙。此时，移除导针和钻，就可以获得到达L5/S1椎间盘的轴向通道。

接下来的重点是进行椎间盘切除用各种型号的镍钛合金椎间盘切除器切除髓核，呈放射状磨除终板，留下出血的骨床用于融合。切除的组织用髓核钳取出，纤维环要完整保留，凹陷的椎间隙用骨块填充，可利用钻取通道时获得的骨组织，或者使用其他植骨材料代替。

剩余的步骤取决于不同椎间盘水平和植入物的不同。Axia LIF有3种型醫的植入物可供选择：L5/S114mm不可延长棒，L5/S1可延长棒（Axia LIF1L+），L4~S1双节段可延长棒（Axia LIF2L+）。对L5/S1不可延长棒，在C臂侧位透视下用7.5mm钻头钻入L5椎体，置入一种可测量轴位棒长度的装置将1个可变套管置入工作通道与骶骨平齐，不可延伸棒沿着L5/S1椎间隙在透视下置入。

Axia LIF1L+是一种商业化模棒，包括L5锚定、S1锚定、可延伸棒和固定棒。植入这种连接棒时，在骶骨的工作通道需要用0.5mm钻钻孔。将12mm套管继续向前穿过骶骨到达L5椎体的下终板。然后用10.5mm钻钻过L5椎体，用试模再次测量植入物尺寸，将L5锚定、S1锚定和可延长棒装配完毕。可延长棒往前直到L5锚定完全置于L5椎体中，可延长棒继续前行完全恢复间盘高度，这样也间接减压了神经根孔，最后将固定棒完全置入套管内完成轴位重建。

Axia LIF2L+包括M/L5锚定、S1锚定、可延长棒和固定棒。当施行双节段融合术的时候，与准备L4/5椎间盘的步骤是一样的，但还有一些特殊的步骤工作通道再次扩大至10.5mm，L5/S1椎间盘切除和植骨完成后，套管继续前行直至工作通道到达L5椎体的下终板，10.5mm钻再次用于扩张工作通道至L4/5椎间隙，椎间盘摘除、终板准备完成后，再于L4/5准备植骨床，在C臂透视下用9mm钻头钻M椎体，注意不要钻透L4椎体的前后皮质骨。置入试模棒测量植入物尺寸，置入组装好的装置直至L4/5连接棒置于椎体，L4/5连接棒有多种不同的置入角度和直径用以扩张L4/5椎间隙。当连接棒置入后，要确保S1锚定不能穿过椎间隙进入L5椎体，然后可延长棒在C臂透视下延长至L5/S1，在S1锚定和所有部件锁定后，置入固定棒。

Axia LIF可用作一种独立的固定设备，但也可加用经皮椎弓根钉。

五、优点、缺点和并发症

早期的报道证实了良好的结果。有一些并发症需要外科医生了解。这些不常见的并发症包括直肠穿孔、骶骨骨折和盆腔血肿等，是这种手术入路特有的。总体上这种手术方式并发症的发生率与前路腰椎融合术（ALIF）、经椎间孔腰椎融合术（TLIF）、后路腰椎融合术（PLIF）是一样的。近期Lindley等报道了Axia LIF手术并发症的发生率是26.5%、AL1F是38.3%、TLIF是34%，PLIF是33.1%，它们之间没有明显差异。施行Axia LIF手术组的最常见的并发症是假关节形成和表面感染，发生率分别为8.8%和5.9%。

其中最严重的并发症之一是在骶骨前间隙中损伤直肠，如果做好详细的术前准备，如评估骶骨前间隙的大小和盆腔中难以与直肠相分离的附着组织，可以避免直肠损伤。一些外科手术医生提到术前肠道准备和直肠充气可以降低风险，直肠损伤可能发生在术中，或者发现于术后几天出现腹膜后感染或脓肿时。当证实直肠穿孔时，应当马上进行综合外科会诊。术中发生的直肠损伤，治疗包括冲洗、直接修复、肠道休息和使用抗生素或者需要行回肠造口术或结肠造口术。

盆腔出血是Axia LIF相关的另一种潜在并发症，由于此种术式属于微创，在术中可能不会被发现。骶骨中动脉通常在骶骨手术入口处较小，不容易损伤。另外髂部血管通常离S1/2中线4cm。骶前静脉丛正好位于骶前筋膜的后方，在穿刺套管针的过程中如果筋膜变异就会增加风险，如果穿刺套管针太靠前，包含血管的直肠系膜会有较高的损伤风险。有报道称有的患者在术后因血流动力学不稳定而需要输血。然而出血通常是位于腹膜后，当填塞后会自动停止，盆腔的血肿可自行消失。

术前影像学检查和影像模板测量对防止这种特殊手术入路并发症的发生十分重要。必须在侧位X线片和矢状位MRI上评估骶骨的形态，以确保经尾骨通过骶骨前间隙进入腰骶部椎骨的合适路径，这在准备双节段或腰椎滑脱畸形的手术中非常重要。试模应该与术前影像相比较，以确保植入物的位置距离L4和L5椎体前后壁至少6mm，并且距离S1后壁至少7mm。

与很多脊柱外科微创手术方法相同，精确的透视技术非常重要。这种技术在Axia LIF手术中尤其重要，因为Axia LIF的成功很大程度上依赖于穿刺的通道。开始放置导针之前，应在C臂透视下，在冠状位和矢状位上调整进针点。导针的方向最终决定穿过椎体的连接棒的位置。Yan等指出从骶尾骨连接处到L5/S1椎间隙中心的通道方向，适用于大部分单节段手术的患者。然而，在双节段的Axia LIF手术中，通道朝向L4/5椎间隙中心，可能不适合所有的患者。

第七节　微创颈后路椎间孔切开减压术

一、概述

微创颈后路椎间孔切开减压术是治疗神经根型颈椎病的一种确定术式。微创脊柱手术相对标准开放手术有着以下优势：减少医源性肌肉损伤，更小的皮肤切口，缩短手术时间，减少失血量，降低术后镇痛需求，缩短住院时间，以及更快的康复过程。

二、患者评估

对一名行MISPCF的患者进行评估时，详细的病史和体格检查是非常重要的。患者可以表现为上肢放射痛，肩部以及颈背部疼痛；疼痛性质为锐痛、刺痛、钝痛、酸痛或灼烧痛。常规影像学检查应该包括前后位及过屈、过伸侧位片，以排除隐藏的需要融合的颈椎不稳定病例。MRI检查可评估患者的神经结构以及相关的椎间盘突出情况。椎间盘向侧方以及椎间孔突出是后路手术的理想指征，而靠近中央的椎间盘突出则不宜通过椎间孔切开减压术处理。

MISPCF的手术适应证包括：椎间孔狭窄或后外侧椎间盘突出所致的神经根型颈椎病，颈椎前路椎间盘切除融合术后持续的神经根性症状，以及禁忌前路手术的患者。

三、手术体位

患者体位的选择有很多种，作者倾向于采用改良俯卧位，也可采用坐位全麻诱导后，用Mayfield三点式头架固定患者头部，拧紧头钉，头钉压力为4.2kg/cm2～5.6kg/cm2

（60psi～80psi）。然后患者取俯卧位并使其腿部弯曲，胸部垫高使其颈部轻微屈曲。保护好患者，手术床调至约30°，头高脚低位使颈椎平行于地面，并考虑到静脉回流而使头部高于心脏水平。当行下颈段手术时，可用胶带将患者肩部轻微压低固定以便术中透视。术者站在患侧，C臂及显示器放置在对侧。牵开器连接臂固定于术者对侧的栏杆上。

四、手术技巧

通过1枚脊椎穿刺针及侧位透视图像确定正确的手术节段。在手术节段中线旁5mm处做长15mm的切口，用电刀向下切开肌筋膜层，并且筋膜层切口应与皮肤切口等长。切开筋膜层主要是为了放置逐级管状扩张器时可轻松通过，而不需要任何向下的力。避免用暴力将扩张器穿过肌肉层，以防止小型扩张器因型号过小而刺入椎板间隙内。在透视辅助下，置入逐级扩张器，并确保其停驻在正确节段不可移动。当扩张器置入指定位置后，便可置入管状牵开器，并将其锁定在固定好的连接臂上。用电刀和髓核钳去除任何残留在侧块及小关节处的软组织。

用高速磨钻去除上位椎体下关节突的内侧1/3，直到可看见下位椎体的上关节突。上关节突（SAP）可用磨钻或者Kerrison椎板咬骨钳去除。上关节突是骨性压迫及侵犯椎间孔的主要原因。为了保护脊柱的稳定性，必须注意椎间关节复合体的切除不应超过50%。在椎间孔切开过程中，由于去除了上关节突前侧皮质，常常可遇到硬膜外静脉丛，因此用双极电凝、骨蜡及促凝血海绵进行止血是非常重要的。椎间孔切开完成以后，用1mm或2mmKerrison椎板咬骨钳切除可识别的黄韧带。将神经根用一钝性神经根拉钩小心地牵开后，即可看到突出的椎间盘。通常情况下，突出的椎间盘可用髓核钳摘除。随后反复评估神经根是否得到充分减压，当神经探子可轻易放入椎间孔时减压完成。充分冲洗切口，并且在关闭切口前仔细止血。

五、MISPCF的优点、缺点及并发症

手术过错容易发生在两个阶段，即置入管状通道时和减压时。在置入逐级扩张器时，术者必须始终认识到椎板间隙的存在。如果扩张器不能顺利平稳地置入，必须避免过外或者过内插入。为了解决潜在的风险，可使用Metz剪刀钝性剥离筋膜及肌肉层。

在减压过程中，关节切除过多时（＞50%），小关节可能发生功能不全因为MISPCF

术野小，故术者应该用一4号神经剥离子触探管状牵开器侧缘以评估小关节大小。当估计应切除的范围时，应该小心避免剥离关节囊。资深术者更喜欢找到椎板一关节结合处作为预估关节切除范围的关键性标记。正如前面所提到的，注意关节切除范不超过50%是非常重要的，因为过度切除小关节可增加颈椎不稳的可能性，从而导致颈部疼痛。

当切除小关节内侧和椎板外侧时，可出现骨性出血并模糊手术视野，此时可应用骨蜡和凝血材料进行止血。前面提到的改良俯卧体位可减少出血，这是因为头部轻微抬高利于静脉回流。神经周围静脉的出血可用促凝材料处理。

MISPCF的相关并发症有：表浅切口感染，脑脊液漏，硬膜撕裂，神经根损伤，颈椎不稳（关节切除＞50%或者同一节段进行双侧切除）及脊髓损伤。一般来说，硬膜损伤并不需要常规修复。一旦减压完成移除管状牵开器后，肌肉即可关闭无效腔。紧密闭合筋膜层可防止脑脊液的任何外渗。

常见的神经系统并发症是短暂性神经根麻痹。一种假设认为其继发于神经水肿，并发于先前缺血神经根的血管再生，并且通常累及C5神经根。典型的C5神经根麻痹出现于术后24h～48h。术后密切观察和影像学检查对排除病理压迫是非常重要的，大多数神经麻痹并不需要额外干预即可很快恢复。

第八节　颈后路微创融合术

一、简介

颈后路融合术是一种非常有效的稳定脊柱的方法。这种方法不仅不受局部解剖的约束以处理各个颈椎节段，并且能为颈椎融合提供一个稳定的环境。目前颈后路融合术的主要融合部位为关节突及侧块，通常需要坚强内固定。这源于以下几个原因：

（1）应用侧块螺钉固定下颈椎较为安全，并且并发症发生率较低。

（2）在某些部位放置其他内固定更加复杂及危险，而在一些变异较多的部位（例如寰枢椎平面）放置内固定的风险更大并且存在假关节形成的风险。

（3）术后的后凸畸形往往需要更加复杂的多期手术矫形。

然而，与颈后路减压手术一样，后路融合术的主要缺点之一是需要广泛软组织剥离以显露侧块和关节突，这可能导致大量出血、肌肉萎缩瘢痕化以及颈部疼痛。随着微创手术技术不断发展，逐渐弥补了开放颈后路手术的不足。目前研究显示颈椎微创手术可以减少肌肉和软组织的破坏，并有减少手术出血、缩短住院时间、减轻疼痛、较快恢复工作及较低的远期后遗症发生率的潜在优势，本篇总结几种最近发展起来的可以实现这些目标的手术方法：C1侧块螺钉、C2经关节/峡部/椎弓根螺钉、下颈椎侧块螺钉及经关节突螺钉。

二、手术体位

在进行麻醉诱导和气管插管后，患者头部用Mayfield头架固定。应用Mayfield头架的优点是：

（1）可精细地控制颈部位置，术中还可根据需要调整。

（2）控制头部旋转。

（3）术中坚强固定头部以免改变位置。在有严重狭窄的情况下，将患者置于匍匐动作体位以打开椎管。

减压后，颈部可以安全后伸恢复曲度。对于绞锁的关节突，在关节突钻孔后，进行轴向牵引以及屈曲，随后将颈椎放置于正常生理性曲度。对于C1/2半脱位的病例，在植入经关节螺钉之前必须调整颈部位置使C1与C2侧块对齐。

三、手术技巧

（一）C1/2经关节螺钉

Magerl提出的C1/2经关节螺钉固定技术是对寰枢椎固定融合技术的改革。标准的手术是经过C1和C2侧块穿过C1/2关节突植入螺钉。尽管这一技术并不提供融合，但是它确实提供了坚强内固定，此项技术通常需要在两个节段的椎板间植骨。由于螺钉放置的角度陡峭，通常需要经颈胸部的皮肤做一经皮隧道，沿着C2侧块的后表面将钻头放置到螺钉进钉点处。

由于这些限制因素，需要寻找一种放置经关节螺钉的微创入路。Holly和Foley运用等中心C臂、无框架导航并在C2棘突处放置参考架，在尸体上对这一入路进行了探索。在这项研究中，他们在3具尸体上精确地放置了6枚C1/2经关节螺钉，没有任何横突孔、椎间孔或关节突关节的损伤。

这一技术利用高精确性导航以避开重要的邻近结构（包括椎动脉、脊髓及C2神经根）。目前还没有仅依靠二维成像便能完成此技术的报道。该技术引起研究者对开放手术同样的思考。螺钉的进钉点是C2关节突的尾侧，稍微偏向关节突的中线。螺钉在矢状位上指向C1侧块以期尽可能多地进入骨质。螺钉隧道使得螺钉前端偏前，因此需要进钉点选择恰当，这很具有挑战性。在冠状面上螺钉一般要向中线偏斜5°～10°，并穿过关节突间峡部。标准技术需要先在保护套或导针引导下钻入克氏针以帮助调整螺钉隧道。克氏针成功放置后，攻丝，然后放置C1/2经关节的拉力螺钉。

（二）C1侧块和C2钉棒系统

GoeP首先提出侧块螺钉技术，随后由Harms推广。Resnickh描述了最常见的类型，由C1侧块螺钉和C2椎弓根螺钉组成，二者通过纵向连接杆相连。这一标准开放技术已经基本取代了其他的寰枢椎固定术，因为这一技术在解剖学上具有更大的可操作性并且实现了两节段的三维固定。

最近，可扩张通道已经被运用到此技术中。此技术最初由Joseffer的一例病例报道所描述，即一例齿突游离小骨伴颈椎不稳的患者，使用可扩张通道作为手术的唯一通路。他们依靠标准的导航技术，发现采用C1侧块螺钉和C2椎弓根螺钉的钉棒固定技术进行融合是有效的，并且在技术上是可行的。这一成果在另外一篇报道中同样得到验证，他们用同样的固定方式固定4具尸体标本和2例患者，均获得满意效果。

这项技术和开放手术非常相似，可以在没有影像导航的情况下进行。每一侧都放置可扩张通道以暴露C1/2关节突，这可以使手术者直接看到C1侧块螺钉进钉点表面的静脉丛。双极电凝处理表面静脉丛，这样随着C1侧块尾部的暴露就可以显露C1/2关节的关节突。随后在侧位透视引导下钻出钉道，方向指向C1前结节并向中线内倾10°。

C2峡部螺钉的植入方法与开放手术相似。进钉点在C2关节突尾端，中点稍偏外。在透视引导下，钉道在矢状平面上穿过C2峡部，内倾10°～20°，但是最好在通过通道直视椎弓根峡部的情况下进行。

因为螺钉都是通过后路植入，术者可以适当调整角度。矢状位上角度的调整可以在透视下进行。钉棒固定可以在通道帮助下通过类似开放手术的方法完成。

（三）下颈椎侧块钉棒系统

通过可扩张通道进行颈椎侧块螺钉固定技术首先由迈阿密大学提出，主要用于创伤性颈椎关节突骨折及脱位的治疗。随后Fong、Duplesis以及Wang的研究证实此项技术可安全有效地用于单节段及双节段颈椎融合手术。这项技术本质上和开放手术是相同的，所以其假关节形成率低且内固定失败率也低。

通过宽胶布牵拉双侧肩部，尤其是需要透视下颈椎时。在透视受限的情况下，导航技术会有益处。在颈部侧方斜向放置一标志物，在X线上使得其平行于目标侧块关节突关节的中心，随后根据手术节段沿着中线标记皮肤切口。

背侧筋膜应充分切开，以使最小的扩张器可以在没有较大压力的情况下通过颈部肌肉，并到达关节突及侧块表面。Magerl技术最常使用，使得内固定在更上及侧方的位置植入。通过影像和触觉反馈可以安全地放置其他扩张器。作者通过16mm的扩张管道进行两个节段的融合手术，可扩张通道的使用可以使切口更小。如果扩张通道放置正确，那么椎板、关节突关节面以及侧块都可以清晰暴露。

光纤放大镜、内窥镜或者手术显微镜都适用于术中视野暴露。通常需要使用电刀小心地剥离骨面的一层较薄的肌肉组织。如果需要复位绞锁的关节突，需要使用磨钻磨除下位侧块的部分上关节突。半脱位可以通过以下方法进行复位：

（1）在关节面植入Penfielci器械，然后提起或旋转以打开关节间隙。

（2）助手可以通过Mayfield头架进行轴向牵引并屈曲，随后进行过伸复位。

随后在透视辅助下按照开放手术操作植入螺钉。先需要在侧块中心内侧1mm处确定进钉点，然后使用气钻在侧块上建立12~16mm长的钉道，钉道朝向头端及侧方并平行于工作通道的中心。球端探针探查钉道，直视下植入螺钉。

植骨床的准备需要在钉道确定后、内植物植入前完成，因为内固定的植入会影响手术视野。与开放手术一样，对暴露的所有骨面去皮质。将钉道钻孔时产生的骨碎块、自体髂骨或骨移植替代物等填塞在关节突处植骨融合是非常有帮助的。

标准侧块螺钉的直径为3.5~4.0mm，而且目前的侧块螺钉均是多轴的。如果使用了可扩张通道，一旦第一枚螺钉放置完成，为了达到满意的螺钉植入目的，则必须重新调整工作通道，软组织可能会影响暴露骨解剖标志，因此必须小心不能过分地提起通道的叶片。所有螺钉植入完成后，沿通道放置合适长度的纵向连接杆，然后从最上面的螺钉进行调整。如果在通道内可以看见所有的螺钉钉尾，连接杆就可以从头端向尾端调整放置。可扩张通道系统由于工作空间更大，因此适合在多节段融合手术中使用。

（四）经关节突螺钉

另外一种节段间固定方法是经关节突螺钉，入路类似于腰椎的Boucher技术。目前只有Sehati从概念上描述过这一技术，其中包括一些在尸体上的操作经验和有限的临床报道。因为此技术是螺钉直接穿过关节面的直线技术，所以不需要放置纵向连接杆。

中线切口根据手术节段确定。具体的通道路径需要根据关节面的角度来决定。关节面越水平，那么切口越要靠近头侧。对于中段颈椎的固定，手术切口可能定位于枕外隆突的下方。在确定手术路径之后，需要切开部分深筋膜以便放置套筒，随后在透视下直接到达侧块中心。在前后位X线影像上确定螺钉进钉点位于侧块上而不是椎板上非常重要。将克氏针依次穿过头端侧块的后方皮质、松质骨、腹侧皮质，然后进入关节间隙，而且需要进一步向尾端及侧方钻孔以便克氏针穿过尾端侧块。

一旦在2个平面上确认克氏针位置合适，用两个更小的空心松质骨钻进一步扩张钉道。钻的直径应等同于螺钉的螺杆直径。第二个钻直径等同于螺钉的螺纹直径，第二个钻仅穿过上位侧块。用这种方法，1枚螺钉即可作为拉力螺钉而使两个脊柱节段更加靠近。随后，植入直径7~10mm的松质骨螺钉。作者已经通过应用空心松质骨螺钉成功开展了这项技术。

四、缺点和并发症预防

微创侧块螺钉的主要缺点仍然是内固定的固定长度目前，由于纵向连接杆放置困难，仅有单节段及双节段固定手术的报道。此外，因为软组织保护的限制，要实现坚强融合可能会受到限制，因此需要获得更大的背侧植骨床。

颈后路微创融合术的学习曲线陡峭。病变节段的显露往往在一定角度才能实现。因为此技术的主要目的是植入脊柱内固定，因此减压就会受到限制，此外，术中影像设备可保证周围的神经、血管不受损伤。目前此技术主要用于单节段或双节段的后路手术，以作为颈前路融合的补充。因此，标准的后路减压是不需要的，微创内固定仅用于颈前路融合的补充。

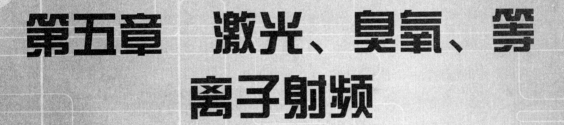

第五章 激光、臭氧、等离子射频

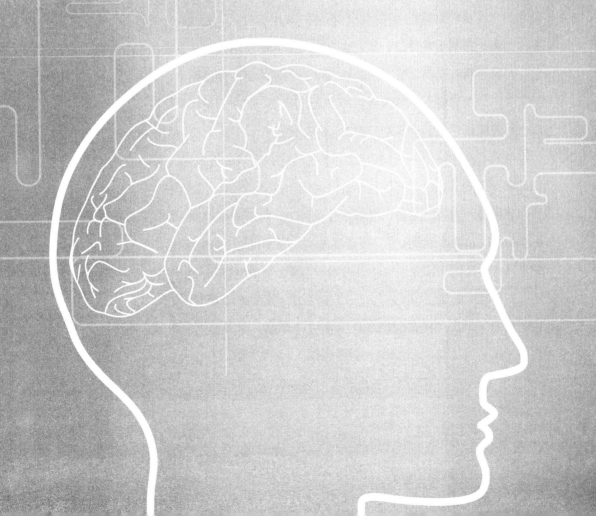

第一节　激光

一、前言

脊柱外科手术中关于激光的话题是充满争议的。当互联网上搜索脊柱外科手术时，可发现诸多网站强调激光的应用可作为一种针对脊柱疾病的高科技治疗手段。几乎每一位医师和研究机构均有一个相关网站，并且激烈竞争病患。因此，当病患在进行手术治疗时，"激光治疗"是现今的一种高科技、精细且伤害较低的治疗选择。

相对于通常利用激光的相关外科专业，诸如眼科、整形外科、泌尿外科、血管外科、耳鼻喉科和妇科，激光在脊柱外科手术的使用并不普遍。实际上，大多数外科医师不使用激光，他们对激光应用持怀疑态度，甚至反对，认为激光在脊柱外科的使用是一种欺骗。当人们遇到一些评论，如"来自激光手术的杰出成果并推断激光可奇迹般治愈某些背痛"，这种批评是可以理解的。事实上，激光的使用仅是整体操作中具有代表性的一小部分，并不作为患者手术是否成功的决定性因素。坦白来说，脊柱医师有诸多手段可实现收缩和移除组织，而激光仅是其中的一种工具。

在传统开放的脊柱手术中，由于已经存在有效的工具用于移除软组织和骨骼进行神经减压，采用激光并没有极其显著的优势。然而，随着微创脊柱手术技术发展和管状牵开器在显微镜和内镜的使用，暴露就受到限制。用于垂体等神经的减压工具比较笨重，典型的如Kerrison骨钳、钻头等，并且容易模糊手术视野。在内镜辅助的脊柱手术中，这些传统工具将不适用于需要适应工具的工作插管。在这种情况下，可使用小口径的激光束，它不会妨碍医师视野并能够有效应用在收缩、蒸发和移除组织中。某些情况下，它是仅存在的可行工具，因此在微创脊柱手术中可考虑采用激光，它能够帮助实现手术过程最小创伤。

二、激光的基础物理学

激光由Charles H.Townes和Arthur L.Schawlow在1958年发明，表示放射源通过受激辐射的光扩大。他们试图创造用于研究分子结构的设备，将光谱研究由微波延伸全红外区域，并利用一系列反射聚焦这些较短的波长。1960年，激光的发明被授予专利，Townes和Schawlow于1964年和1981年分别获得了诺贝尔物理学奖。

光能够放大并聚集为一束强烈光束。光有不同的波长，通常分为：紫外线（150~400nm）、可见光（390~700nm）和作为部分电磁波频谱的红外线（>700nm）。

当原子吸收电能、光能或者热能时，静止或基态的原子可以被激发迁跃至更高的能级；当原子回到基态，它将释放能量，称之为光子，该过程通常自发出现。若原子在由激发状态迁跃至基态时被另外的光子撞击，2个相同频率的光子将被释放，它们具有相同的相位和方向，形成高能量光子，这个过程称为受激发射。当这些光子撞击足够多的原子，可导致更多处于激发状态的粒子数反转，能够形成一束强烈连贯的能量发射放射物。

激光包含3个部分：

（1）激活媒介或激光作用媒介。

（2）光学腔或共振器。

（3）激励源或激励泵。

能量源在共振器中激活媒介的原子。激活媒介可以是气体、固体或者液体，不同的媒介可产生不同波长或者能量的光。共振器包含激活媒介并安装2个彼此平行的镜面，其中后镜面是100%全反射，而输出镜面仅是部分发射。受激光子在共振器中发射，撞击处于激发状态的原子，产生更多的光子。能量被发射的光子放大，通过输出镜面释放能量形成一束单色的（同波长）、平行的（平行非发散）、连续的（同方向）强光，该光束能够精确地短时聚集到某一焦点（更高的功率密度），聚集的能量能够切除或者蒸发组织，同时可以散射，即遍布更大表面积用于减轻穿透深度和产生更多的组织凝结（低功率密度）。

三、激光与组织间的相互作用

激光的功率或者能量采用国际计量单位瓦特（W）测量，用于测量能量转换率。1W等于每秒1焦耳（J）能量。低瓦特能够限制对周围组织引起热盛和热损伤，有效的激光能够基于低瓦特对组织产生相对的变化。

不同的激光波长对于组织作用存在差异，主要的差异是激光如何与水和色素作用。更高波长的远中红外激光充分地被水吸收，因此能够采用低能量级下切除高含水量的组织并限制热传至组织；近红外激光不容易被水吸收，因此对于高含水量组织需要更高能量，但高热可能引起热损伤；可见或紫外线激光不易被水分吸收但容易被色素吸收，因此可有效用于处理色素组织。显然突变的载色体将在皮肤中产生黑色素和血液中产生血红素。

四、脊柱手术中激光的历史

德国Ascher是首次采用CO_2激光用于小骨髓肿瘤和脑膜瘤移除的医师之一，他以脑部和脊髓肿瘤切除中的止血汽化经验为基础，在1985年应用于椎间盘手术，采用Nd：YAG激光完成第一例椎间盘切除。一束400nm激光纤维经18号穿刺针进入椎间盘，以短脉冲的方式蒸发椎间盘组织，实现降低椎间盘内压力，蒸发的组织可通过脊柱穿刺针排除。

Choy于1987年报道介绍其通过两年体外基础科学研究改进了Ascher的技术，主要采用YAG激光经由皮肤的椎间盘减压技术（PLDD），可间接降低椎间盘压力。该体外实验显示：注入生理盐水至椎间盘，每增加1mL将增加312kPa的椎间盘内压，体积与内压呈线性增加，据此Choy得出结论：在处理椎间盘突出时，移除或汽化少量的髓核能够显著地降低椎间盘内压。接下来的体外实验显示：采用1000J能量的Nd：YAG激光平均能够减少51%的椎间盘内压，该激光束的直径为10mm×3mm。该方法已形成用于间接椎间盘降压处理的生物力学基础。ClinicallyChoy临床报告中提到依据MacNab标准，对于因非脱出型椎间盘突出引起神经细根症状的治疗病患，71%～75%可达到好或者优秀的结果。针对该项技术，与Hellinger、Casper和其他人报道中的成功率是相似的。

1993年，Mayer和Brock报道中提到使用脊柱内镜检查与激光椎间盘切除联合的方法，它可实现组织蒸发数量的直观可视化。他们开展了一项前瞻性随机研究，即对比激光辅助后外侧入路内镜腰椎间盘切除术（PELD）和传统的后路椎间盘切除术，共40例患者（每组20例），他们发现：相对于传统的后路椎间盘切除65%的成功率，PELD的成功率达到80%，但统计学上无显著差别。

1990年，Davis报道中提到采用钾-钛氧基-鳞酸盐（KTP）532nm激光，对40例患者实施后外入路内镜椎间盘切除术成功率达到85%。

1993年，AnthonyYeung报道中提到在后外入路内镜椎间盘切除中采用KTP/532激光，将食用靛蓝注入髓核作为载色体，增强效果。在2000年的回顾性研究中，他的报道中提到采用KTP/532激光治疗后外入路内镜椎间盘切除的100例患者，根据MacNab标准临床成功率达到70%。大多数患者治疗了有症状的椎间盘突出和挤压引起的腿疼，但是有少量主要为背痛的患者仍存在不适。

Knight扩大了激光在脊柱中的使用，将其延伸至骨骼移除，用于帮助减轻神经根管狭窄。Knight和Goswami报道中提到采用环形Hol：YAG可降低狭窄性脊椎前移的压力。平均随访34个月，79%的患者可以得出满意的结果，而基于Oswestry功能障碍指数（ODI）和视觉模拟量表（VAS）的评分，背部、臀部和腿部疼痛至少降低50%。初始组中仅2例患者出现脊柱融合。报道中还提到2001年250例存在慢性腰背痛和坐骨神经痛患者的激光椎间孔成形结果。前瞻性研究的入选标准包括通过MRI证明的多节段椎间盘疾病，合并有背部、臀部或腿部疼痛的患者且对非手术治疗产生耐药性超过1年的患者。Knight告诫勿对纯机械背痛产品概念过度信赖，并认为神经性背痛是因硬脑膜外、孔和外孔区域里发炎组织引起的。他认为来自于孔骨质增生和椎间盘突出的动态重复力学冲击能够引起组织发炎，而移除该部分组织和降低孔的压力能缓解背痛和根痛。当患者处于安静但醒着能够应答的状态时，对神经孔附近结构的脊柱进行探索，疼痛将再现，这有助于确定疼痛源头和需处理的结构。在ODI指标中好或者优秀的结果是指降低50%，VAS指标为60%，临床的标准则提高至73%，定义比ODI和VAS提高20%。在30个月的随访中，95%的患者不需要进一步手术。

2006年，AnthonyYeung开始利用环形Holl：YAG激光完成背部内镜小面神经根切断术，可作为与经由皮肤的射频消融手术（RPA）一样的手术方式供选择。Hol：YAG激光可有效用于在小面关节囊和侧面至小面关节组织的热消融，包括背部支的中间分支。针对中间分支阻塞，疼痛缓解显著，而经由皮肤的RFA后未能实现疼痛缓解。直接可视化将实现对组织消融的直接确认，故它是一种更彻底的治疗方案。

五、激光类型

许多激光类型适用于脊柱手术。为了实现有效和安全的手术，激光必须能够精确实现热融、蒸发和凝结，并且限制热能量影响到附近组织。对于微创内镜脊柱手术，激光需通过光纤电缆传递至内镜，该工作必须严格验证。Hol：YAG、Nd：YAG、Er：YAG和

KTP，这些激光均可通过光纤电缆传递。CO_2激光具有明显的组织特性，但是不能有效通过光纤传递，因此在微创脊柱手术中受限。Hol∶YAG激光是在脊柱手术中应用最广泛的激光。

（一）CO_2

远红外的CO_2激光的波长为10.6μm，能够被水高度吸收，它可实现最低限度的传热进入组织，具有好的组织热融性。尽管这种激光高效且安全，由于其不能通过光纤传递，因此在内镜脊柱手术中的应用是不现实的。

（二）Hol∶YAG

Hol∶YAG激光是一种中红外激光，其波长为2.1μm。它能够很好地被水吸收，但是效果低于CO_2激光，它能够实现切除、凝结、收缩和蒸发组织，尤其是高含水量的组织，如髓核、关节软骨和韧带等。因为它能够很好地被水吸收，故对于相同的能量，相比其他激光，Hol∶YAG激光能够消融更多的组织。它还有助于阻止组织的热损伤、坏死和碳化。其组织穿透深度仅为0.4mm，故可作用在极其精确的目标上，实现仅对毗邻的敏感组织（如神经根）产生最低限度的破坏。它是一种脉冲激光器，能够实现最小的热传递至毗邻组织。它的脉冲宽度和频率均可调节，它能通过直线或环形的光纤电缆传递，可有效用于内镜手术。基于这些特征，Hol∶YAG通常被耳鼻喉科专家和泌尿科专家使用，它也是最广泛应用于脊柱外科手术中的激光类型。

（三）Nd∶YAG

Nd∶YAG激光是一种中红外激光，其波长为1.06μm。它能够像Hol∶YAG一样采用光纤电缆传递。然而，它的组织渗透深度为3～5mm，由于其较差的水吸收能力，将会对毗邻组织产生较多的热量。实验上，它会产生较多的热坏死和碳化。

（四）Er∶YAG

Er∶YAG激光也是一种中红外激光，其波长为2.94μm。它具有极其显著的水吸收能力，能够产生最低限度40μm破坏区域。它用于组织切除和凝结，主要用于皮肤医学和眼科学。

（五）KTP

KTP激光是采用Nd：YAG激光束通过钾-钛氧基-磷酸盐晶体产生的激光束，在绿色可见光谱中的波长为532mm。它对着色组织效率最高，因此在临床上用于利用食用靛蓝对白色髓核进行着色。由于该激光是可见光，故若不使用散射光线过滤，通常很难看到对组织表面的影响。

六、当前在脊柱手术中的应用

（一）经皮后外入路激光

椎间盘切除术。间接减压：一种最早的激光应用在由荧光透视检查指引的后外入路经由皮肤的激光椎间盘减压。该技术依赖的理论基础在椎间盘突出中移除少量中央髓核将降低内压并减少相应的疼痛和炎症。与其他技术相似，这是一种不可观察的、荧光透视检查指引的技术，如自动经由皮肤腰椎间盘切除术（APLD）和消融术。APLD采用强力刨削刀或者核刀以实现椎间盘的移除，消融是使用探针传递等离子体能量完成椎间盘切除。近期PLDD评论文章显示存在与APLD相似的Ⅱ级证据，并指出缺乏随机临床试验。

PLDD存在的优势包括它是简易的微创技术、小口径仪器，有记录表明可使内压下降，低并发症和无脊柱不稳定性。然而，也存在诸多缺点，如无法到达韧带下的碎片、无记录表明有蒸发区域、不能控制热能传播至终板和神经根。大多数外科医师更喜欢使用在内镜可视化下的激光去监控热量影响，以帮助防止并发症的发生。

（二）激光辅助脊柱内镜检查（LASE）

激光辅助脊柱内镜检查系统本质上已取代对于间接椎间盘减压有效的预先描述的经由皮肤荧光透视检查指引的步骤。LASE在易操作的3mm电缆中集成直线Hol：YAG激光、内镜、照明和冲注水剂。它也通常用于经皮内镜激光辅助纤维环成形术（PELA）。与椎间盘电热法纤维环成形术（IDET）相似，它试图完成环形的去神经支配。当小内镜提供可视图像时，图像的质量远差于精确的硬性内镜光学图像，其主要通过介入疼痛管理医师来实现，仅有限数据支持该技术应用。Lee报道中提到对30例治疗椎间盘下背部疼痛患者进行短期随访9.7个月，改良的韩国ODI由79分降至22分，VAS由8分降至2.4分，修正的MacNab显示结果为90%，长期的数据仍需进一步研究。

（三）直接可视化选择性内镜的椎间盘切除

Hol：YAG环形激光是在后外入路选择性内镜的椎间盘切除（SED）中最有用的工具。小口径的光纤尖端精确深入至硬性直透内镜的工作通道，允许在直接可视化下精细的移除组织（图11-1）。与传统的膝关节和肩关节相似，内镜可视化具有高质量性。激光尖端环形特性能够到达其他工具不能处理的组织。可视化的后外入路SED已证明能成功用于治疗各种类型的椎间盘突出，有效减轻坐骨神经痛。

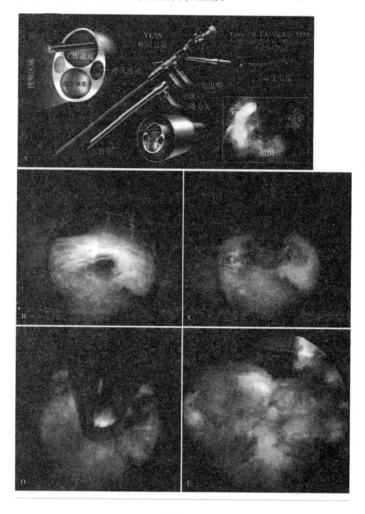

图5-1

图5-1A.显示在工作通道中带有激光光纤的内镜。B.完整后部环形纤维的手术影像。C.位于后部环形纤维的激光释放挤出的椎间盘突出碎片。D.采用垂体骨钳提取腰椎间盘突出。E.减轻穿过神经根压力的可视化图像。

除了采用其他工具，Hol∶YAG环形激光常规用于蒸发和移除组织。后部环形的纤维能够固定在硬膜外隙中挤出的腰椎间盘突出，并能防止整体挤出碎片的抽取，激光可使用于释放这些后部环形纤维，结合垂体骨钳可有助于完全移除碎片。激光对于移除骨骼仍有效，特别是针对引起孔狭窄的上关节小面（SAP）的下部。这样可实现以浅的轨迹靠近椎间盘，更接近椎间盘的后部视角，这个部位可能是腰椎间盘突出所在，通常与内镜毛刺结合使用，特别对于L5~S1所在骨盆缘手术径路的距离限制是有用的。

（四）椎间孔成形：椎间孔狭窄减压

Hol∶YAG环形激光结合内镜高速毛刺已用于移除多骨神经孔狭窄和缓解神经根病。激光有足够功率可消融骨骼，并足够安全地在神经根出口附近操作，典型的是移除SAP下部，开始于尾部肉茎，朝着SAP头部作用直至离开神经根，可完全降压。Knight提到有60%的结果是好到优秀，针对前面提到的250名慢性下背部疼痛和坐骨神经痛患者，采用激光椎间孔成形的临床疗效显著提高73%，其中在30个月的随访中，95%的患者不需要进一步手术。它同时提到对24例狭长脊柱前移患者进行治疗神经孔狭窄，在术后34个月随访中79%结果为好或者优秀。Chiu，Yeung和Schubert也描述了结合后外入路选择性内镜椎间盘切除的腰椎间孔成形的结果。

（五）小关节神经消融

对于小关节介导的慢性轴性疼痛，介入疼痛治疗师广泛采用针对小关节囊伤害感受器和背侧支感觉分支的射频消融术（RFA）。一种可选方法是使用激光能量完成热损害，与RFA或直接内镜可视化相似，它在荧光透视引导下完成。当然在理论上，神经和组织消融的直观判断对于确保摧毁疼痛伤害感受器是有优势的。背部内镜神经根切断提供了这种直观的反馈，可为横向小关节和背部横突的软组织消融。高频探针也是通过内镜使用的工具，但是在消融组织上激光更有效。作者们未公开的实验初步显示这种新技术提出了针对小关节引起的疼痛缓解较好，相比于传统经皮RFA，可能持续时间更长。背部支的中间分支通常不可视，因为其埋藏在骨质通道中或者在小关节囊中，但能够看到中间和横向分支。当中间分支阻塞表示减轻疼痛，即可辨别适当候选者，因此认为小关节是一种疼痛发生器。

（六）脊柱翻修手术

针对效果不佳的腰背部手术，患者持续的神经根症状通常是由于硬脊膜纤维化及神经根周围的瘢痕组织引起。由于激光能够精确作用并汽化目标，因此一些激光的使用可作为移除神经根和硬脊膜周围瘢痕组织的方法。但还没有充分的数据支持这种方法的疗效，同时对患者持续性疼痛来说，由于存在腰背部失败手术综合征的多样化和不同因素的可能性，因此很难证明采用这种方法是否有好的影响。

（七）激光在微创手术中的优势

激光是最小的有效"切刀"，并能够通过非常小的开口传递，故对于微创手术（MIS）非常有用。激光是非常精确的，可用于紧密空间，诸如神经根等这些敏感结构的邻近区域。它可作为环形探针或易于操作的直线探针，可允许激光用于治疗所有在内镜和显微镜观测中很难接近的区域。激光切割也能同时实现凝结和止血。

有许多关于激光在脊柱手术中的研究，但是在目前循证医学的时代，仅有少量精心设计的随机研究。大多数研究是基于美国预防医学工作组标准中的Ⅱ级和Ⅲ级证据。对于经由皮肤激光椎间盘降压脊柱手术，首次使用是基于激光在整个过程中的功效。目前更多的激光用作微创手术中的辅助工具以帮助神经根降压和组织移除，但是完成该项任务不是唯一的工具。有许多基础的科学研究显示采用不同的激光作用于不同组织所存在的影响形成临床使用基础。然而，由于激光仅是诸多工具的一种，将来很难有临床研究用来支持或反驳在微创处理中激光的价值。

七、激光引起的并发症或危害

若激光聚焦在神经根上，将引起神经损害。在神经根或背根神经节附近区域过多使用，将引起热损害。损害的严重程度由一过性感觉迟钝直至完全感觉运动丧失。有时触物感痛可能严重，将导致一类反射交感神经的营养失调或者灼痛，并通过烧痛、皮肤过敏症，也可能是肿胀或者发热表现出来。

无菌椎间盘炎可能会发生，这是与组织蒸发相关热创伤的一种炎症反应，这种炎症通常较为短暂，但是如果严重，可能导致进行性损害。无菌椎间盘炎将表现为新发的轴性痛以及发热。实验室检查可发现白细胞、血沉和C-反应蛋白升高。MRI表现为椎间隙塌陷、Modic改变和炎性反应。骨骼扫描可能是阳性结果，白细胞检查和培养可能呈阴性结果。组织学的检查显示严重炎症但无化脓迹象。这需要与感染性椎间盘炎相鉴别。

假如激光能量直接作用于终板，可能发生终板骨坏死。特征性的表现为持续加重的轴性疼痛，其中应用抗炎药物无效。MRI显示受伤软骨骨髓处拱形区域T2信号增强和T1信号降低。类固醇药物在减轻这些症状方面有效。

为防止这些并发症，重要的预防措施是避免长时间连续使用激光。连续使用将在邻近组织中引起过度加热和热损伤。通过停顿数秒间歇性的激光使用能够减少这种并发症，同时建议注意激光方向并在直接可视化下使用激光。

第二节　臭氧

一、概述

地球的大气层主要是由臭氧（O_3）组成，大气层能够过滤来自宇宙间的各种损害生物体的强辐射，是地球生命的保护伞，同时，大气层也起着杀菌的作用。随着物理、化学研究的深入和科技社会各行业之间的相互渗透，O_3的医用价值渐渐凸显。

臭氧具有不稳定性，很容易被分解成为具有极强氧化能力的O和OH（羟基），灭菌速度极快，对细菌、霉菌、病毒具有强烈的杀灭性，甚至可杀灭肉毒杆菌，因此，将其应用到医疗消毒中是一种极佳的消毒剂。同时，多余的O很容易集合成为O_2，被人体吸收，因而具有无残留性，是一种干净、清洁的消毒剂。

臭氧对于治疗各类炎症有极佳的效果。实验证实臭氧可促进炎症过程消散，主要通过以下几个方面：影响细胞因子拮抗剂或自免抑制细胞因子，如IL210和TGFP1的释放；引起抗氧化酶过度表达以中和过量的反应性产物；刺激血管内皮细胞产生NO和PDGF，引起血管扩张，从而导致炎症消散。

对椎间盘内的髓核组织和椎管内的炎性物质等亦具有很强的氧化作用。目前臭氧治疗椎间盘突出的显效率约为93%。

臭氧（O_3）具有强氧化性，可氧化髓核的蛋白多糖，使椎间盘内压力变小，突出部分回缩，从而消除了突出物对周围神经、脊髓等组织的压迫。臭氧椎间盘髓核消融术是在CT或"C"型臂引导下，将臭氧穿刺针直接进入突出的椎间盘髓核内，注入治疗量的臭氧，该技术具有创伤小、操作简便、无痛苦、安全性高等优点。可与其他几种技术联合应用提高疗效。

二、发展

椎间盘突出症的臭氧治疗最早出现在意大利。意大利Siena大学Bocd教授从20世纪80年代起即对臭氧的作用机制进行了大量的基础和临床研究。结果表明，臭氧具有消炎、止痛及溶解髓核内的蛋白多糖等作用。1988年，意大利医生Verga首先将臭氧注入腰大肌及椎旁间隙治疗腰腿痛；20世纪90年代中期，Muto等将臭氧注入椎间盘及椎旁间隙治疗腰椎间盘突出症，并于1998年报道93例，其中有效率为78%，Albertini总结了从1994年至2000年的6665例多中心的研究结果，优良率达80.9%。我同广州南方医院介入科何晓峰教授自2000年在国内率先开展该项手术，至2004年6月已治疗450余例患者，存效率为75.9%。目前臭氧治疗椎间盘突出症主要是采用经皮注射椎间盘内治疗，又称为臭氧消融术或氧-臭氧化学溶盘术，是将氧-臭氧浸润在髓核、神经根和（或）神经节周围，以治疗椎间盘突出症。

三、原理

（一）氧化髓核内的蛋白多糖

O_3是一种强氧化剂，注入椎间盘后能迅速氧化髓核内的蛋白多糖，使髓核渗透质降低，水分丢失，发生变性、干涸、坏死及萎缩，来达到使突出的髓核回缩、神经根压迫缓解的目的。

（二）抗炎作用

O_3的抗炎作用则是通过拮抗炎症反应中的免疫因子释放、氧离子等直接改善动脉压迫、静脉淤滞造成的缺氧状况，最终减轻神经根水肿及黏连，从而达到缓解疼痛的目的。

（三）镇痛作用

O_3的镇痛作用直接作用于椎间盘表面、邻近韧带、小关节突及腰肌内广泛分布的神经末梢，这些神经末梢被炎症因子和突出髓核所释放的化学物质（5-羟色胺、缓激肽、P物质、磷脂酶A2等）激活，引起反射性腰肌痉挛而致腰背痛，而O_3抑制这些神经末梢的反应，达到镇痛目的。

（四）化学针灸疗法

臭氧还能产生类似针灸疗法的效应，即化学针灸疗法：通过激活疼痛感受抑制机制，从而刺激抑制性中间神经元释放脑啡肽而镇痛，能有效阻断疼痛刺激与伤害感受器间形成的恶性循环。

四、设备配置

C臂X光机，医用臭氧治疗机1台，穿刺针。

五、手术操作

（1）患者俯卧于透视床上，腹下垫枕头，使腰椎椎轴变平直，便于穿刺。也可采用侧卧位，尤其是L3～S1椎间盘突出且髂骨翼过高者，健侧卧位，往腰下垫一枕头，健侧下肢屈曲，患侧下肢伸展，可使髂骨翼下降2～3cm，提高穿刺成功率。

（2）透视下确定病变椎间隙及穿刺点（脊柱患侧旁开8～12cm）并作标记。

（3）皮肤消毒、铺洞巾，以2%利多卡因做穿刺点局麻。

（4）用穿刺针，取与躯干矢状面45°～55°角，经穿刺点向病变间隙中后1/3部位刺入。作L5～S1椎间盘穿刺时，穿刺针须同时向足侧倾斜20°～30°进针。

（5）正位透视针尖在椎间隙的中央，侧位在椎间隙的后1/3处。

（6）经穿刺针匀速注入浓度为50%的臭氧-氧混合气体5～20mL，以推注时无明显阻力、气体不向病变间隙外弥散为度。

（7）将穿刺针退出纤维环至椎间孔旁，再注入臭氧混合气体10～15mL，拔出穿刺针，以创可贴敷盖穿刺点。

六、术后护理及注意事项

（1）术后患者应卧床休息6小时，密切观察有无并发症发生。

（2）症状重者可静脉滴注甘露醇250mL+地塞米松5mg及神经营养药。

七、注意事项

（1）严格掌握适应证、禁忌证。

（2）穿刺要在影像监视下，进针要缓慢，动作要轻。

（3）吸取臭氧混合气体时不宜抽吸，而应借臭氧的压力自然进入注射器，以免混入其他气体。

（4）注入臭氧气体时，针尖可作小范围进退活动，以尽量扩大髓核与臭氧的接触范围。

（5）臭氧注入量要因人而异，量太少难以使髓核达到预期的氧化固缩效果，量太多，对椎间盘以外的组织有何负面影响，目前尚不十分清楚。

八、适应证

（1）临床症状明显，包括持续性腰腿痛、跛行等。

（2）脊神经受压体征阳性或皮肤感觉异常，如直腿抬高试验阳性等。

（3）经CT或磁共振成像（MRI）等影像学确诊为包容性或单纯性椎间盘突出或膨出，并且影像学表现和临床症状体征相一致。

（4）经4周以上保守治疗效果不佳。

（5）经外科手术治疗或其他椎间盘微创治疗效果不佳。

（6）经保守治疗但久治不愈的腰痛，无明显神经受压症状，但经影像学证实有相应平面的椎间盘病变，如椎间盘膨出，并排除其他原因所致。

九、禁忌证

（1）影像学检查为椎间盘脱出者。

（2）椎间盘突出合并椎间隙狭窄者。

（3）椎间盘突出合并椎体滑脱者。

（4）椎间盘突出钙化与合并感染、肿瘤等。

第三节 低温等离子射频消融技术

一、概述

低温等离子射频消融技术属于21世纪出现的一种新技术，不同于手术切除、药物化学溶解和激光汽化腰椎间盘组织等治疗椎间盘突出的传统方法，而是采用易于掌握的脊柱外科的常规微创技术手段，具有低温安全、不开刀创伤小、最大限度保护纤维环壁、对脊椎稳定性影响小、椎间盘再次突出率低等优点。

二、技术发展

"低温等离子消融术"是美国军事科技开发的医疗仪器，属于第四代物理治疗技术，在1999年美国FDA批准后，在临床治疗中开始迅速发展。2000年这项技术首先在美国应用于临床。射频低温等离子消融术的应用领域包括脊柱外科、关节镜手术、耳鼻喉科、整形外科、普通外科以及神经外科。迄今，在脊柱外科和骨科领域，在全球范围内已实施超过200万例手术。

三、原理

其原理在于利用高能等离子场使组织分子分解，作用于椎间盘内部，汽化消融部分椎间盘髓核组织，然后再利用精确的热皱缩技术将刀头接触到的髓核组织加温至约70T，使髓核体积缩小，降低椎间盘内的压力，使突出的椎间盘减压，缓解对神经根的压力，减轻临床症状。

四、设备配置

X光机，射频消融机，穿刺针。

五、手术操作过程

患者取卧位（颈椎取仰卧位，腰椎取俯卧位），放置克氏针一类金属物，在X线侧位像上确定穿刺的准确位置。局麻下，右手持射频穿刺针，直接穿刺进入椎间盘，C臂X光机透视引导下将穿刺针针尖至突出靶点位置，摄正位片，显示针尖位置，设定汽化棒工作范围，起点为髓核近侧缘，终点为髓核对侧缘。抽出穿刺针芯，插入与双极射频发生器连接的特制低温等离子射频消融专用汽化棒。设射频消融能量等级2，在C型臂X线机透视监视下，运用−40°到70°低温射频能量，分别按穿刺针的2，4，6，8，10，12点6个方向顺时针方向旋转消融和热凝。脚踏消融键，缓慢将汽化棒推送至终点，再踩热凝键将汽化棒撤回起点，完成一个治疗过程，消融和热凝的时间各为3分钟。

六、术后护理及注意事项

术后3天内注意卧硬板床休息，术后3天行腰背肌功能锻炼。

七、适应证

1.腰椎间盘突出症

反复发生的腰、腿痛，疼痛比较剧烈，沿坐骨神经走行的方向放射，咳嗽或用力大小便时可使疼痛加剧，伴麻木，经CT或MRI证实相应间隙椎间盘突出，及椎间盘源性下腰痛。

2.颈椎病

慢性头晕恶心，颈肩部沉重、疼痛伴上肢根性酸胀、灼痛等症状，经MRI证实相应间隙椎间盘突出的非脊髓型颈椎病患者，以及颈椎间盘源性颈椎病。

八、禁忌证

CT或MRI检查结果显示骨性椎管狭窄，骨赘或后纵韧带为主要致压因素；巨大的椎间盘突出或脱出；脊髓型颈椎病或仅以麻木症状为主者；有明显进行性神经学症状或马尾症状者。

第六章 神经内科病证及疾病

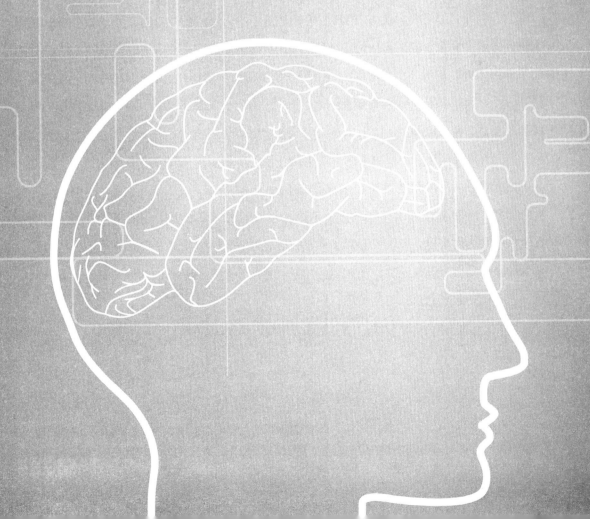

第一节　厥证

厥证是以突然发生的一时性昏倒，不省人事为主要临床表现的一类急性病证。有的患者伴有四肢不温。在临床上，厥证病情轻者昏厥时间较短，醒后无偏瘫、失语、口眼㖞斜等，严重者会一厥不醒而死亡。

厥证常伴发于多种疾病的发病过程中，但也有单独发病者，就内科范围而言，厥证发生的特点颇似西医学中的血管抑制性昏厥、心源性昏厥、高血压脑病、癔病、剧烈咳嗽或排尿后引起的昏厥；失血、低血糖引起的昏厥；及高热、中暑等引起的昏厥。

一、概述

古代关于厥证的记载最早见于《黄帝内经》，《内经》中论厥较多，其含义、范围也较广。除《素问·厥论》是论述厥证的专篇外，在《内经》的其他三十多个篇章中也提到了各种"厥"。如《素问·大奇论》曰"暴厥者，不知与人言"；《素问·生气通天论》曰："大怒则形气绝，而血菀于上，使人薄厥"；又曰："阳气者，烦劳则张，精绝辟积及于夏，使人煎厥"。《素问·调经论》曰："血之与气，并走于上，则为大厥，厥则暴死，气复反则生，不反则死。"《素问·厥论》曰："阳气衰于下则为寒厥，阴气衰于下则为热厥……热厥之为热也……阳气起于足五指之表……故阳气胜则足下热也……寒厥之为寒也……阴气起于五指之里……故阴气胜则五指至膝上寒……阳气日损，阴气独在，故手足为之寒也……肾气有衰，阳气独胜，故手足为之热也。"概括而言，《内经》认为厥证的病机是气机逆乱，气血运行悖逆。《内经》中给予厥证的称谓名目繁多，就症状而言，概括起来也只有两类表现，一是猝然昏倒，昏不知人；二是手足厥逆，扪之或灼手或冰凉。《素问·厥论》曰："寒厥之为寒也，必从五指而上于膝。"

汉张仲景《伤寒论》和《金匮要略》主要继承《内经》中"手足逆冷"为厥主要症状的认识，阐发了"阴阳气不相顺接"是寒厥和热厥的病机，《伤寒论》重在论述感受外邪而致的厥证，并提出相应的治法和方药，如治疗寒厥的四逆汤、当归四逆汤、白通加猪胆汁汤，治疗热厥的白虎汤。此外，在《金匮要略》中还记载了卒厥与尸厥。

隋巢元方《诸病源候论·中恶病诸候》以中恶统括诸多厥证，指出"中恶者，是人精神衰弱，为鬼神之气卒中之也"，认为某些厥证与精神因素有关；还对尸厥的表现和病机进行了描述："尸厥逆者，阴气逆也……真气厥乱，客邪乘之，其状如死，犹微有息而不恒，脉尚动而形无知也。"

金张子和《儒门事亲》中除阐发前人诸厥外，还补充了痰厥、酒厥之证。《儒门事亲·论厥逆近世差玄说》曰："有涎如曳锯，声在喉咽中痰厥……因醉而得之为酒厥。"

明代《景岳全书》中张景岳总结了前人对厥的认识，并提出以虚实论治厥证，《景岳全书·杂证谟·厥逆》曰："气厥之证有二：有气虚气实，皆能厥。气虚卒倒者，必其形气索然，色清白，身微冷，脉微弱，此气虚证；血厥之证有二，一曰暴脱，一曰动血也。"

清代吴谦《医宗金鉴》对厥的论述颇为详细，并明确地把有无口眼㖞斜和偏废作为中风和厥证的鉴别要点。明、清时期崛起的温病学家，在《伤寒论》的基础上创新和发展了外感热病中的热厥证的辨证论治方法，极大地丰富了厥证的内容，进一步补充和发展了厥证的理论体系。如王孟英《温热经纬·叶香岩三时伏气外感篇》曰："受热而迷，名曰暑厥"；又曰："大凡热深厥深，四肢逆冷，但看面垢齿燥，二便不通，或泻不爽为是，大忌误认伤寒也。"叶天士《临证指南医案·痉厥》曰："厥者，从下逆上之病也；痉者，明其风强之状也，所以二字每每并言。"陈平伯《外感温病篇》曰："风温毒邪，始得，便身热口渴，目赤咽痛，卧起不安，手足厥冷，泄泻，脉伏者，热毒内壅，络气阻遏。"温病学家余师愚的"清瘟败毒饮"及吴鞠通的"安宫牛黄丸"，至今仍广泛地用于治疗多种热厥证。

现代中医在中医急症研究过程中认为厥证与脱证关系密切，合称为厥脱证，厥轻脱重，厥证可突然转化为脱证。脱证常兼有厥，危在旦夕。厥脱并论更有利于掌握病情，防止病情突变。本书遵照传统，仍将厥脱分论，读者可互参之。

二、临床表现

患者在昏厥之前，常有明显诱因，如暴怒等强烈的精神刺激、饥饿、暴饮暴食、饮酒过量、剧烈咳嗽等；或有先兆症状，如头晕、眼花、面色苍白、汗出等，然后发生突然昏仆，不省人事，呈一时性，发病时常伴恶心、汗出，或伴有四肢厥冷，醒后感头晕、疲乏，无偏瘫、失语、口眼㖞斜等后遗症，缓解后和正常人一样。严重者会一厥不醒而导致死亡。

本病一般分为气厥、血厥、痰厥、寒厥、热厥等。虽然同是昏厥，但病因病机各异，临床表现也不尽同，如气厥证以口噤不开、两拳握固、呼吸气粗为特征，血厥证以牙关紧闭、面赤唇紫为特征；痰厥证以喉中痰鸣或口角流涎为特征；寒厥证以面白色脱、神情漠然为特征；热厥证以壮热烦渴、昏昧惊躁为特征。

三、病因阐述

厥证的病因繁多，外感六淫、内伤七情、饮食不节、劳倦过度、亡血失津、痰浊、瘀血阻滞等引起气机突然逆乱，阴阳失调，本章所论为属于心脑病证的气、血、痰、寒、热诸厥，其他如暑厥（中暑昏倒）并入热厥中，蛔厥、色厥、秽厥等不予论述。

（一）因于虚损

先天禀赋不足，肾精亏虚，阴阳失调；或久病气血亏损，元气耗伤，引起经络气血运行不畅，气机逆乱；或大汗吐下，气随液耗；或创伤出血，或产后大量失血等，气随血脱，阳随阴消，均可发为厥证。

（二）因于情志

因恼怒所致，情志过极，气血并走于上；或元气素虚，又遇悲恐；或疲劳过度，阳气消乏，气虚下陷；或平素精神衰弱，加上突如其来的外界影响，或闻巨响，或见鲜血喷涌等，气机逆乱发为昏厥。

（三）因于饮食

元气素虚者，如因过度饥饿，气血化源亏乏；或暴饮暴食，饮食停于胸膈，清气不升，浊阴不降，阴阳升降受阻，气机逆乱，导致厥逆发生。

（四）因于外邪

严寒之时，以冬季多见，或高寒地区，寒邪直中伤阳，阳衰阴盛；或寒邪直中脏腑，闭塞气机，气血凝滞；或外感温热邪毒或疫疠之气，或酷暑之际，感受暑热之邪，热邪内闭，气机升降失调；或寒邪入里化热，热邪内陷，导致气阴耗伤。

（五）因于痰饮

形盛气弱之人，嗜食酒酪肥甘生冷；或长期吸烟，滋生痰浊；或劳倦伤脾，脾失健运，痰湿水饮内停，阻滞中焦，一时逆乱导致气机运行失常。

（六）因于瘀血

瘀血所致厥证，多继发于阴血耗竭，阳气衰微，阴虚血少而滞，阳虚则气不运血；或心肺气虚等五脏功能虚衰的条件下，突然情志失调，气滞血瘀，或外伤瘀血等引发亦有初起即表现为实证者，因于疼痛、创伤、跌仆、气滞、瘀血，疼痛则伤气伤血，气滞血瘀终致气机逆乱。

四、基本病因

本病的主要机理是气机逆乱，阴阳失衡及脏腑功能失调。或阳气被遏，不能达于四末，阴阳之气不相接续而手足厥冷；或气血逆乱，夹邪上壅，闭塞清窍，突然昏仆；或气血大亏，阴精内脱，清窍失养，出现昏厥。而血瘀贯穿于每一个环节过程中，若外邪闭阻或七情所伤，气机壅遏，导致气滞血瘀；或阳气衰弱，推动无力，气虚血瘀；或阳虚生寒，寒凝血瘀；或阴虚血少，脉络不充，艰涩成瘀，瘀血内停，有碍气机运行，引起气机逆乱。因此，气血的病变是厥证的病理基础。

五、辨证

厥证之辨证，重点掌握气、血、寒、热、痰五端。厥证发作乃危重之候，当予及时救治，患者在昏迷时，可先针刺、取嚏、探吐等，苏醒后予服中药。

（一）气厥证

以因精神刺激而发作，突然昏倒，不省人事，口噤拳握，呼吸气粗，或四肢厥冷，舌苔薄白，脉沉或沉弦为辨证依据，醒后哭笑无常。患者在昏迷时，可先针刺人中、内关，开闭通阳促苏，苏醒后予服中药五磨饮子加减。

（二）血厥证

多因情志而诱发，以突然昏倒，不省人事，牙关紧闭，面赤唇紫，舌红，脉沉弦为辨证依据。平时可见急躁易怒，少寐多梦，头痛，眩晕。突然昏厥、不省人事可急用醋或氨水熏鼻，促其苏醒，越时予服通瘀煎加减治疗。

（三）寒厥证

以平时体弱，因情绪紧张、恐惧、疼痛、久站等诱发，突然眩晕昏仆，汗出厥冷，面色苍白，舌质淡，脉沉微为辨证依据。急用苏合香丸口服或灌服，以开窍醒神，或选四逆汤加减。

（四）热厥证

因外感六淫、疫毒化火，或奔走于烈日长途，吸受暑热之气，或在高温环境中劳作，或疔疮疖痈未加清解，以猝然倒仆，或昏睡不醒，壮热烦躁，四肢厥逆，烦渴引冷，舌质红，苔黄燥，甚至干黑，有芒刺裂纹，脉数有力，或沉伏而按之滑数为辨证依据。急予安宫牛黄丸、至宝丹或紫雪丹口服或鼻饲或灌肠以开窍醒神。方用白虎汤或大承气汤加减。

（五）痰厥证

以平素多湿多痰，复因恼怒气逆或剧烈咳嗽而突然昏厥，喉有痰声，呼吸气粗，苔白腻，脉滑为辨证依据。急用盐汤探吐，并用黑白丑、甘遂研细末，拌和面粉作饼，贴足心，或予导痰汤加猴枣散治疗。

厥证的预后取决于邪之轻重、阴阳气血失调的程度、救治及时与否。若及时治疗，多可转危为安。但若救治不及，阴阳气血失调急转阴阳离绝，则会发展为一厥不复之死症。

六、辨治心法

辨证既明，厥证之治，亦当重点掌握寒、热、气、血、痰五项，针对气血乖违、阴阳失调，阴阳之气不相接续治之。

（一）从寒邪直中，阳衰阴盛论治

王清任曰："元气即火，火即元气，此火乃人生命之火。"《素问·举痛论》曰："气复反则生也。"说明阳气在人之生理情况和疾病转归中起重要作用。寒厥或因寒邪直中脏腑，闭塞气机，或因寒邪直中伤阳，阳衰阴盛，"阳气衰于下"所致，故在治疗时应注意发挥阳气作用，以求调动机体的气化功能，多倚重于附子。附子，上助心阳以通脉，下补肾阳以益火，大有补火回厥作用。常用参附龙牡汤、麻附细辛汤、急救回阳汤、自制升压汤（附子、黄精、升麻、炙甘草）和稳压汤（附子、黄精、炙甘草）。在具体运用上，通过不同的配伍既可制约附子燥性，又能取得理想的协同作用。一为阳中配阴法，同用麦冬；二为甘缓调和法，同用甘草以加强止痛作用；三为阴阳双调法，同用生脉散以达阴平阳秘；四为镇潜逆火法，同用龙齿、灵磁石、代赭石以镇静安神；五为互相制约法，同用熟地、何首乌之类；六为温阳泻火法，同用知柏和生军，既补真阳不足，又泻实火之过亢。另外在配伍时还应注意引经药物作用的发挥，如同用川芎、牛膝通达以治梗阻性疾病，同用细辛通阳入肾以治虚喘欲脱。

（二）从热邪内闭，气阴欲脱论治

《伤寒论》曰："热深厥亦深，热微厥亦微。"热厥由外感温热邪毒或疫疠之气，或感受暑热之邪，热邪内闭，气机升降失调，热盛又可伤人津液，导致"阴气衰于下"。故对热厥治疗一则泻其热，一则补其阴，以"存津液"为急务。由于阴津的盛衰往往是疾病转归的重要关键，故对气阴欲脱所致的热厥，可以用益气养阴的生脉散。泻热者辨表里、脏腑，病在卫表先用汗法，首推羌活、清水豆卷，加柴胡可以促进发汗。热在气分，重剂石膏，择药而从，若见热、咳、渴、喘之象可选麻杏石甘汤合葶苈子，高热日久，气阴两伤，人参白虎汤常能中的。高热长盛不衰，上病下取加大黄釜底抽薪亦为良策。热病夹湿，缠绵难解，湿不化则热不去，乃治病之关键。苍术配石膏，化湿而清气分大热；厚朴配黄连，祛湿而清心胃之热；若湿热之邪，伏于膜原，则需用达原饮加甜茶叶、马鞭草，芳香化浊，多能应手。

（三）从七情悖逆，气机乖违论治

《素问·举痛论》："百病生于气。"七情悖逆，内扰脏气，气血乖违，而成气厥。治疗之要，当舒畅气机，以达"疏其气血，令其调达而致和平"的目的。肝主疏泄，斡旋周身阴阳气血，故治气先疏肝，治厥先理气，对气厥甚有效用，或取辛香开窍之品，如麝香、苏合香丸，以开郁启闭为先导。

（四）从气血逆乱，血脉瘀阻论治

厥证缘于气血逆乱、阴阳乖违，而血瘀贯穿于每一个环节过程中。因此，气血的病变是厥证的病理基础。而化瘀之法能祛除瘀血，流通血脉，改善微循环，促苏醒，抗休克，振绝回厥，所以在厥证的各个时期都可以兼用。血府逐瘀汤能治遍身瘀血，若病在上焦加石菖蒲使气行上升；元神之府为风火扰动加羚羊粉；在中焦则加苍术以运脾气；在下焦则加琥珀以导瘀血下泄。其他如水蛭粉吞服，丹参、川芎嗪静滴，作为一种平衡气血的方法亦常被运用。

（五）从痰瘀胶结，蒙蔽于心论治

宋代严用和曰："人之气道贵乎顺，顺则津液流通，决无痰饮之患。"大凡阳气不到之处，即为痰饮停滞之所。若阳气不运，痰饮阻滞，则血行不畅，痰瘀胶结。若肺性脑病，痰瘀交阻于肺，蒙蔽于心，神明失主而妄言，脑府失灵而昏迷，气血逆乱而四肢厥冷，肺失宣肃而喘促。种种危象，总因痰瘀。治疗亟当逐痰、涤痰，尊"必伏其所主，而先其所因"之旨，临床每取启迷丹（《石室秘录》）方：人参、半夏、皂荚、菖蒲、茯神、生姜、甘草、菟丝子加白蜜、竹沥、远志以宣窍醒神，疗效可靠。

七、用药秘要

（一）附子配大黄

张介宾曾称善人参、熟地、附子、大黄为"药中四维"，人参、熟地为治世之良相；大黄、附子为乱世之良将。《灵枢·五乱》中云："清气在阴，浊气在阳，营气顺脉，卫气逆行，清浊相干，乱于胸中，是为大悗。"也有气乱于心，乱于肺，乱于肠胃，乱于头者，大凡来自于外邪侵袭，感染六淫兼夹秽恶之气，使阴阳两气相违，厥逆之势遂起。附子配大黄是仲景附子泻心汤中两味主药，厥逆系气乱血乖，阴阳失衡引起的危急重症。面对颓局，不在收拾，而在重振，拨乱反正必须具备"剿不嫌狠""抚不嫌稳"两手。附子以其雄烈之功壮正气，大黄以其破阴之性通瘀闭。一时逆乱得平，气血复归正平，此所以有"乱世良将"之美名，此取自肾气丸中之药对。肾气者，卦象为坎，坎以中阳为体，外阴为用，在五脏之中，主少阴相火。附子象。

（二）附子配人参

附子辛热，回阳救逆，人参甘温，大补元气。两药合用，能回阳益气固脱，用于阳衰气脱，大汗淋漓，气促喘急者，如参附汤、急救回阳汤等，药理研究有强心作用。

（三）附子配熟地

日之魂，得气中之阳，熟地象月之魄，得血中之阴，附子益火之源，熟地壮水之主，能复坎中之真气真阴，大有益于生命之根。一阳一阴，一气一血，一升一降，一启一藏，气化往往在顷刻之间得以重建，常得力于此二味。

八、古方应用

（一）急救回阳汤（《医林改错》）

1.应用指征

厥证患者见突然眩晕昏仆，汗出厥冷，面色苍白，舌质淡，脉沉微，辨证属于阳虚血瘀，属"阳气衰于下"者，应用本方温阳益气，活血通脉。

2.加减变化

兼见咳嗽气急喘满者加半夏、葶苈子；兼见心悸惕惕然，加麦冬、龙骨、牡蛎；兼见神识昏蒙者加石菖蒲、陈胆星。

（二）血府逐瘀汤（《医林改错》）

1.应用指征

厥证缘于气血逆乱，阴阳乖违，而化瘀之法祛除瘀血，流通血脉，能改善微循环，促苏醒，抗休克，有起沉疴于一时，扶危殆于顷刻之效，所以在厥证的各个时期都可以此为主或择药兼用。

2.加减变化

若阳虚而瘀加党参、黄芪，甚者加肉桂、附子；阴虚而瘀者重用细生地，加丹皮、玄参；寒凝血瘀者去生地，加桂枝、细辛、木通；热熬成瘀者加黄连、水牛角，去川芎；兼有痰浊加半夏、陈皮；湿阻者去生地，加苍术、厚朴；气滞甚者加苏木或降香。

第二节　癫证

癫狂系中医病证名，为癫证与狂证之合称，因两者可相互转化，皆属精神失常疾患，故合称为癫狂。癫，指以情感淡漠，意志衰退，思维贫乏，沉默少动为临床特征的精神性疾病。其病精神抑郁，重阴，亦作"文痴"；狂证，是以情绪偏激，意向亢奋，思维散乱，行为反常为特征的精神性疾病，其病精神亢奋，重阳，亦称"武痴"。癫狂，系由痰滞气郁、心脾两虚、虚火内扰、火盛伤阴、瘀血内阻，致痰瘀蒙蔽心窍，阻遏脑窍而致，病邪深浅不同，寒热各异，故临床有癫狂不同表现。

本病以思维、情感、行为和感知等精神活动与环境之间的不协调为主，一般无智能障碍及意识障碍。目前西医所称之忧郁症、精神分裂症、癔病等，皆可按癫狂病证辨证论治。

一、概述

癫狂病名，始于《内经》，对其症状、病因、病机以及治疗，书中多有记载。《内经》指出癫证以"不乐、头重痛、视举、烦心"为特征；狂证以"少卧、不饥、善骂詈、日夜不休"为特征，并指出，其病因多系情志所伤，其病机乃为火热扰心，阴阳失调，夺其食，使之服生铁落为饮。

《难经》对癫与狂两者提出鉴别要点，明确指出"重阳者狂，重阴者癫"，如《难经·五十九难》中谓："狂癫之病何以别之？然，狂疾之始发，少卧而不饥，自高贤也，自辨智也，自倨贵也，妄笑好歌乐，妄行不休是也；癫疾始发，意不乐，僵仆直视，其脉三部阴阳俱盛是也。"

汉张仲景提出因本虚而致癫、致狂的观点，认为本病是因血气少，心气虚，虚则邪乘，若邪乘于阴，则发为癫证，若邪乘于阳，则发为狂证。

至金元时期，诸医家对癫狂的病因、病机多有发挥，如刘完素提出癫狂病系五志过极化火而致，尤以喜、怒过极为最，他在《素问玄机原病式·五运主病》中称："经注曰，多喜为癫，多怒为狂，然喜为心志，故心热甚则多喜而为癫；怒为肝志，火实制金不能平木，故肝实则多怒而为狂，况五志所发皆为热，故狂者五志间发。"朱丹溪则提出癫狂与痰有关，创"痰迷心窍"观点，主张治癫以养心血、镇心神、开痰结之法，治狂则采用大吐、下泻之法，此外还提出采用精神疗法治疗本病，开创了心理疗法治癫狂之先河。

明清时期，诸医家对癫狂证的认识更为深入，且多有论述，如楼英对阴阳失调而致癫狂的发病机理作了阐述；张景岳对癫与狂的区别作了简明归纳；陈士铎结合临证经验将本病证作分类，分为狂病、癫病、花痴、呆病四类。对癫狂病的治疗，大多数医家主张，治癫宜解郁化痰，宁心安神为主；治狂宜"先夺其食，或降其火，或下其痰，药用重剂，不可畏首畏尾。"清代医家王清任，对癫狂的病因、病机、病位等独具创见，提出瘀血可致癫狂，其病与脑有关的观点，谓癫狂"乃气血凝滞脑气，与脏腑气不接，如同做梦"，治疗上采用活血化瘀法，创用功具活血化瘀、疏通气机的"癫狂梦醒汤"，王氏这一学术论点，对后世颇具影响。

近现代，对癫狂病证防治研究颇多，在病因、病机方面的探讨，辨证分型的研究，治疗方法的探索，单方、验方的搜索和整理等方面，均有所获。尤对瘀血与本病关系的研究较多，应用活血化瘀法则治疗亦得到推广。其他从心理治疗、情志调节等配合药物治疗亦多取疗效，以清热泻火、调气活血治疗狂证亦多有报道。

二、临床表现

癫证的临床表现：早期主要表现为情志抑郁，情志不乐，注意力涣散，神思恍惚，工作学习难以集中和坚持，兴趣下降，逐渐出现个性改变，孤僻懒散，不修边幅，对外界事物及周围人事冷淡，情感平淡，或喃喃自语，或语无伦次，面部表情缺少变化，目光呆滞游移，活动减少，夜寐不宁，甚或出现长时间保持同一姿势而木僵状态；或自我封闭，自我责备，严重者出现消极厌世，企图自残、自杀等异常行为。舌质多暗红、淡暗，苔多薄或薄腻，脉细缓或细涩，为阴气有余之证。

狂证的临床表现：情绪易于波动，好幻想或追究无意义的问题，敏感多疑。临床可分为青春型、妄想型两大类。青春型起病较急，精神失常、情绪偏激、喜怒无常、兴奋躁动、动作离奇、狂乱不安、狂躁易怒、行为幼稚、时常窥镜自笑；或主动接近异性，甚或当众裸体，弃衣而走；或叫骂不休，毁物伤人，彻夜不眠；或喃喃自语，言语荒诞，或支离破碎。妄想型起病较缓慢，分迫害妄想、疑病妄想、关系妄想、夸大妄想、钟情妄想、罪恶及过失妄想等，多有妄作妄动、幻听、幻视、幻嗅，内容离奇荒谬，思维活跃，散漫无序，言语反复颠倒、脱离现实，行为怪异，或有攻击冲动等。两者舌质多偏红或暗红，苔黄燥或黄腻，脉弦数或沉实有力，为阳气有余之证。

癫与狂，临床表现虽异，但其主要共同点在于灵性、情志、行为三方面失常，两者仅为程度及表现形式不同而已。癫与狂两者可相互转化，癫证失治可转为狂证，狂证误治可转化为癫证。

西医"癔症""狂躁抑郁症""精神分裂症"等疾病，均可按癫狂证辨治。

三、病因阐述

癫狂之病因，多与七情内伤有关。喜、怒、忧、思、悲、恐、惊是精神活动中七种正常情绪反应，这些情绪反应变化，与环境情况变化密切相关，如遇工作紧张，压力过重；情志不遂，频受挫折；商场失利，情恋失意；突遇意外，遭受惊吓；偶得外遇，偶得鸿运，喜出望外等，均可导致七种情绪反应超过正常限度或极限，即造成七情内伤。七情内伤，必将影响脏腑功能，致使五脏功能失调，气血阴阳失于平衡，或气滞，或化火、或酿痰、或成瘀，终致气机逆乱，心窍脑窍被堵，而生癫狂。癫狂病因虽多与七情相关，但其主要致病因素，总括为气、火、痰、瘀四者，分别述之。

（一）因于气

此致病之气主要指气滞、气结、气乱。"气为百病之长，血为百病之胎"，《内经》谓："百病皆生于气。"即是指气运行失常而致的疾病。癫狂之病，亦因气机逆乱，气血失衡所致。若多怒易暴易躁，肝木横逆，郁怒而伤肝，肝失疏泄，气机郁滞；或多思善虑，思虑过度，劳伤心脾，心脾气虚，气虚而行迟，久则气结于内；若多喜多惊多恐，内伤心肾，心肾气耗而气散，上下失交，则气自内乱，升降失司而成气逆。上述气滞、气结、气乱，皆可导致气血失调，瘀血留滞，瘀血阻于心窍、脑窍而致心窍闭塞，脑窍壅阻，发为癫狂。

（二）因于火

此火，乃为肝胆郁火，阳明热盛之火，虽同为火，但其病位不同。肝胆郁火，是因七情内伤，肝胆气滞，郁而化火，上扰神明，而致癫狂；阳明热盛之火，是系邪热内传阳明，热结为火，其火扰乱心包，而发癫狂。此外尚有痰火上扰，瘀热内阻心脑，痰火与瘀热皆属火热之邪，当在痰、瘀条内分述之。

（三）因于痰

此痰多指痰湿和痰火。历代医家多以"痰迷心窍"为癫狂之病因，临床以"痰"为致病因素者亦多见之。痰湿之邪，多由思虑太过，所求不得，致木旺伐土，脾失健运，生湿酿痰，或因惊恐，气血逆乱，气滞而津聚，结而为痰，此两者皆可内生痰湿；痰火之邪，是因心胃火盛，灼津炼液而为痰，与热交结，致成痰火，亦可由痰湿内盛，结积日久，而成痰热。无论痰湿、痰火，皆与气相并，与气相并则痰气郁滞，迷塞心窍，或痰火与气相合，气火上扰，脑窍失灵，发为癫狂。

（四）因于瘀

此瘀乃指血瘀与瘀热。血瘀之成乃因情志怫郁，气机阻滞，气滞则血行不畅，久之血瘀乃成，或因心脾气虚，气血不足，心神失养，而且气虚则血行迟缓，血缓则凝，凝则血瘀；瘀热系由瘀血内阻日久而成，或由邪热入里，与血相结，煎熬血液，而成瘀热。血瘀既成，脉络失畅，心络、脑络为之阻滞，心脑失气血濡养而壅闭，心窍、脑窍为之格塞，发为癫疾；瘀热内生，上扰神明，心窍为之蒙蔽，脑窍为之阻遏，心神受扰，精神失守，发为狂证。此外，外伤、手术后等亦可致瘀血留阻而发病。

四、基本病机

《难经·二十难》谓"重阳者狂，重阴者癫"，指出了癫狂的基本病机在于阴阳气血失调。气滞、火郁、痰结、瘀血四者皆致阴阳失调，气血失衡。阴虚于下，阳亢于上，心神被扰，神明逆乱而发癫狂；或气机逆乱，瘀血阻络，气血不能上荣脑髓，造成灵机混乱，神志失常而为癫狂。

有谓"狂证多实，癫证多虚"，然狂证与癫证皆有虚实相杂存在，且以邪实为主、为多。癫与狂两证的发病与患者素体体质、病邪性质攸关，大凡体质属阴者，内有血瘀、气郁、痰湿之阴邪，则发为癫证；若体质属阳者，内有郁火、痰火、瘀热之阳邪，则发为狂证，实乃重阴、重阳之别，而非虚实之分。诚然癫狂发病日久，可损及心、脾、肝、肾，呈现虚证表象，即因实而致虚也。再如病久有瘀，病久瘀血入络，虽有虚证表象，然其瘀血等实邪亦随病程进展而加重。故癫狂的病机转化，主要是病邪属性转化，如阳邪经治，其火热渐清，郁火转为气滞，痰火化为痰浊，瘀热平而为瘀血，其邪上扰之势虽平，内聚之态仍在，邪从阳转为阴，狂转为癫。反之，阴性之邪，失治积久，可化火化热，阴转为阳，由于病邪属性转化，因癫可转狂。

五、辨证概论

癫狂辨证应依病情之轻重、病程之长短、诱因之关键、临床之表现、脉舌之相参，先辨清癫证与狂证，再辨病因及性质，从气血论病机，论阴阳定治则。癫证为重阴之病，主于气、瘀、痰，治当宣解、化瘀、祛痰、宁心、安神、开窍；狂证为重阳之病，主于郁火、痰火、瘀热，治宜宣降气火，下降痰火，清化瘀火，清化瘀热，醒神，安志，开窍。总之当分清阴阳、气血，调整阴阳，以平为期；平衡气血，以致和平。兹将癫证与狂证的辨证论治分述之。

（一）肝气郁结

以精神抑郁，表情淡漠，呆滞多疑，语无伦次，或喃喃自语，唉声叹气，悲观厌世，两目少神，两胁胀满，舌质淡暗，苔薄白或薄腻，脉弦为辨证依据，方用逍遥散化裁。

（二）肝血瘀滞

以精神抑郁，动作迟缓，思维不顺，幻觉幻听，厌世自戕，胸胁胀满，面色晦滞，双目无神，舌质暗或有瘀点、瘀癍，脉沉弦或涩为辨证依据，方用血府逐瘀汤加减。

（三）痰气蕴结

以情感淡漠，不动不语，呆若木鸡，目瞪如愚，傻笑自语，自责自罪，面色萎黄欠华，舌质淡暗，苔白腻，脉细弦滑为辨证依据，方用加味温胆汤。

（四）气火上逆

以躁烦易怒，妄作妄动，呼喊叫骂，哭笑无常，面红目赤，舌质红，苔黄少津，脉弦小数为辨证依据，方用柴胡加龙骨牡蛎汤化裁。

（五）痰火扰心

以发病突然，狂暴无知，言语杂乱，大声叫骂，逾墙上屋，力气逾常，或毁物伤人，或登高而歌，或弃衣而走，面红目赤，舌红赤，苔薄黄腻少津，脉弦滑数为辨证依据，方用礞石滚痰丸合泻心汤化裁。

（六）瘀热蒙脑

以躁烦不宁，恼怒多言，弃衣登高，妄见妄闻，持械毁物、伤人，思维杂乱，妄思离奇，面色暗滞，舌质紫暗，或有瘀癍，苔薄黄或黄糙腻，脉细涩数，或沉弦迟为辨证依据，方用癫狂梦醒汤化裁。

总之，癫证多由气、痰、瘀互结而成，狂证多由气火、痰火、瘀热蒙扰心脑而发。虽辨证有所不同，但两者可互相转化，癫证失治可转为狂证，而狂证日久，亦可转为癫证。若病程长久，可进一步损及脏腑、气血，呈现虚羸之象，一旦复受外邪，极易感邪而并发，常因并发症而死亡。故在辨治过程中，需根据病情、病程以及临床征象，灵活辨证而治疗。

六、辨治心法

癫狂病证，系因阴阳失调，气血失衡所致，每以情志不遂而发，其病机与气血逆乱密切相关。气血乃是脑功能活动的主要物质基础，脑赖元气以为用，赖营血以为养，若气机疏泄不及，则气机郁结于脑，病发为癫；若气疏泄太过，则气散而逆乱，气逆于脑，病发为狂。其证初病在经主气，久病入络主血，血不足则恐而为癫，血有余则怒而发狂，故气血逆乱为癫狂之主要病机。

痰、瘀、郁可致气机逆乱。而气机逆乱又可导致痰、瘀内生，痰与瘀既是癫狂病证的致病因素，亦是癫狂病症的病理产物，日久可累及脏腑、气血、阴阳，故癫狂证有虚实之分。总体而言，癫证虚多实少，狂证实多虚少；初病多实，久病多虚；发病期多实而缓解期多虚；年少体盛多实，年老体弱者多虚。此所谓实者，多以风、火、痰、瘀为主，所言虚者，则有气虚、阳虚、阴虚之别。临床诊治，当须分清病之标本，辨明虚实，分别治之。故对癫狂的辨治，可从气、从痰、从瘀、从火、从虚五方面入手。

（一）从五志过极，气机郁滞论治

对因七情内伤，五志过极，气机郁滞而逆乱，而致神魂不宁，当从气论治。予以疏肝理气，畅调气机；平抑逆乱，使脏腑之气升降出入有度，则能魂宁、神安，从气论治虽为疏肝理气，但亦因其寒热虚实，可有不同之变化。如：因情志不遂，郁而化火，而见精神委顿，情绪抑郁，喜静嗜卧，不饮不食或心烦易怒，入夜不寐者，当以清肝理气。方拟丹栀逍遥散加嘛噜子、八月札；若以胸脘痞闷，嗳气频仍，多言易躁，或缄默无语，善太息，自觉逆气上冲于喉或巅顶者，治当平肝理气，方用柴胡加龙骨牡蛎汤，并可加入琥珀、降香以增平降安定之功；若肝郁日久，肝血虚衰，神疲乏力，头晕短气当以养肝疏肝之法，多以抑肝散（白术、茯苓、当归、川芎、钩藤、柴胡、甘草），并酌情加女贞子、何首乌、虎杖、佛手等。

（二）从痰凝脑窍，神明受蒙论治

癫狂可由痰凝于心、脑，窍闭神蒙而发病。当以治痰为先，但治痰必须理气。气行则津行，津行则痰浊自消而化，故采用理气化痰法以治其痰。痰有寒热之别，痰湿、痰浊皆归于寒，痰凝、痰火皆归于热。若痰浊交阻心脑，症见表情呆滞，语言不利，或遇事易惊，坐卧不安，心神不宁，或胸闷不舒，时欲嗳气，泛泛欲恶，夜不能寐，则治以理气化痰，用温胆汤加入青礞石、开心果、旋覆花、琥珀等；若痰热阻于心脑之窍，症见彻夜不寐，大便秘结，易躁易怒，哭笑无常，当以泻火逐痰，可用菖蒲郁金汤（菖蒲、郁金、山栀、连翘、丹皮、竹叶），并可加入连翘心、莲子心、龙胆草等以清逐痰热。或以明矾若米粒大一枚吞服，有助于清除痰热。

（三）从瘀阻心脉，神魂不宁论治

心主血主神，肝藏血主魂，血脉瘀阻，心肝失养，则神不安，魂不宁。活血化瘀法能疏其血气，令其调达。若瘀血夹痰凝滞于脑，则见哭笑不休，骂人毁物，不避亲疏，治当以活血化痰开窍法。方用癫狂梦醒汤加菖蒲、生蒲黄；若瘀热交结心脑，其人如狂，少腹急结，脉沉涩而有力者，宜清热逐瘀，轻则以桃核承气，重则以抵当丸，再加水蛭、丹皮、水牛角。

（四）从火扰神明，心神不宁论治

从火论治即是清心泻火之意，火性炎上，火扰神明，则见狂越妄动，神昏谵语。泻火即清心，清心以安神。常以具清心泻火之力的新泻心汤（黄连、甘草、丹皮、赤芍、连翘心、莲子心、竹叶心、大黄、生地）治之，若气热亢盛而谵语妄言，声高气昂，兼有烦热口渴、汗出、脉洪大者，可合用白虎汤；若阳明腑实，狂妄躁动，大便秘结者可合用大承气汤以通腑泻火；若气郁化火，面红目赤，烦躁易怒，气力逾常，喃喃自语，彻夜不眠者加用黄连解毒汤以清郁火；若热入心营，昏狂谵语，朝日安静，入暮则狂躁者，则加用犀角地黄汤以凉营血之热。

（五）从气血不足，阴阳失调论治

对虚证患者，尤其是疾病缓解期，一般均从虚论治。其治疗方法颇多，常用下述诸法。缘于气血阴阳失调，心脑失养，神明为之不安，病发癫疾者，治当补虚养心，佐以安神定志，用养心汤（黄芪、茯苓、茯神、当归、川芎、炙甘草、半夏、柏子仁、酸枣仁、远志、五味子、人参、肉桂）加龙眼肉；若心血虚少，健忘失眠，心悸神疲，精神恍惚，梦遗头晕者，治宜养心安神，常用天王补心丹加虎杖、琥珀；若因思虑过度，劳伤心脾，症见表情淡漠，呆滞沉默，健忘不寐，食少体倦，当补脾养心安神，以归脾汤合苍术、菖蒲；若系肝血不足，肝魂不守，虚烦不寐，易怒易笑，或沉默寡欢，性情抑郁者，治当养肝安魂，可予酸枣仁汤，加入灵磁石、远志、钩藤等；若肾水亏于下，君火亢于上，情绪不宁，语无伦次，失眠多梦，心烦易躁者，当滋水安神，以黄连阿胶汤加龟甲、鳖甲、生地，或入肉桂同用，有助于心肾相交，水火相济；若先天禀赋不足，或后天化源失调、气血阴阳偏弱，清阳不升，脑失所养，治当补脑益智，予以黄芪、白术、丹参、生蒲黄、远志、通天草、党参、当归、龙眼肉；若因气血亏虚不足者，当以气血双补，方用定志小丸（人参、茯苓、菖蒲、远志）加当归、何首乌、白术、白芍；若脾气虚弱，中气下陷者，当益气健脾，拟益气聪明汤（黄芪、人参、升麻、葛根、蔓荆子、芍药、黄柏、炙甘草）；若肾精亏虚者，当以补肾益精之左归丸；肾阳不足者，宜温补肾阳之右归丸、五子衍宗丸。

七、用药秘要

（一）生铁落配黄芩、黄连

铁落系生铁受高温锻红后，经煅锤而飞散落下之外层四氧化三铁颗粒。未经醋淬者称为生铁落入药。其味辛，其性凉，质量重，具有平肝镇惊潜阳之功效，《本草纲目》谓其"平肝去怯，治善怒发狂"。《医林纂要》谓其"宁心神，泻妄火，坠涌痰"。本品具有镇静潜阳作用，配以清肺定魂之黄芩，清心安神之黄连，则有清心、泻肺、平肝之功，故常用以治疗症见面红目赤，属火邪上扰之狂证，临床可随症配伍，若因瘀热而狂者，可与红花、赤芍、川芎、生蒲黄等配伍；若因痰火上涌而狂者，可与陈胆南星、天竺黄、葶苈子等配伍；若因气郁火盛而致狂者，可与柴胡、郁金、丹皮、山栀、龙胆草等配伍。在应用生铁落时，凡含有鞣酸之物如茶、咖啡、柿子等均应忌用，以防鞣酸与铁结合，影响吸收和药效。目前临床上常将本品作为镇静剂应用。

（二）青礞石配大黄

青礞石其味咸，其性平，具有坠痰、消结、下气、平肝功效，专治顽痰癖积、癫狂惊痫、痰涎上涌诸症。《本草纲目》谓其"治积痰惊痫，咳嗽喘满"，《品汇精要》谓其能"坠痰消食"。配以大黄同用，取滚痰丸之意，则有坠痰泄热泻下祛痰之功，用治痰涎蒙蔽心窍、或痰浊蒙阻脑窍而致之癫证。临床根据辨证灵活配伍。若痰迷心窍而癫者，可与菖蒲、远志、郁金、连翘心等清心开窍药配伍；若因痰浊蒙蔽脑窍而癫者，可与水蛭、生蒲黄、菖蒲、葛根、川芎等活血开窍醒脑药配伍。

八、古方应用

（一）癫狂梦醒汤（《医林改错》）

1.应用指征

（1）气滞血瘀之癫证：症见抑郁不欢，思维动作迟钝，沉默少语，行为怪异或有幻听幻觉，面色晦暗，舌有瘀点、瘀癍。脉沉弦或涩。辨证属于气滞血瘀者，可应用本方。

（2）瘀热郁火狂证：症见烦躁不宁，恼怒多言，弃衣登高，妄见妄闻，焦虑紧张。思维杂乱，舌质紫暗，或有瘀癍，脉沉弦或细涩小数。辨证属于痰瘀郁火者，可应用本方。

2.加减变化

无论癫证、狂证，凡见表情呆滞、沉默少语者，加用石菖蒲、郁金、远志以清心开窍；凡胸胁胀满，气郁滞者，加川楝子、八月札、佛手片以理气开郁；凡幻听幻觉，行为怪异者加降香、苏木、炮山甲以助活血化瘀；亦可加用大黄䗪虫丸（地鳖虫、干漆、生地黄、水蛭、虻虫、蛴螬、白芍、杏仁、桃仁、黄芩、大黄、甘草），以攻逐瘀结；凡肾水亏乏，阴虚火旺，可加用二阴煎（生地、麦冬、酸枣仁、甘草、玄参、茯苓、黄连、木通、竹叶、灯心草）以滋阴降火，安神定志；若妇女经闭者，加路路通、泽兰叶、益母草、玫瑰花以活血调经，若症显寒象者，加乌药、木香以温运。

（二）生铁落饮（《医学新悟》）

1.原方组成

天冬（去心）9g，麦冬（去心）9g，贝母9g，胆南星3g，橘红3g，远志肉3g，石菖蒲3g，连翘3g，茯苓3g，茯苓3g，元参4.5g，钩藤4.5g，丹参4.5g，辰砂1g，生铁落30g。

以生铁落30g煎熬，以汤代水煎他药。

2.应用指征

症见情感淡漠，呆若木鸡，思维迟钝，不知饥饱，生活被动，魂梦颠倒或频吐涎沫，傻笑自语，苔白腻，脉细弦滑。辨证为痰气蕴结，心窍被蒙之癫证，可予以应用。

3.加减变化

若痰湿盛，中焦满，可加用半夏、枳实、竹茹以化痰浊；若脾虚气弱者，可加用党参、白术、苍术以运脾化湿；若气血两虚者，可加用黄芪、当归、党参、川芎、酸枣仁，以调补气血，养心宁神；若兼有脾肾阳虚者，可佐以赞育丹（熟地黄、白术、当归、枸杞子、杜仲、仙茅、仙灵脾、巴戟天、山茱萸、肉苁蓉、韭菜子、蛇床子、肉桂），以温补脾肾；若兼有肝肾不足阴虚者，可加用二至丸、六味地黄丸，以调肝肾之阴。

（三）礞石滚痰丸（《丹溪心法附余》）

1.应用指征

症见躁动不宁，妄作妄为，狂妄无知，大声叫骂，逾墙上屋，登高而歌，弃衣，毁物，发病突然，舌红苔黄腻，脉弦滑数，辨证属于痰火扰心之狂证，可应用本方。

2.加减变化

突然发病，病症急暴，痰火壅盛者，可现加用三圣散（瓜蒂、防风各6g，藜芦3g），捣为粗末，先煎3～5分，取汁300～500mL，徐徐灌服之，以吐为度，不必尽剂，以助夺涌痰浊，因此药药性猛悍，且有毒性，不能久用，只可偶尔用之；若痰火扰心，伴有阳明热结，神志昏乱，面赤腹满，大便燥结者，可加芒硝、枳实、厚朴，以通腑泄热；里热甚，面赤气粗，加用黄连、黄柏、栀子，以清泄三焦实热、痰火；在发病初，亦可酌用龙虎丸（牛黄、巴豆霜、辰砂、矾石），以涤荡痰火实热，但其药用后可损伤脾胃，消耗正气，故仅能偶尔用之，不能久服。

第三节　痫证

痫证亦称癫痫，是以突然仆倒，昏不知人，口吐涎沫，四肢抽搐，时发时止，反复发作为临床表现的疾病。系由瘀血、痰浊、火热内盛，引动内风，上扰巅顶，脑络阻滞所引起。癫痫发作具有间歇性、短时性、刻板性三个特点，发病时症状经过可分为先兆期、抽搐期、痉挛后期或昏迷期三个阶段，其发作形式可多样。

痫证有先天、后天之别，原发、继发之分，有阳痫、阴痫之异。西医所称之癫痫病，包括原发性癫痫、继发性癫痫，均属痫证辨治范围。

一、概述

痫证古称癫疾，自唐代始定名为癫痫，至金元时期，朱丹溪定名其为痫证。嗣后皆以痫证或癫痫命名。

癫疾之名，始于《内经》，在《素问·奇病论》中记述："帝曰：人生而有并癫疾者，病名曰何？安解得之？岐伯曰：病名为胎病，此得之在母腹中时，其母有所大惊，气上而不下，精气并居，故令子发为癫疾也。"《灵枢·癫狂》之"癫疾始作，而引口啼呼喘悸者，候之手阳明、太阳"等，提出癫疾发病与先天因素有关，而且对癫疾的临床症状作了简要的描述，为本病提供了最早的临证资料。

隋唐时期，巢元方在《诸病源候论·癫狂候》篇中，对本病的临床特点作了较为详细的描述，并已认识到本病是一种发作性神志失常疾患，其云："癫者，卒发仆地也，吐涎沫，口喎，目急，手足缭戾，无所觉知，良久乃苏。"唐·孙思邈在《备急千金要方》中首提癫痫病之病名，并将癫痫的证候作了比较全面的归纳，计有二十条目，如"目瞳子卒大，黑如常是痫候"；"弄舌摇头是痫候"；"鼻口青，时小惊是痫候"；"闭目青，时小惊是痫候"；"卧惕惕而惊，手足振摇是痫候"等，并对癫痫的临床观察，提出应重视发作先兆的精神状态和表现。

宋、金、元时期，对癫痫论述更详，宋代严用和对癫痫进行分类，他根据五脏、五畜相应原则，依照患者发作时口中发生的不同呼叫声进行分类，应于心的为马痫，应于脾的为羊痫，应于肝的为鸡痫，应于肾的为猪痫，应于肺的为牛痫。嗣后朱丹溪首次提出"痫证"的病名，并从痰浊与痫证的发病关系作了探讨，在《丹溪心法·痫》篇中指出："痫证有五……无非痰涎壅盛，迷闭空窍"，充实了有关痫证的病因、病机及分类等内容。

明清时期，诸医家对痫证的论述和研究不断深化，如王肯堂通过临床观察和研究，对痫证的主要症状、发病过程，以及其发病的突然性、反复发作性等特点在《证治准绳·癫狂痫总论》中作了详细描述。清代程国彭对癫、狂、痫三证的临床鉴别诊断作了阐述，并对宋代严用和提出的五痫分类说，提出异议，在对痫证的治疗方法上，程氏还提倡阶段疗法，提出发作期以定痫丸为主，以缓解症状；缓解期以河车丸调治，以断其根。在痫证的病因、病机方面，程氏亦有所发挥，他在《医学心悟·癫狂痫》篇中指出："经云重阴为癫、重阳为狂，而痫证，则痰涎聚于经络也。"其他医家对痫证亦多有论述，如李中梓对痫证的临床分类作了研究，他在《证治汇补·痫病》篇中，对痫证作了阳痫与阴痫的两大类分类法，并提出阳痫病属六腑，易治；阴痫病在五脏，难治。此一分类方法较宋代严氏的五痫分类法，更科学、更实用。

近现代，对痫证的理论和临床研究颇多，大多医学家认为，痫证多由积痰内伏，每因情志不遂或过度劳累而诱发，其病机责之于气机上逆，风阳夹痰上扰，阻塞心窍、脑窍而发病，在辨证治疗上，主张初起发病，多为阳证，当以熄风涤痰为主；痫病经久，多为阴证、虚证，当以益气、育阴、养血为主。发作期以定痫治标为先，休止期调补气血、强健脾胃、滋养肝肾，以治其本为要。

二、临床表现

痫证发病具突然性、短时性、反复性，从其发作前、发作时、发作后的临床表现分述：

发作前：一般于发作前数小时或几天，有精神紧张、易急易躁、心烦不安等前驱症状。在临近发作时，自觉头晕头痛，肢体麻木，或肌肉瞤动。

发作时：按发作时症状情况，分为大发作和小发作。大发作为猝然昏倒，不省人事，手足抽搐，口吐涎沫，两目上视，呼叫发声。小发作表现为瞬间神志模糊，目睛直视，或口角牵动、吮吸；或短暂失神，呆木不动，呼之不应，或突然停止中断活动，手持物件掉落，双目直视等。一般大发作持续时间为5~15分钟，小发作一般持续时间为数秒钟至几分钟。

发作后：对发作情况自己一无所知，常感全身疲惫，头昏头痛，精神不振。

从本次发作至下一次发作期间，称为休止期，休止期的长短不一，短者仅为数小时，长者可为几天，甚至几月。在休止期期间，大多患者一如常人，无特殊临床表现，一部分患者可有脾虚痰甚、肝火内盛、瘀热夹滞、肝肾阴虚等脉证。

三、病因阐述

痫证的病因，可归纳为痰、火、瘀、虚四个方面。

（一）因于痰

古有"无痰不作痫"之说，其所谓之痰，当有痰热、痰湿之分。痰热者，可因过食醇酒肥甘，损及脾胃，内生痰浊，蕴而化热；或由七情失和，气郁化火，火邪炼津成痰，酿成痰热，迷阻清窍，或痰湿蒙蔽神明，发为痫证。

（二）因于火

其火当有虚实之别，其实大多缘于五志过极，尤以郁、怒、忧、思过度，使气机壅滞，肝失疏泄，郁火内生；其虚火者，多由房事不节，劳伤过度，脾肾耗伤，肾阴亏耗，肾水不济，心火独亢；此外也可因惊、恐伤肾，肝肾阴亏，阴虚而火旺。火动扰心而神散，火邪上炎则损脑，遂发痫证。

（三）因于瘀

瘀之成，可由产伤、外伤而留瘀；可由气虚、气滞而成瘀；可因火邪灼血而成瘀。瘀血痹阻脉络，或留阻脑络，使心脑络脉阻而不通，脑窍因之而闭，心窍因之而遏，神散而无所依，则作痫证。

（四）因于虚

其虚有先天后天之分、气血脏腑之别。先天因素多由孕育时母体受惊致使婴儿脏气不平，加之哺育喂养失调，致成肝肾不足，水亏木旺，风自内生；后天因素可因饮食不节、七情失调、劳累过度、脑部外伤，或其他病而使脏腑失调，气血失和，内生痰浊、瘀血、郁火，引动内风而发痫证。

上述四因，多不单独孤立发病，往往四者相互兼杂，相互影响，互为因果。心、脾、肝肾脏气虚弱，可致痰浊、郁火、瘀血等实邪内生，而实邪居内，亦可损及脏气。由于本病病程大多较久，"病久必归五脏"，"病久必有瘀血"，故痫证之病因具有多元化、虚实夹杂、本虚标实之特点。

四、基本病机

痫证以头颅神机不用为主，脏腑功能失调为本，痰、火、瘀邪为标，内风触动为机。先天遗传与后天所伤是两大致病因素，痰、火、瘀引动内风，气机逆乱，元神失控，神机受累而不用，为病机之关键。

素体肝、肾、心、脾脏气不足，内留痰、火、瘀邪，一旦情志不遂，或劳累过度，内留之邪则引动内风，骚动窜走，上扰巅顶、脑窍，则神机失用，突然仆倒，昏不知人；风夹痰浊窜动上涌，则口吐涎沫；窜走经络，则四肢抽搐；内风夹热而窜动，则口中呼号发声，窜于目则双目上视。此皆系内风扰动，气机逆乱所致。

五、辨证概论

痫证辨证，首辨虚实、阴阳，一般初发病，多为实证、阳证；病久者，多为虚证、阴证。也可循发作期、休止期两个阶段分辨，在发作期当区分阳痫、阴痫；休止期按虚实分辨。

（一）发作期

1.阳痫证

症见昏仆倒地，不省人事，两目上视，牙关紧闭，颈项侧扭，手足抽掣，面色由潮红转紫红再转变为青紫，舌质暗红，苔白腻或黄腻，脉弦或弦数。治以清化痰瘀，熄风定痫，用定痫丸化裁（天麻、胆南星、丹参、生蒲黄、琥珀、远志、全蝎、僵蚕、橘皮、茯神）。

2.阴痫证

症见神志昏聩，僵卧拘急，颤动时作，口吐涎沫，手足清冷，面色黯晦萎黄，舌质淡暗，苔白或白腻，脉沉细或细涩。治拟温化痰瘀，顺气定痫，方用改良五生丸化裁（川乌、白附子、制南星、姜汁半夏、桂枝、茯苓、石菖蒲、泽兰叶、香附、当归、丹参）。

（二）休止期

1.气虚瘀阻型

症见神疲乏力，食欲缺乏，胸腹痞闷，面色少华，舌质淡暗，苔薄白，脉濡细或细涩。治以益气活血法，方用衡法Ⅱ号方（黄芪、当归、生地、桃仁、红花、川芎、赤芍、苍术、枳壳、桔梗、牛膝）。

2.肝火瘀热型

症见性情急躁，心烦不安，口苦咽干，每遇焦急、郁怒而发作，舌质暗红，苔薄黄或黄糙，脉弦紧小数。治宜清肝泻火，活血开窍。方拟龙胆泻肝汤合脑梗灵化裁（龙胆草、山栀、黄芩、柴胡、生地、车前子、泽泻、当归、胆南星、川芎、生蒲黄、通天草）。

3.阴虚血瘀型

症见五心烦热，头晕目眩，耳鸣时作，双目干涩，腰膝酸软，面色晦暗，舌质边尖红，舌底筋色暗红，苔薄，脉细涩而数。治宜滋补肝肾，养阴活血，方用大补元煎化裁（人参、山药、熟地、杜仲、枸杞子、当归、山茱萸、丹皮、赤芍、丹参、鳖甲、炙甘草）。

一般而言，病属阳痫者，若治疗确当，发作后休止期给予辨证调治，基本可控制其发作。属于阴痫或久病正虚瘀实者，则疗效较差。凡初发病，或病程在半年以内者，应积极治疗，特别在休止期坚持辨证用药，辅以情志疗法及食饵调养，可减少发作次数及频率，延长休止期，亦有痊愈希望。阴痫虽疗效较差，但只要在休止期，给予理脾胃、养肝肾、调气血、健脑髓，亦可逐渐缓解，减轻发作症状和频率。

应用活血化瘀法治疗痫证，历代文献中殊不多见。现代，对癫痫的研究说明，大多数痫证患者的病因与瘀血相关，如产伤而致颅脑留瘀而引起痫证；或颅脑外伤、手术，造成瘀血留阻于脑，而发痫证；其他如脑出血后、脑血管畸形、颅脑肿瘤等均可因瘀血留阻而发病。此类因素，均可致脑络瘀阻、脑窍闭塞，气血不循于脑，引发痫证。其治疗当以活血化瘀、平衡气血，促使脑络瘀血化散，气血得以循行脑髓，开启脑窍，平抑内风。因而活血化瘀法治疗痫证，具有广阔前景。

六、辨治心法

（一）发作期

痫证之发作，无不由肝风内动，郁火内煽，痰蒙清转，瘀阻脑室而患，故治风、治火、治痰、治瘀为其大法。

1.从肝失条达，木风内动论治

痫证之风，乃为内风，多因七情太过，劳累过度，或颅脑外伤，热毒袭脑等因，造致气机逆乱，邪滞不畅，肝失条达，木风内动，其风上扰巅顶，夹痰火上蒙清窍，窍闭络阻，神机零乱，致使突然昏厥，不省人事，四肢抽搐，牙关禁闭，口出呼叫，此为风动扰神之征，需治风始以安神，常用天麻钩藤饮平肝熄风，并可加入紫石英、龙骨、牡蛎、地龙等熄风定惊药。若发作暂缓，可用天麻、全蝎、蝉蜕、僵蚕平肝化风，亦可加入生铁落，以镇抑肝风。

2.从气郁化火，风火相煽论治

痫证发作，多见为风火相煽，此火系为心肝之火，症见面红目赤，躁扰不宁，神识不清，肢体抽搐，口吐涎沫，治当清泄火邪，除用龙胆泻肝之剂外，可加入黄连、郁金、连翘心、莲子心、竹叶心等泻泄心火；如夹阳明实火，则用生川军、芒硝、枳实等直折其火。火熄则风平，风平则痫止。

3.从气机逆乱，风痰蒙窍论治

痰与风相合则为风痰，与火相合则成痰火，气机逆乱，风痰窜走，蒙塞清窍，痫证则发，故痫证亦常用治痰之法。若痰浊不化，则火邪不降，肝风不熄。故常在清泄平肝熄风之剂中，选用南星、半夏、青礞石、白附子、天竺黄等以豁痰化痰，亦可用大明矾一粒吞服，以助豁痰。

4.从气滞血瘀，瘀阻脑络论治

历来用活血化瘀治痫者，殊不多见。痫证一疾，其病在心在脑，由于清窍被瘀血阻遏，清灵、神明由此而不用，神机废乱。其瘀，可因胎在母腹中受伤，或分娩时产伤；或颅脑外伤，以及热邪致瘀、气虚气滞成瘀等等。凡瘀血滞留，均可造致瘀阻脑窍，尤当气机逆乱，内风扰动时，可夹瘀上逆，发为痫证。经长期临床及实验研究，应用活血化瘀法治疗痫证，可改善脑血液循环，增加脑血流量及流速，祛除脑络及脑内局部血栓及瘀血，促进消除大脑皮层运动区停滞性、病理性兴奋灶，能有效地控制痫证发作。常以水蛭、生蒲黄、地鳖虫、水红花子以及川芎、红花、丹参、赤芍、三七、苏木等品治疗痫证，颇为应手。风、火、痰、瘀四者，在痫证发病中，并不单一为患，多相互纠合为病，故在辨治时，当先辨明四因之主次，如风邪为主者，治以熄风为首，佐以清火、豁痰、化瘀；若以火邪为主者，则以清泄为重，配以熄风、豁痰、化瘀，以此类比。

（二）休止期

痫证缓解休止期，大多从虚论治，常益气健脾，祛风活血，以养神安志，调畅气血。常采用《医林改错》之黄芪赤风合龙马自来丹治疗。黄芪赤风汤由生黄芪、赤芍、防风三药组成，重用黄芪以益气，佐以赤芍活血和营，用防风以通卫，三药合用，则元气得补，气血之行推动有力，自无停滞阻塞之碍；营卫得调，则陈宿之瘀阻自化，周身气运畅达，血行无阻，如此则痫证发作后心脾气虚可愈。龙马自来丹由马钱子、地龙、朱砂组成，将马钱子入香油锅内熬滚至内呈紫红色，去油后，将马钱子研为细末，与地龙末、朱砂和匀，面糊为丸。该药性峻力猛，能散结涤痰，清热熄风，镇惊安神，开通经络，透达关节、脑窍，与黄芪赤风汤合用，对祛除病邪，稳定病情，防止发作，具有标本兼顾之妙。一般在汤、丸同服一月后，元气已复，营卫已和，则可停服汤剂，单服龙马自来丹，并逐渐减量，以断其病根。因马钱子峻猛有毒，在炮制方法及药物配伍、制剂改造方面加以改良，目前已制成中药片剂，名为"龙马定痛丹"，其药效保持与原方不变，而马钱子毒性则明显减缓，并增加了止痛逐瘀的功效，不仅用于痫证休止期的治疗药物，而且还用于血管神经性头痛、三叉神经痛、风湿关节痛，以及癌性骨转移之疼痛。

痫证，顽疾也。其治疗非能速愈，常需连续治疗，其治宜守法、守方，不可朝用一方，暮投另剂。在发作休止缓解后，应坚持服药半年至一年，方可根治。至于药物剂量，随着服药时间延长，可相继递减。

七、用药秘要

（一）明矾配郁金

明矾，为矿物明帆石经加工提炼而成的结晶，味酸涩、性寒、有毒，具有消痰、燥湿、止血、止泻，解毒、杀虫等功效。一般将本品火煅后则称枯矾，多以外用治疮毒湿疹，用其内服较少，因大剂量明矾内服刺激性大，可引起口腔、喉头灼伤，以及呕吐、腹泻等。但因消痰、燥湿作用明显，少量而短时之用，则无大碍。应用明矾治疗痫证，每配以郁金同用，乃取意于《本事方》白金丸之意。对辨证确为痰涎壅盛，阻塞心包、心窍而痫证发作时，可用米粒大（约0.3～0.5g）明矾一粒，温开水或温茶水吞服，达到豁痰开窍之功。在应用本品时，多与其他祛痰开窍、平肝熄风药同用，每可获得良好的止痫效果。因本品有毒，不宜久服，中病即止。

（二）琥珀配羚羊角

琥珀味甘、性平，具镇静安神、散瘀止血、利水通淋之功效，多用于治疗惊风痫证、惊悸失眠、血淋血尿、产后瘀阻腹痛等症。《本草经疏》谓"琥珀，专入血分，心主血，肝藏血，入心、入肝，故能消瘀血也"，"从辛温药则行血破血，从淡渗药则利窍行水，从金石镇坠药则镇心安神"。痫证之发，多缘瘀血阻于脑络，脑窍蒙闭，神机不用而散，故取平肝熄风，镇痉安神之羚羊角配琥珀，既有化瘀通络之功，又能镇心安神，使神机归窍而用。一般多以羚羊角粉、琥珀粉冲服，用量1～3g。若直接吞服，每以1g为宜，若用以冲服，可用至3g。

八、古方应用

（一）定痫丸（《医学新悟》）

1.原方组成

明天麻6g，川贝母6g，半夏（姜汁炒）6g，茯苓（蒸）6g，茯神（去木，蒸）6g，天南星3g，石菖蒲（杵碎，取粉）3g，全蝎（去尾，甘草水洗）3g，僵蚕（甘草水洗，去咀，炒）3g，真琥珀（研）3g，陈皮（去白）4.5g，远志（去心，甘草水泡）4.5g，丹参（酒蒸）12g，麦冬（去心）12g，辰砂（细研，水飞）2g。

用竹沥一小碗，姜汁一杯，再用甘草120g煮膏，和药为丸，如弹子大，辰砂为衣，每服一丸。

2.应用指征

症见忽然发作，眩仆倒地，人事不省，目斜口歪，痰涎直流，手足抽搐，叫喊作声，口唇青紫，舌质暗红，苔黄腻，脉弦或弦数，辨证为痰涌瘀阻，内风煽扰之阳痫者，可予本方治之。

3.加减变化

痰涎壅盛，喉间痰鸣者，可加用青礞石，明矾米粒大一粒吞服，以豁痰清化；面赤气粗，大热盛者，加用龙胆草、生山栀、黄连，以清泄火邪；四肢抽搐甚，内风煽动，窜走经络者，加用龙骨、牡蛎、地龙等镇风熄惊；瘀血甚者，加用水蛭、虻虫、苏木，以破瘀通络；苏醒后诉头痛者，可加用山羊角（或羚羊角粉）、钩藤、川芎、白芷，以镇潜活血祛风。

（二）涤痰汤《证治准绳》

1.原方组成

南星（姜制）12g，半夏（汤洗7次）12g，枳实（麸炒）10g，茯苓（去皮）10g，橘红7.5g，石菖蒲5g，人参5g，竹茹3.5g，甘草2.5g。

上作一服，水二钟，生姜五片，煎一钟，食后服。

2.应用指征

本方具涤痰开窍之功，原治中风痰迷心窍之证。凡痫证发时，症见神识昏聩，僵卧拘急，手足清冷，口吐涎沫，但不呼叫，双目半开半合；或仅为呆若木鸡，不动、不言、不闻，辨证属痰浊蒙蔽空窍之阴痫者可应用之。

3.加减变化

因颅脑外伤，瘀血留阻脑络者，加用水蛭、全蝎、赤芍、地鳖虫、生蒲黄、琥珀，以活血通络；痰涎甚而喉间痰声曳锯者，可加川芎、白附子，并明矾米粒大一粒吞服，以化痰浊；若伴有气机逆乱而上冲者，加用降香、灵磁石、沉香，以降气逆，若伴有腹痛似绞如刺，有腹型癫痫者，加用丹参、桃仁、槟榔、五灵脂、红藤，以清化肠腹瘀热；若头痛如裹，痛处固定之"头痛型癫痫"者，加用川芎、葛根、白芷、生蒲黄、通天草、琥珀等，或加用羚羊角粉，以清化脑络积瘀，祛风清脑。

第四节 偏头痛

偏头痛是一种周期性发作的神经–血管功能障碍引起的头痛，以反复发作的一侧或两侧搏动性头痛为主要表现，具有病程长、间歇性反复发作、缠绵难愈的特点。偏头痛的病因尚未完全明了，其发生与遗传、内分泌、代谢、饮食、精神等因素有关。偏头痛的发病机制大体上可概括为血管源学说和神经源学说两大类。本病属于中医学的"头风""头痛""偏头风"等范畴。

一、诊断依据

（一）临床表现

1.症状

一般情况与病史：具有明显的发作–缓解特点，详细地询问病史对于诊断偏头痛具有重要的意义。偏头痛女性多于男性，以青年和成年人较为常见，首次发病多在50岁以前，病程一般比较长。部分偏头痛患者有明显的家族遗传史。

头痛特点：头痛的程度、发作时间、持续时间、性质、部位、频率、严重程度、缓解和加重因素，是诊断偏头痛的重要依据。偏头痛发作前数小时到1~2日，可出现前驱症状，包括疲倦、注意力难以集中、颈部僵硬、对光或声音敏感、恶心、视觉模糊、打呵欠及脸色苍白等。偏头痛1次发作时间可持续4~72小时，多为搏动性头痛或胀痛，可以一侧也可以双侧，多于活动或劳累时诱发或加重，休息后减轻或缓解。

先兆症状：是区别有先兆偏头痛与无先兆偏头痛的重要依据。典型先兆包括完全可逆的视觉症状，包括正向特征（如闪烁的光、点或线）及（或）负向特征（即视力丧失）；完全可逆的感觉症状，包括正向特征（即针刺感）及（或）负向特征（即麻木感），以及完全可逆的失语性语言障碍等。先兆症状一般持续5~60分钟。

伴随症状：伴随症状是诊断偏头痛的依据之一，主要有视觉症状（眼前闪光，亮点、线或失明）；感觉症状（针刺感、麻木）；言语障碍；恶心、呕吐、畏声、畏光等。

精神心境和睡眠状况：对于病程较长的患者，多伴有精神心境的改变和睡眠障碍，要详细询问患者的心境和睡眠状况，以提高诊断准确性，并指导治疗。

2.体征

在偏头痛发作间期，体格检查无阳性体征，在发作过程中不同类型的偏头痛具有各自的体征。

对于有先兆的偏头痛，经常伴有眼肌麻痹、偏身麻木、偏瘫或失语等神经系统局灶体征，但这些症状通常在5~20分钟内逐渐产生，持续不超过60分钟，且反复发作。如果体征持续超过60分钟，则应考虑是否为短暂性脑缺血发作、脑梗死或脑出血等脑血管疾病。如果症状持续且逐渐加重，要注意除外颅内肿瘤。

偏头痛的诊断需要除外其他疾患引起的头痛，因此建议对就诊的患者进行详细而全面的体格检查和神经系统查体。

（二）理化检查

1.影像学检查

除外颅内器质性疾患，对诊断提供依据。建议参照美国国家头痛基金会编写颁布的《影像学检查指南》：若头痛患者有下述任何1项者，应做神经影像学检查：意识水平下降或认知功能受损；用力、性交、咳嗽、喷嚏等情况下疼痛加重；疼痛、病情进行性加重；颈项强直；局灶性神经体征；50岁以上首次发生头痛的患者；最严重的头痛；头痛不具原发性头痛的特定形式。

若头痛患者同时满足下述中的5项者，可不做神经影像学检查：过去有类似头痛史；生命体征正常；意识和认知功能正常；无脑膜刺激征；无阳性神经体征；头痛自发缓解。

2.经颅彩色多普勒（TCD）

可表现为血流速度的改变，多见于两侧或单侧大脑中动脉和（或）大脑前动脉流速轻度增高，间歇期平均流速多小于150cm/s，两侧血流速度不对称，两侧相对应动脉的流差大于20cm/s。还可能有血管杂音。建议对拟诊的偏头痛患者进行TCD检查。

3.脑电图

文献报道偏头痛患者有11%~14%脑电图不正常。

（三）诊断要点

推荐使用2004年1月国际头痛协会推出的《国际头痛疾病分类（第2版）》。

该标准将偏头痛归属于原发性头痛的一种，又将偏头痛分为无先兆偏头痛、有先兆偏头痛、通常为偏头痛前驱症状的儿童周期性证候群、视网膜偏头痛、偏头痛并发症和可能是偏头痛等六种。

由于偏头痛的诊断是依据头痛的发作特点、伴随症状等，缺乏客观的体征和理化检查结果，故一个人可以有不同类型头痛的发作。

二、辨证论治

偏头痛属于中医内伤头痛的范畴，是在脏腑功能失调、气血阴阳逆乱的基础上，内有痰浊、瘀血内阻，外受风、寒、湿、热等六淫邪气引发，而产生的一种发作性疾病。要确定是发作期还是缓解期，然后进行脏腑辨证和分经辨证。发作期，多以实证或本虚标实为主，多见寒凝、湿热、肝阳上亢、肝风、瘀血、痰浊等；缓解期多以本虚为主，多见气血不足及肝肾亏虚。痰浊和瘀血既是病理产物又是病因，与偏头痛的发作密切相关。大抵太阳头痛多在头后痛，下连于项；阳明头痛，多在前额及眉棱骨等处；少阳头痛多在头之两侧，并连及耳部；厥阴头痛，则在颠顶部位，或连于目系。发作期多以祛邪为主，重在温经散寒、平肝潜阳、息风化痰、活血清热等；缓解期多以补虚为主，重在益气养血、滋补肝肾。根据头痛的部位，加引经药：太阳川芎，阳明白芷，少阳柴胡，太阴苍术，少阴细辛，厥阴吴茱萸。

（一）寒凝肝脉证

证候：多见于发作期，常因感受寒邪诱发，头痛较剧，呈掣痛，多位于颠顶，面色发青，呕吐清水痰涎，甚至四肢厥冷，或兼口唇青紫或紫暗，舌质淡暗或青紫，苔薄白，脉沉细弦。

治法：温经散寒，活血通络。

方药：吴茱萸汤加减。

吴茱萸3g，生姜6g，川芎9g，白芷9g，藁本9g。

加减：呕吐清水痰涎，加半夏9g，茯苓10g以温化痰饮；畏寒肢冷，加细辛3g，淫羊藿15g以温经散寒止痛；口唇舌质紫暗明显，为寒凝血瘀明显，加红花6g，鸡血藤15g以活血化瘀，通络止痛。

中成药：①复方羊角颗粒，口服，1次5粒，1日3次；②通天口服液，口服，1次10mL，1日3次。

（二）肝阳上亢证

证候：多见于发作期，常因情志过激、劳累过度等诱发。头痛常于大怒或劳累后突然出现，一侧尤甚或两侧跳痛或胀痛；伴头晕或目眩，常波及颠顶，颜面潮红，眼目抽痛，心烦易怒，夜眠不宁；或兼胁痛，口干口苦，尿赤，便秘；舌红或绛，苔薄黄，脉弦或弦数。

治法：平肝潜阳，息风止痛。

方药：天麻钩藤饮加减。

天麻10g，钩藤后下15g，石决明先煎30g，牛膝15g，桑寄生15g，黄芩10g，栀子10g，夜交藤15g，川芎9g，茺蔚子15g。

加减：头晕目眩，失眠多梦，加蒺藜15g，代赭石先煎158，龙骨先煎15g，牡蛎先煎15g以镇肝潜阳；口干口苦，便秘溲赤，舌质红为肝火内盛，加夏枯草15g，龙胆草9g以清肝泻火。

中成药：①天麻钩藤颗粒，口服，1次10g，1日3次；②全天麻胶囊，口服，1次2～6粒（1粒0.5g），1日3次。

（三）风痰上扰证

证候：多见于发作期，常因情志不遂、劳逸过度或饮食不节等诱发。头痛突然出现，起止无常，头部昏痛或胀痛，头重如裹，胸脘满闷，恶心，呕吐痰涎，口淡食少；或口中黏腻，口苦，大便不爽；舌胖大，苔白腻或黄腻，脉弦滑或弦滑数。

治法：息风化痰，通络止痛。

方药：半夏白术天麻汤加减。

法半夏9g，天麻10g，白术15g，橘红6g，茯苓10g，蒺藜15g，川芎9g，蔓荆子9g，甘草6g。

加减：头痛剧烈，加全蝎6g，僵蚕6g以加强息风化痰之功；胸脘痞闷，加厚朴9g，枳实9g以宽胸理气；痰湿郁久化热，出现口干、便秘，加黄芩10g、栀子10g、滑石10g以清热利湿；伴有舌质紫暗、口唇发紫等气血瘀滞之象，加丹参20g、地龙15g以活血化瘀。

中成药：半夏天麻丸，口服，1次6g，1日2~3次。

（四）瘀血阻络证

证候：发作期和缓解期均可见到。多为病程日久患者，头痛反复，痛如锥刺，或左或右，固定不移，经久不愈，面色晦滞，妇女行经色暗或夹血块，唇舌紫暗或见瘀斑，舌紫暗，有瘀点或瘀癍，脉细涩。

治法：活血化瘀，通络止痛。

方药：通窍活血汤加减。

川芎9g，赤芍12g，桃仁9g，红花9g，丹参20g，白花10g，醋柴胡9g，醋延胡索15g，郁金15g，石菖蒲15g。

加减：因情志不遂诱发，伴有胸胁胀痛，加香附15g、枳壳9g以疏肝理气；久病气血不足，加黄芪15g、党参15g、当归12g、阿胶烊化10g以益气养血；疼痛甚者，加虫类搜风通络之品，如全蝎3g、蜈蚣3g、土鳖虫6g以加强活血通络止痛之功；因受寒而诱发或加重，畏寒，舌苔薄白，舌质淡，加细辛3g、桂枝9g以温经散寒通络。

中成药：①大川芎口服液，口服，1次10mL，1日3次；②天舒胶囊，口服，1次4粒，1日3次；③血府逐瘀胶囊，口服，1次6粒，1日2次。

（五）气血不足证

证候：多见于缓解期，患者多为脑力劳动，饮食作息无常。头痛隐隐，反复发作，遇劳加重，心悸，食少纳呆，夜眠易醒或多梦，神疲乏力，或自汗气短，面色苍白，舌质淡，苔薄白，脉沉细而弱。

治法：益气养血，息风止痛。

方药：加味四物汤加减。

生地黄12g，当归6g，白芍15g，川芎9g，蔓荆子6g，党参15g，黄芪30g，阿胶烊化10g，炒酸枣仁15g，炙甘草10g。

加减：如血不养心，心悸不寐，加柏子仁12g，合欢皮15g以养血安神；如因肝血不足，肝肾不足，血虚阴虚并见，出现耳鸣、虚烦、少寐、头晕明显，加制何首乌30g，枸杞子15g，黄精12g以滋阴养血；手足不温，便溏畏寒者，加肉桂3g，淫羊藿15g以温阳止痛。

中成药：①脑络通胶囊，口服，1次1～2粒（1粒0.5g），1日3次；②养血清脑颗粒，口服，1次1袋（3g），1日3次；③天麻头痛片，口服，1次4～6片，1日3次。

（六）肝肾亏虚证

证候：多见于缓解期，头痛隐隐且空，每兼眩晕，时轻时重，腰膝酸软，遗精带下，视物模糊，耳鸣少寐，五心烦热，口干，舌红少苔，脉弦细或细数。

治法：滋肝养肾，益髓止痛。

方药：大补元煎加味。

熟地黄15g，山茱萸12g，枸杞子12g，杜仲12g，党参15g，山药15g，当归9g，川芎9g，制何首乌30g。

加减：头痛畏寒面白，四肢不温，舌淡，脉沉细而缓者，加淫羊藿15g、巴戟天12g以温阳；遗精，带下，尿频，加芡实12g、桑螵蛸15g、益智仁9g以温肾涩精止遗；五心烦热，口干，加知母10g、天花粉15g以滋阴清热；头晕目眩，加天麻10g以育阴息风。

中成药：①健脑安神片，口服，1次5片，1日2次；②天麻首乌片，口服，1次6片，1日3次；③天麻头风灵胶囊，口服，1次4粒（1粒0.2g），1日2次。

三、其他治法

（一）针刺

1.体针

风池、太阳、百会、列缺、合谷、内关、外关、太冲、太溪、足三里、关元、中脘。头部腧穴要平刺，少数腧穴如风池、太阳可直刺，但风池穴要严格掌握针刺的方向和深度，以免伤及延髓。急性发作期1日针刺1～2次，缓解期可以1日或隔日针刺1次。

2.耳针

取穴额、颞、枕、皮质下、肝阳、神门，每次取穴2～3个，毫针强刺激，留针时间视头痛缓解情况而定，也可用王不留行贴压。

3.皮肤针

重叩印堂、太阳、阿是穴，1次5～10分钟，直至出血。可用于偏头痛属肝阳上亢者。

4.电针

取合谷、风池、太阳、阿是穴等，用连续波中度刺激。适用于偏头痛属气滞血瘀证者。

（二）推拿

主要用于偏头痛发作期。

取穴部位：可以进行循经取穴，包括邻近取穴和远端取穴两种。邻近取穴即取头面部经穴，可取印堂、太阳、百会、风池、睛明、头维穴等。远端取穴是指取四肢经穴，可取合谷、曲池、足三里、行间等。建议临近取穴与远端取穴结合应用。

推拿手法：常用手法有一指禅推法、拿法、按法、揉法、扫散法、分法、擦法等。临床治疗多用两种或两种以上的复合手法进行治疗。

辨证加减：寒凝肝脉者，按揉百会、足三里和涌泉穴，肝阳上亢者，推桥弓，自上而下，每侧各20次，两侧交替进行；按揉两侧太冲、行间，以酸胀为度，再擦两侧涌泉，以透热为度。风痰上扰者，用一指禅推法和摩法在腹部治疗，重点在中脘和天枢，时间3分钟；按、揉脾俞、胃俞、足三里、丰隆，时间为3分钟。瘀血阻络者，在痛部反复施以揉按和一指禅推法约5分钟，然后在额部及两侧太阳穴部抹适量冬青膏施以擦法，以热透为度；按揉膈俞、血海、三阴交，时间为5分钟。

第五节 短暂性脑缺血发作

短暂性脑缺血发作为局部性缺血造成的短暂性脑神经功能缺陷，临床表现为缺血部位的相应症状和体征，每次发作持续时间为数分钟至1小时，可反复发作。无任何急性梗死的证据发现。TIA不是良性疾病，它预示患者处于发生脑梗死、心肌梗死和其他血管意外的高度危险中，应予积极处理，以减少发生脑梗死的危险。因此，有人亦将TIA称为"小中风"和"中风临头"。我国局部地区调查，男性发病率为54.2/10万，女性发病率为16.8/10万，平均34.8/10万。其发病年龄多在40岁以上。TIA属中医学"眩晕""小中风""中风先兆"范畴。

一、病因病机

（一）中医学认识

短暂性脑缺血发作，中医学将其纳入"中风先兆"。颈内动脉系统TIA主要表现为偏瘫或失语，似中医学"小中风"。椎基底动脉系统TIA主要表现为眩晕，伴恶心呕吐、共济失调等，属中医学"眩晕"范畴。其病因病机主要有以下几方面。

1.肝阳偏亢

患者素体阴虚，水不涵木，复因情志所伤，肝阳偏亢，上扰于头则发为眩晕；或夹痰夹瘀，横窜经遂，则见偏瘫、失语。

2.痰浊内生

嗜酒肥甘，饱饥劳倦，伤于脾胃，以致水谷不化精微，聚湿生痰，清阳不升，浊阴不降，发为本病。

3.瘀血停滞

患者素体气血亏虚，气血运行不畅，瘀血停滞；或脉络空虚，风邪乘虚入中经络，气血痹阻，肌肉筋脉失于濡养，故本病发生。

短暂性脑缺血发作属中医中风先兆证的范畴，又根据本病突然起病，多数在2h之内缓解，其倏然而动，旋即而复，突发突止的症状表现，符合"风邪"致病的特点。因此有人认为中风先兆发病过程中"风"象突出，贯穿了起病、加重、缓解的全过程，认为阴虚风动、血虚风动是导致中风先兆证发病的主要动因。风动在血，治疗应及时散血中之风，选用疏风通络、散风活血之品，使风散血安，诸症不生。

（二）现代医学认识

关于短暂性脑缺血发作的病因和发病原理，目前认识上还存在分歧和争论。多数认为：虽然短暂性脑缺血发作是一种多病因的综合征，但绝大多数患者的病因与主动脉–颅脑动脉的粥样硬化有关。这种反复发作主要是供应脑部的小动脉中发生微栓塞所致；此外，这种发作也有可能由于血流动力学的、血液成分的异常等触发因素所引起。也有极少数患者是因微量或小量脑出血所致。

二、临床表现及诊断

（一）临床表现

1.症状

本病多见于40岁以上，且随年龄增长而有增加的趋势。男性多于女性，临床症状表现为突然起病，发作性言语、运动和感觉障碍，不出现以意识障碍为主的全脑症状，多数病例每天发作2~3次，多则数十次，每次发作持续时间多为5~20min，24h以内完全恢复，而不留任何神经功能缺损。临床上分颈内动脉系统和椎-基底动脉系统短暂性脑缺血发作。

（1）颈内动脉系统TIA：表现为大脑半球和眼部症状。

1）单眼失明：突发单眼黑矇（TMB），为突发无痛性，多在5~10min迅速消失，即可确诊为颈内动脉TIA。部分可有视野缺损，偶有同向偏盲者。

2）对侧肢体轻偏瘫或偏身感觉异常。

3）主侧半球病变出现失语、失写或伴对侧面肌、舌肌无力。

4）偶有同侧偏盲，轻瘫或感觉异常症状，可表现在面和口、口和手、手和足、单独手指等，主侧半球可出现失语、计算和记忆困难。此外，TIA尚可有罕见的局限性神经功能缺损的表现，如人格改变、记忆障碍、情感反应等发作性改变等。

（2）椎-基底动脉系统TIA：可有如下表现：

1）头晕、眩晕、复视、象限性盲、构音困难、偏瘫或半身感觉障碍、左右交替等，具有特征性。

2）头痛、步态不稳、斜视、视力模糊、霍纳征、吞咽困难、呕吐、呃逆，甚至精神症状等。

3）按血管支配区域，支配脑干背外侧部的旋动脉支缺血，出现眩晕、共济失调、构音困难、感觉异常、复视、耳鸣、吞咽困难、颌面局部无力等症状；支配脑干腹侧面的旁正中动脉缺血，出现肢体（一侧或双侧）无力和跌倒发作及复视等。

4）卒倒发作：表现为患者猛转头时，突然出现双下肢无力而倒地，无意识丧失，能很快恢复正常。

5）短暂性完全健忘发作：表现为患者突然出现短暂性记忆障碍，持续时间1~24h，短暂性的时间或地点的定向障碍，发作时不能记忆新事物，但谈话、书写及计算能力保持良好。

2.理化检查

（1）血常规及生化检查。

（2）头颅CT发现TIA患者，多为不同部位的腔隙性梗死改变，阳性率为70.8%。

（3）MRI检查MRI检查更易检出腔隙灶，特别是脑干部的腔隙灶。

（4）多普勒超声扫描、DSA/MRA可发现颈动脉颅外段、颈总动脉、颈总动脉分叉处及颈内动脉等处的动脉硬化性改变，表现为内膜增厚、软性硬化斑块和硬性硬化斑块，而软性硬化斑块易脱落，导致TIA。

（二）诊断

临床诊断要点为：

（1）突然的、短暂的局灶性神经功能缺失发作，在24h内完全恢复。

（2）常有反复发作史，临床症状常刻板地出现。

（3）发作间歇期无神经系统体征。

（4）起病年龄大多在50岁以上，有动脉粥样硬化症。

（5）无颅内压增高。

三、治疗

（一）中药内治

1.辨证论治

（1）肝阳上亢

1）证候：平素头晕耳鸣，视物昏花，腰膝酸软，失眠多梦，五心烦热，口干咽燥，突然眩晕，或发作性偏身麻木，或一过性偏身瘫软，短暂性言语謇涩，舌红少苔，脉弦数或弦细数。

2）治法：平肝潜阳，息风通络。

3）方药：天麻钩藤饮（《杂病证治新义》）加减。天麻10g，钩藤15g，牛膝15g，益母草30g，黄芩15g，山栀子10g，杜仲15g，桑寄生30g，首乌藤15g，茯神15g，丹参15g。

如肝火偏盛可加龙胆草、牡丹皮以清肝泻热；若兼腑热便秘者加大黄、芒硝以通腑泻热；若肝阳亢极化风加羚羊角、牡蛎、代赭石等以镇肝息风；若肝阳亢而偏阴虚者，加牡蛎、龟板、何首乌、鳖甲等以滋养肝肾之药。

（2）痰湿内阻

1）证候：平素头重如蒙，胸闷，恶心，食少多寐，突然出现阵发性眩晕，发作性偏身麻木无力，舌苔白腻，脉象濡缓。

2）治法：燥湿祛痰，健脾和胃。

3）方药：半夏白术天麻汤加减。半夏10g，白术12g，天麻15g，茯苓15g，甘草6g，生姜10g，大率15g，党参15g。

如眩晕较甚、呕吐频作者加代赭石、旋覆花、胆南星等以除痰降逆；如出现短暂性语言謇涩者加石菖蒲、郁金；若胸闷食少甚者加白豆蔻、砂仁化湿醒胃；若痰郁化火者可合用黄连温胆汤。

（3）气虚血瘀

1）证候：平素头晕，面色㿠白，气短懒言，身倦嗜卧，突然出现短暂性言语塞涩，一过性偏身麻木无力，舌质紫暗或暗淡，舌苔白或白腻，脉细涩或迟涩无力。

2）治法：益气活血，化瘀通络。

3）方药：补阳还五汤加减。黄芪30～60g，当归尾15g，川芎10g，赤芍15g，桃仁15g，红花6g，地龙15g，鸡血藤30g，乌梢蛇15g。

如短暂性言语謇涩较重者，加石菖蒲、远志化痰开窍；如兼便溏者加炒白术、山药以健脾；如一过性偏身麻木无力甚者加天麻、全蝎以息风通络。

（4）肾精不足

1）证候：平素精神萎靡，腰膝酸软或遗精滑泄，突然出现阵发性眩晕或短暂性语言謇涩，伴耳鸣，舌嫩红，少苔或无苔，脉细弱。

2）治法：补益肾精。

3）方药：河车大造丸（《景岳全书》）加减。党参15g，茯苓15g，熟地黄15g，天冬15g，麦冬15g，紫河车15g，龟板30g，杜仲15g，牛膝15g，黄柏10g，丹参15g。

若每次发作时眩晕甚者加龙骨、牡蛎、鳖甲、磁石、珍珠母等以潜镇浮阳；若发作时语言謇涩较甚者加石菖蒲、郁金、远志等以化痰开窍；若遗精频频者加芡实、桑螵蛸、沙苑子、覆盆子等以固肾涩精。

2.中成药

（1）天麻丸：适用于肝肾阴虚，浮阳上越。每次口服1丸，每日3次。

（2）活血通脉胶囊：适用于血瘀阻络证。每次2～3粒，每日3次。

（3）川芎嗪注射液：适用于气虚血瘀，脑络痰阻。每次40～80mL加5%葡萄糖注射液250mL静脉滴注，每日1次。

（4）复方丹参片：3片，每日3次，用于血瘀较重的中风先兆证。

（5）人参再造丸：1丸，每日3次，用于风痰阻络型中风先兆证。

（6）牛黄清心丸：1丸，每日2次，用于气血不足，痰热上扰的中风先兆证。

（7）大活络丹：1丸，每日2次，用于痰湿阻络的中风先兆证。

（二）单验方

（1）川芎10g，鸡蛋1个，煲水服食，治疗气虚血瘀导致的一过性眩晕。

（2）生明矾、绿豆粉各等份研末，用饭和丸如梧桐子大，每日早晚各服5丸，常服治痰湿内阻一过性眩晕。

四、预防与调摄

（一）预防

（1）对已有引起TIA的危险因素，如高血压病、心脏病、糖尿病、高脂血症或血液病积极治疗，早期预防高血压病，应低糖、低脂饮食，戒烟、生活规律和锻炼身体可以减少发病率。

（2）口服肠溶阿司匹林每次50mg，每日1次，连服6～12个月。

（二）调摄

在发作间期，应注意早期控制饮食，行低盐、低脂、低糖饮食，防治糖尿病、高血压病、高脂血症、肥胖症、冠心病、高黏血症等，并向患者及家属宣传有关本病的知识，以便配合治疗，这些都应作为长期保健措施的内容。以上这些疾病均为TIA的危险因素，可行药物治疗（具体药物参见有关书籍），配合针灸、推拿、气功等，这样可减少TIA的发作次数。

第六节 动脉硬化样血栓性脑梗死

动脉硬化样血栓性脑梗死，又称动脉硬化血栓形成性脑梗死，是脑部动脉粥样硬化和血栓形成，使脑血管管腔狭窄或闭塞，导致急性脑供血不足，引起局部脑组织缺血性坏死。可出现偏瘫、失语等脑局灶性损害症状，属缺血性脑血管病。该病为最常见的脑血管病，占脑血管病的70%，55岁以上的老年人发病率高，男性比女性高。高脂饮食、糖尿病、吸烟等患者中发病率较高。

一、病因病机

（一）中医学认识

中医学认为脑梗死为缺血性中风，属中风病中的重症，本病相当于中医文献记载的"偏枯""偏风""风痱""半身不遂"和"但臂不遂"等。临床多从中脏腑的闭证、脱证等进行辨证治疗。本病多因素或禀赋不足，年老体衰，或劳倦内伤致气血内虚，或恣食肥甘损伤脾胃，痰浊内生，阻滞经脉，或情志不遂，使气血逆乱运行不畅，脑脉瘀阻而发病。

1.禀赋不足，正气虚衰

中年以上，元气渐亏。"年四十而阴气自半，元气衰。"或久病气血亏损，精血衰，脑髓失养；气虚血运无力，血流不畅，脑脉痳滞不通；阴血不足则阴不制阳，复加以情志过极，使阴亏于下，阳亢于上，阳亢化风，挟痰浊瘀血上扰清窍，瘀滞脑脉，发为本病。

2.劳倦所伤，内风动越

一是指人身阳气若扰动太过则亢奋不敛，所谓"阳气者，烦劳则张"；再是指操劳太过，形神失养，以致阴血暗耗，虚阳化风上扰；三是房劳过度，纵欲伤精，精亏血少，虚火上浮。三者使阳气上涨，引动风阳，内风旋动，气火俱浮，迫血上涌，或挟痰浊瘀血上壅清窍。

3.饮食不节，痰浊内生

过食肥甘厚味或饮酒过度，以致脾胃受伤。脾失健运，痰浊内生，痰郁化热，引动肝风，挟痰上扰，蒙蔽清窍，壅滞脑脉。

4.五志过极，气机郁滞

七情失调，气机不畅，血行瘀滞，阻于脑脉，心火暴甚，引动内风，风火相煽，或暴怒伤肝，肝阳暴涨，内风动越，气血逆乱，上冲犯脑，阻于脑窍。

5.气候变化

素体气血失调，阴阳失衡，风、火、痰、瘀等致病因素伏藏于内，一时骤然变换环境，或气候变化，可诱发本病，多见于节气多变之时，尤其入冬骤然变冷，或早春骤然转暖，或炎夏酷热之时为多见。骤然寒冷，寒凝血滞，脉道不利，早春骤然转暖之时，正值厥阴风木主令，内应于肝，风阳暗动，或炎夏酷热，腠理开泄，汗出过多，津液耗伤，血虚液燥，血行不畅等，均可发为中风。

脑梗死为缺血性中风，其发病机制，因人体禀赋不同，生活环境有异，病理变化也不尽相同，归纳起来不外虚、火、风、痰（热痰、风痰、湿痰）、气（气虚、气郁、气逆）、血（血虚、血瘀）六端，其中尤以正气虚损为其根本。此六端在一定条件下互相影响，在年老体衰，正气不足以及饮食不节，五志过极，气候突变等致病因素作用下，导致脏腑气血失调，肝肾阴虚，肝阳上亢，内风旋动，挟痰挟瘀，横窜经络，蒙塞清窍，瘀阻脑络所引起的病变，轻则口眼㖞斜、语言不利、肢体麻木、半身不遂，重则神识昏迷、元气败脱，而难救治。

（二）现代医学认识

（1）动脉壁的病变：动脉粥样硬化性炎性改变、血管畸形是动脉粥样硬化性脑梗死的基础。此外，尚可由于动脉壁的创伤所致，如穿刺、血管造影等。

（2）血液成分的改变：如高脂血症、血小板增多症、真性红细胞增多、巨球蛋白血症、血浆纤维蛋白原增高、高血糖、脱水、妊娠、口服避孕药、肿瘤以及其他各种原因所致的血液黏度增加或高凝状态等。

（3）血流动力学异常：心力衰竭、心律失常、心肌梗死及其他原因所致血压下降，亦可引起血流速度缓慢，使脑血流量减少，致脑灌注压下降而发生脑供血障碍。

二、临床表现与诊断

（一）临床表现

动脉粥样硬化性脑梗死一般发生于高龄；60岁以上有脑动脉粥样硬化的人发生率最高，男性多于女性，有关资料统计，55岁以上年龄每增长10岁，其发病率增长一倍。本病常在睡眠及安静休息时发病，但也有少数病例是在剧烈体力劳动或情绪激动，血压较高的情况下发病。约半数患者以往有短暂脑缺血的发作病史。其起病比其他急性脑血管疾病稍慢，常在数分钟至数小时达到症状的高峰，少数患者在1~2天内达到高峰，而症状在数天至1周内逐渐加重以至高峰者极少见。主要临床表现为：

1.颈内动脉系统

颈内动脉缺血时可出现偏瘫、感觉障碍、偏盲及失语等症状。

（1）颈内动脉血栓闭塞：好发于颈内动脉的起始部与虹吸部。颈内动脉血栓闭塞后很快建立起侧支循环，可不出现明显症状；如在血管狭窄的基础上突然发生闭塞，患者常出现一侧视力丧失，同侧霍纳征，对侧肢体瘫痪，感觉障碍，以及同向性偏盲，向病灶侧头眼转动等症状。主侧半球受累可有运动性或感觉性失语，部分患者伴有意识障碍，若脑梗死面积较大，由于脑水肿及颅内压增高，严重者可致脑疝。如不及时抢救，患者在较短时间内可发生死亡。

（2）大脑中动脉血栓闭塞：好发部位在大脑中动脉起始部和水平段。大脑中动脉主干闭塞时，可出现对侧中枢性面瘫，舌下神经麻痹，上、下肢瘫痪，以及偏身感觉障碍或偏盲等症状。优势半球受累者有失语，如在分出中央深支以后的主干闭塞，则对侧偏瘫时上肢重于下肢。深支豆纹动脉闭塞，基底节及内囊受累，对侧上、下肢均出现同等程度瘫痪，可有感觉障碍。主侧半球皮质各分支闭塞可出现相关的定位症状。左侧角回动脉闭塞出现失认和失读，颞后动脉闭塞可出现命名性失语和感觉性失语，左眶额动脉闭塞发生运动性失语。非主侧半球皮质支受累可有失用及体象障碍等表现。大脑中动脉主干闭塞，可出现大面积脑梗死，产生较严重的脑水肿，甚至发生脑疝。

（3）大脑前动脉血栓闭塞：血栓闭塞好发部位多在前交通动脉后部的大脑前动脉近侧端，闭塞时，出现对侧肢体瘫痪，下肢重于上肢，偏身感觉障碍，中枢性面、舌瘫较轻。旁中央小叶受累，有尿失禁，并有精神症状如情感淡漠，欣快感，以及强握和摸索反射等。深支闭塞出现对侧偏瘫，以上肢近端为主，伴有中枢性面、舌瘫。主侧半球受累可有运动性失语。

（4）脉络膜前动脉血栓闭塞：脉络膜前动脉闭塞较少见，闭塞时出现对侧偏瘫，偏身感觉障碍和偏盲，主侧病变可有言语障碍（丘脑性失语）。

2.椎-基底动脉系统

椎-基底动脉系统闭塞的主要表现为：眩晕、恶心、呕吐、眼球震颤、眼球麻痹、共济失调、复视、偏盲、延髓麻痹、交叉性瘫痪及感觉障碍，部分患者可出现四肢瘫痪等严重情况。

（1）椎动脉血栓闭塞好发部位在椎动脉的起始部、椎动脉的颅内段之中、下部。一侧椎动脉起始部血栓闭塞，可不出现脑部症状；而继发另一侧椎动脉突发血栓闭塞时，由于发病急、病情重，可有眩晕、恶心、呕吐、吞咽困难、饮水呛咳、构音障碍、四肢瘫痪及闭锁综合征等症状。

椎动脉颅内段中、下部血栓闭塞，其临床表现较为复杂，患者可出现眩晕、呕吐、吞咽困难、声嘶、呃逆等小脑后下动脉血栓闭塞的症状。检查时患侧常有霍纳综合征（瞳孔变小、眼裂小、眼球轻度下陷、面部少汗、皮温较高等），面部感觉减退，舌咽、迷走神经麻痹，共济失调，对侧痛、温觉减退等延髓背外侧综合征或其变异类型的表现。

椎动脉颅内段上部的血栓闭塞很少见。患者的症状与体征随缺血部位不同而各异，常可出现脑桥外侧部受损的体征，即面神经和展神经麻痹，病灶侧面部和对侧躯干、肢体的浅感觉和运动障碍，并有吞咽困难等。

（2）小脑后下动脉血栓闭塞：在小脑梗死的病例中，小脑后下动脉区梗死最为多见，占44%～80%。小脑后下动脉变异性很大，因而梗死后临床表现亦很复杂。典型病例的梗死灶常位于延髓外侧部近背面处，主要症状表现为：同侧面部痛、温觉障碍（由于影响了三叉神经脊束核）；对侧面部以下痛、温觉减退，呈现交叉性感觉障碍（因影响了脊髓丘脑束）；同侧软腭、咽喉及声带麻痹，咽反射消失和构音障碍是由于延髓疑核受累所致。由于前庭神经下核受损而出现眩晕、眼球震颤。呕吐是迷走神经背核受损所引起，由于脊髓小脑束绳状体受损而出现同侧共济失调，中枢性交感神经的下行纤维受损，可出现霍纳综合征。

（3）基底动脉起始部血栓闭塞：可引起广泛性脑桥梗死，出现闭锁综合征，患者神志清楚，四肢瘫痪，不能讲话，面部无表情，仅能瞬目和眼球活动。亦可出现多数颅神经的麻痹，严重者可迅速进入昏迷，高热，继之呼吸循环衰竭而死亡。

（4）小脑前下动脉血栓闭塞：小脑前下动脉血栓闭塞主要表现为小脑、脑干和前庭三大主征，包括：眩晕、呕吐、步态不稳、构音障碍、短暂的意识丧失。同时可见同侧的侧视麻痹、眼球震颤、肢体无力及吞咽困难，另外，常伴有面瘫、耳聋、眼球歪斜及面部感觉异常。

（5）基底节动脉分支闭塞：分支动脉闭塞以交叉性瘫痪为主要临床特征。

1）脑桥内侧部综合征：病变损害展神经及其核上神经通路—内侧纵束，产生两眼向病灶侧的水平协同运动麻痹，同时损害锥体束而产生对侧偏瘫。

2）外侧部综合征：系脑桥旁中央动脉闭塞所致，引起病侧展神经和面神经麻痹，伴对侧肢体瘫痪。

3）内听动脉闭塞：出现眩晕、耳鸣及听力下降。

4）中脑腹侧部综合征：出现病侧动眼神经麻痹，对侧肢体瘫痪。

5）中脑背侧部综合征：出现同侧动眼神经瘫痪，伴对侧不自主运动或震颤。

6）小脑梗死：闭塞主要在小脑半球及蚓部的上方。通常发病较急，有眩晕、恶心、呕吐、步态不稳。小脑梗死者脑水肿明显时，可压迫第4脑室而影响脑脊液循环，可致颅内压增高，严重者可发生脑疝，对此应引起注意。

（6）基底动脉尖部血栓闭塞：此处闭塞时可出现中脑、丘脑、枕叶及额叶内侧的梗死。Caplan将其命名为"基底动脉尖综合征"。主要症状为上部脑干及间脑的功能障碍，瞳孔异常（多为散大），光反应消失，眼睑下垂，眼球运动异常，可呈单纯性上视麻痹或下视麻痹，觉醒功能、注意力和行为异常，伴有嗜睡。大脑后动脉闭塞时有偏盲或皮质盲，视觉性失用，视物变形，行为异常，谵语及运动和感觉障碍等。

（7）大脑后动脉血栓闭塞：一侧大脑后动脉闭塞出现对侧偏盲。丘脑膝状体动脉闭塞表现为丘脑综合征，可出现丘脑自发性疼痛，对侧深、浅感觉减退，一过性轻偏瘫及同向偏盲。丘脑穿通动脉闭塞出现对侧肢体舞蹈样徐动征。颞叶支闭塞可出现遗忘症或精神症状。

（二）诊断要点

中老年发病高；多有动脉硬化、高血压病、糖尿病、高脂血症、吸烟等；发病前可有TIA；突然发病，迅速出现局限性神经功能缺失症状持续24h以上，具有脑梗死的一般特性，神经症状及体征可以用某一血管综合征解释者，应考虑急性脑梗死的可能；脑CT或（和）MRI检查发现梗死灶；排除脑出血及炎症性疾病等。

三、治疗

（一）中药内治

1.辨证治疗

脑梗死病位在脑髓血脉，其发病虽于静息、睡眠中，神志多清楚，但亦有在活动中发病，神志不清者。故当首先依据有无神志障碍而辨属中经络或中脏腑。中经络虽有半身不遂、语言不利、口舌㖞斜，但神志清楚，其病位浅，病情轻；中脏腑则以神志迷蒙，或昏不知人事为主，伴见肢体不用，其病位深，病情重。中脏腑又有脱证和闭证之分，脱证为五脏真阳欲脱，而见昏聩无知、目合口开，手撒便遗，肢体瘫软；闭证为实邪内闭清窍，而见神志昏蒙，口噤不开，双手握固，二便闭塞，肢体强痉。其中闭证又有阳闭和阴闭之属，阳闭多有瘀热痰火之象，如面赤气粗，躁扰不宁，便秘身热，脉滑而数；阴闭多见寒湿痰浊之证，如面白唇青，静卧不烦，痰涎壅盛，四肢不温，脉滑而沉。

中经络治疗当以平肝息风，化痰通络，活血祛瘀为主。中脏腑闭证当清热息风，豁痰开窍，通腑祛痰；脱证当救阴回阳固脱；内闭外脱者又当开窍与固脱并用。

（1）中经络

1）风痰瘀阻，痹阻脉络：①证候：半身不遂，口舌㖞斜，舌强不语或语言謇涩，或偏身麻木，眩晕痰多，舌暗淡苔薄白或白腻，脉弦滑；②治法：活血化瘀，化痰通络；③方药：化痰通络汤加减。天麻10g，丹参15g，香附10g，酒大黄6g。

若半身不遂重者，可加伸筋草、鸡血藤、地龙、桃仁、红花、川芎、当归以增强活血通络之力；言謇失语明显者可加石菖蒲、白芥子、远志，仿解语丹化痰开窍；头晕目眩重者，加钩藤、野菊花、夏枯草以平肝息风。

2）肝阳上亢，风火上扰：①证候：平素头晕、头痛，偏身麻木，突然发生口舌㖞斜，语言謇涩或失语，半身不遂，心烦易怒，痰多而黏，舌红苔黄腻，脉弦滑；②治法：平肝息风，祛痰通络；③方药：天麻钩藤饮加减。天麻10g，钩藤10g，黄芩8g，栀子6g，首乌藤15g，茯苓15g，生石决明30g，川牛膝15，杜仲12g。

若头晕头痛重者可加野菊花、夏枯草以增强平肝息风之力；痰热腑实者加大黄、全瓜蒌、胆南星、竹沥，清热化痰、通腑降浊；心烦易怒者加生龙牡、珍珠母、羚羊角以增强清肝平肝之功。

3）阴虚风动：①证候：突发半身不遂，偏身麻木，口舌㖞斜，语言謇涩或失语，头晕目眩，耳鸣健忘，两目干涩或昏花，五心烦热，口燥咽干，失眠多梦，舌红少苔或无苔，脉弦细数；②治法：滋阴潜阳，息风通络；③方药：镇肝息风汤加减。白芍10g，党参12g，天冬10g，怀牛膝12g，生龙牡各30g，赭石30g，生龟板10g，川楝子10g，生麦芽10g，茵陈10g，甘草3g。

若痰热较重者加胆南星、竹沥、川贝清热化痰；心烦失眠者加栀子、黄芩、首乌藤、远志以清热除烦、安神定志；头晕目眩较重者加钩藤、生石决明、夏枯草以平肝息风。

（2）中脏腑

1）闭证

①风火上扰清窍

a．证候：平素头晕目眩，偏身麻木，突然神识迷蒙，半身不遂，牙关紧闭，颈项强急，两手握固，二便闭塞，面赤气粗，躁动不安，舌红绛，苔黄腻而干，脉弦数。

b．治法：清肝息风，辛凉开窍。

c．方药：先灌服或鼻饲安宫牛黄丸，后以羚羊钩藤汤加减。羚羊角6g，钩藤10g，茯苓15g，菊花12g，桑叶10g，贝母12g，白芍15g，地黄12g，竹茹12g，炙甘草6g。配以清开灵注射液40mL加入0.9%生理盐水500mL静滴。

若痰多者加石菖蒲、胆南星、竹沥以清热、豁痰开窍；腹胀便秘加大黄、川厚朴、枳实以通便泄热；肝火旺者加夏枯草、栀子、野菊花、磁石以清热平肝。

②痰热内闭清窍

a．证候：骤发神昏，或昏聩不语，半身不遂，鼻鼾痰鸣，牙关紧闭，肢体强痉拘急，躁扰不宁，甚或手足厥冷，频繁抽搐，二便闭塞，舌红绛，苔黄而干，脉弦滑数。

b．治法：清热化痰，辛凉开窍。

c．方药：羚羊钩藤汤配合灌服或鼻饲安宫牛黄丸1~2丸，每6~8h1次。再以清开灵注射液40mL加入生理盐水500mL中静滴，每日2次。

若神昏重者加郁金以通窍开闭；痰多者加竹沥、胆南星、天竺黄、川贝、远志或猴枣散以清热豁痰开窍；若抽搐者，加全蝎、蜈蚣、僵蚕以息风止痉。

③痰湿上壅清窍

a．证候：猝然跌倒，半身不遂，牙关紧闭，两手握固，嗜睡或昏睡，喉间痰声辘辘，静卧不烦，四肢不温，甚则四肢逆冷，舌暗淡、胖大，苔白滑或白腻，脉沉滑而缓。

b．治法：豁痰息风，辛温开窍。

c．方药：涤痰汤配合灌服或鼻饲苏合香丸。半夏10g，陈皮10g，枳实10g，竹茹12g，茯苓15g，胆南星10g，石菖蒲12g，远志10g。

若风盛者加天麻、钩藤以平肝息风；寒象明显者加桂枝以温阳化饮；有化热倾向者，加黄连、黄芩以清泄。

2）脱证：①证候：突然神志昏聩，面色苍白，目合口开，手撒肢冷，鼻鼾息微，肢体瘫软，汗出如油，二便自遗，舌萎短缩，色淡或紫暗，苔白腻，脉沉缓或沉微欲绝；②治法：益气固脱，回阳救逆；③方药：给予参麦注射液40mL加入25%葡萄糖注射液40mL中静脉推注，15min1次，直至厥脱恢复。同时急以大剂参附汤合生脉散加减（人参、附子、五味子、麦冬）。

若汗出不止者，加黄芪、山茱萸、龙骨、牡蛎以益气敛阴固脱；阴津耗竭舌干者加黄精、玉竹以救阴护津；兼有瘀象者加丹参以活血化瘀。

2.中成药

（1）脉络宁注射液：见肝阳上亢、肝肾阴虚、痰热腑实、瘀血痹阻脉络证。20～30mL加入生理盐水250～500mL静脉滴注，7～14天为1疗程。

（2）复方丹参注射液：表现血瘀偏有热象者。20～30mL加入生理盐水250～500mL静脉滴注，7～14天为1疗程。

（3）葛根素注射液：表现为气虚血瘀者。400mg加入生理盐水250～500mL静脉滴注，7～14天为1疗程。

（4）盐酸川芎嗪注射液：见有痰浊上扰、气虚血瘀证。80～120mg加入生理盐水250～500mL静脉滴注，每日1次，7～14天为1疗程。

（5）刺五加注射液：适用于恢复期之气虚血瘀者。60～100mL加入生理盐水250～500mL静脉滴注，7～14天为1疗程。

（6）醒脑静脉推注射液：适用于肝阳上亢、痰热腑实证，或中风中脏腑实证。

10~20mL加入生理盐水250~500mL静脉滴注，7天为1疗程。

（7）灯盏细辛注射液：8~16mL加入生理盐水250~500mL静脉滴注，14天为1疗程。

（8）安宫牛黄丸：用于中风热闭证，神昏谵语者。每次1丸。

（9）局方至宝丹：用于中风痰热内闭证。每次1丸，1日1次。

（10）苏和香丸：用于中风寒闭证。每次1丸，1日2次。

（二）针灸疗法

1.中经络

（1）治疗法则：醒神开窍、息风通络。

（2）基本选穴：风池、人中、内关、三阴交、极泉、尺泽、委中等。

（3）辨证配穴：风痰瘀阻者，加合谷、丰隆、阴陵泉、血海以祛风化痰，活血通络；风痰火亢者，加合谷、太冲以平肝息风；痰热腑实者，加支沟、丰隆、天枢、曲池、合谷，以化痰通腑泄热；阴虚风动者，加太溪、太冲以育阴潜阳，平肝息风。

2.中脏腑

（1）闭证

1）治疗原则：醒脑开窍，祛邪开闭。

2）基本选穴：人中、内关、四神聪、太冲、十二井穴或十宣等。

3）辨证配穴：风火上扰者，加合谷、劳宫以清热息风，醒脑开窍；痰热蒙神者，加风府、丰隆、合谷、曲池以清热化痰，醒脑开窍；痰湿蒙神者，加中脘、阴陵泉、丰隆以健脾化湿，豁痰开窍；人中用雀啄术，内关、四神聪、太冲用泻法，十二井穴或十宣点刺放血，配穴以虚补实泻为原则操作。

（2）脱证

1）治疗法则：回阳救逆，醒脑开窍。

2）基本选穴：神阙、关元、人中、内关、风池等。先重灸神阙、关元以回阳固脱；然后针泻人中、内关以醒脑开窍，继则针泻风池以平肝息风。

3）临证配穴：经治疗神窍已开，但神志仍模糊者，配刺合谷、太冲以助息风之功，百会、四神聪以醒神。

（三）物理治疗

（1）对脑部病灶的理疗：如碘离子直流电导入法；超声波疗法。

（2）对瘫痪肢体的理疗：超短波疗法；痉挛肌电刺激疗法；方波脊髓下行通电疗法；生物反馈疗法；中频电疗法；热水浴疗法。

四、预后与调摄

（一）预后

本病的病死率约10%，致残率达50%以上，存活患者中40%以上可能复发，且复发次数越多，致残率越高，最终成为脑血管性痴呆。因此要注意以下几点。

1.控制血压

血压过高常是发生出血性脑血管病的直接诱因，但血压降得过低也是发生脑栓形成的诱因之一，故不可在进入安静状态之前，如夜寐之前，服用过量降压药物。平时血压宜控制在18~20/11~12kPa（135~150/83~90mmHg）。

2.控制血脂

要维持高密度脂蛋白与低密度脂蛋白之间有一个恰当的比例。除平素控制脂肪、低胆固醇饮食外，遇有高脂血症者应加以积极治疗。

3.降低血黏度

应积极采取预防性治疗措施，如平素多饮淡水、采用血液稀释疗法等。

4.预防并发症

（1）每日定时帮助患者翻身叩背4~6次，每次叩背10min左右。一旦发现患者咳黄痰、发热、气促、口唇青紫，应立即请医生诊治。

（2）鼓励患者多饮水，以达到清洁尿路的目的，并注意会阴部的清洁，预防交叉感染。如发现尿液混浊、发热，是泌尿系感染的征兆，应及早治疗。

（3）瘫痪患者多有便秘，有的可因为用力排便致使脑出血再次发生。因此需注意饮食结构，多给患者低脂、高蛋白、高能量饮食及含粗纤维的蔬菜、水果等，并给以足够水分。定时定点给便器排便，必要时应用通便药物、灌肠。

（4）患者瘫痪在床，枕外隆凸、肩胛部、髋部、骶尾部、足跟部等骨骼突出处易发生压疮。应用软枕或海绵垫保护骨隆突处，每2~3h翻身1次，避免拖、拉、推等动作，床铺经常保持干燥清洁，定时温水擦澡按摩，增进局部血液循环，改善局部营养状况。

（5）每日行四肢向心性按摩，每次10～15min，促进静脉血回流，防止深静脉血栓形成。一旦发现不明原因的发热、下肢肿痛，应迅速诊治。

（二）调摄

1.心理护理

患者常有忧郁、沮丧、烦躁、易怒、悲观失望等情绪反应。因此，家属应从心理上关心体贴患者，多与患者交谈，安慰鼓励患者，创造良好的家庭气氛，耐心地解释病情，消除患者的疑虑及悲观情绪，使之了解自己的病情，建立和巩固功能康复训练的信心和决心。

2.保持功能位

保持瘫痪肢体功能位是保证肢体功能顺利康复的前提。仰卧或侧卧位时，头抬高15～30°。下肢膝关节略屈曲，足与小腿保持90°脚尖向正上，上肢前臂呈半屈曲状态，手握一布卷或圆形物。

3.功能锻炼

功能锻炼每日3～4次，幅度次数逐渐增加。随着身体的康复，要鼓励患者自行功能锻炼并及时离床活动，应严防跌倒踩空，同时配合针灸、理疗、按摩加快康复。

（1）上肢功能锻炼：护理人员站在患者患侧，一手握住患侧的手腕，另一手置肘关节略上方，将患肢行上、下、左、右、伸曲、旋转运动；护理人员一手握住患肢手腕，另一手做各指的运动。

（2）下肢功能锻炼：护理人员一手握住患肢的踝关节，另一手握住膝关节略下方，使髋膝关节伸、屈、内外旋转、内收、外展；护理人员一手握住患肢的足弓部，另一手做各趾的活动。

4.日常生活动作锻炼

家庭护理的最终目的是使患者达到生活自理或协助自理，逐渐训练患者吃饭、穿衣、洗漱、如厕及进行一些室外活动，由完全照顾过渡到协助照顾，直至生活自理。

第七节　腔隙性脑梗死

腔隙性脑梗死是指直径小于15mm的皮质下梗死。多位于基底节区、丘脑、内囊、放射冠区以及脑干。腔隙性脑梗死是指发生在大脑半球深部白质及脑干缺血性微梗死，因脑组织缺血、坏死、液化并由吞噬细胞移走而形成腔隙，约占脑梗死的20%。

腔隙性脑梗死属中医的"中风病"范畴。腔隙性脑梗死发病过程中一般无神志改变，表现为不经昏仆，而突然发生口舌㖞斜、语言不利、半身不遂等症，故属中风中经络。

一、病因病机

（一）中医学认识

腔隙性脑梗死病变部位在脑，且与心、肝、脾、肾相关连，多由忧思恼怒，或恣酒嗜肥美之食，或房事所伤，劳累过度等，以致阴亏于下，肝阳暴涨，内风旋动，气血逆乱，夹痰夹火，横窜经脉，蒙蔽清窍而发生猝然昏仆、半身不遂诸症。兹将病因病机综述如下。

1.正气不足，脉络空虚，风邪动越

因气虚腠理不密，卫外不固，风邪乘虚入中经络，气血痹阻，肌肤筋脉失于濡养；或患者痰湿素盛，外风引动痰湿流窜经络，而引起口眼㖞斜、半身不遂等症；亦有内风因脏腑阴阳失调而生者。内风旋转，气火俱浮，迫血上涌，以致中风危候。

2.劳伤过度，精亏体衰，阴阳失调

本病可因操劳过度，形神失养，以致阴血暗耗，虚阳化风扰动为患。再则纵欲伤精，水亏于下，火旺于上，是为发病之因。因精血不足，肝肾阴虚，肝失所养，肝阳日见亢盛。在人体阴阳严重偏胜的情况下，加以情志过极，劳倦过度，或嗜酒劳累，气候影响等诱发因素的作用，致使阴亏于下，肝阳暴涨，阳化风动，气血上冲，神明昏冒，发为中风。

3.饮食不节，聚湿生痰，痰浊阻闭

过食肥甘醇酒，脾失健运，聚湿生痰，痰郁化热，蒙蔽清窍，阻滞经络；或肝阳素旺，横逆犯脾，脾运失司，内生痰浊；或肝火内炽，炼液成痰，以致肝风夹杂痰火横窜经络，蒙蔽清窍而猝仆神昏。

4.情志郁怒，五志化火，气机失调

五志过极，心火暴盛，或暴怒伤肝，肝阳暴动，引动心火，风火相煽，气热郁逆，气血并走于上，神志昏冒而卒倒无知，发为本病。

5.血虚寒凝，气滞血瘀，血运不畅

血瘀之成，或因感寒收引凝滞，或因热灼阴伤，液耗血滞，或因暴怒血菀于上，或因气滞血不畅行，或因气虚运血无力等，本病之病理机制以暴怒血瘀或气虚血滞最为常见。

总之，本病之发生，病理虽然复杂，但归纳起来不外虚（阴虚、气虚）、火（肝火、心火）、风（肝风、外风）、痰（风痰、湿痰）、气（气逆）、血（血瘀）六端，此六端在一定条件下，互相影响，互相作用而突然发病。

（二）现代医学认识

本病的病因可能有以下几方面。

（1）高血压病：病理报告腔隙性脑梗死合并高血压者为90%左右。

（2）高脂血症和动脉硬化：动脉主干的粥样硬化斑或微栓塞阻塞其深穿动脉起始部可能为其病因。

（3）糖尿病和冠心病为其诱因。

（4）TIA可能为腔隙性脑梗死的前驱疾病。

二、临床表现及诊断

（一）临床表现

本病可以突然发病，出现偏瘫、偏身感觉障碍等局灶性神经功能损害体征。也有部分患者为渐进、亚急性起病，而少数者可无局灶性神经功能损害体征，或仅表现为头痛、头晕、呃逆、不自主运动等。腔隙性脑梗死患者中12%～20%有TIA发作史。

根据临床表现，现以较常见的几种类型重点加以介绍，以便临床掌握应用。

1.纯运动性轻偏瘫

无感觉障碍、视野缺损、失语、失用或失认，而仅有偏瘫的患者，称PMH。偏瘫程度不一，上肢重而下肢及面部较轻，少数患者可不影响面肌。其病灶位于放射冠、内囊、脑桥的锥体束。

2.纯感觉性脑卒中

患者无肌力障碍、眩晕、复视、失语及视野缺损，仅有一侧面部及上、下肢半身感觉障碍，表现为麻木、倦怠、发热、烧灼、针刺与沉重等感觉。典型的半身感觉障碍以身体正中线严格分为两半，这是丘脑感觉障碍的特征，也是与大脑病变区别的主要标志。

3.感觉、运动卒中

本病较少见，病灶位于丘脑外侧核和内囊后肢，通常由大脑后动脉的丘脑穿通支或脉络膜后动脉闭塞所致。症状表现为一侧头面部、躯干及上、下肢感觉障碍，而舌肌及上、下肢有轻瘫。

4.共济失调偏瘫（AH）及半侧共济失调、一足轻瘫

表现为下肢踝关节和足无力，伴同侧上、下肢共济失调，称半侧共济失调、一足轻瘫。另一种表现为偏瘫和同侧小脑共济失调，称共济失调性轻偏瘫。少数患者可呈现有构音障碍、眼球震颤、向一侧倾斜，无面部、手、足麻木感。

5.呐吃、手笨拙综合征

表现为中或高度构音障碍，一侧手轻度无力及精细运动障碍等共济失调征，并可伴同侧中枢性面、舌瘫，深反射亢进，巴氏征阳性及步态蹒跚等，但无感觉障碍。

（二）诊断要点

（1）发病多由高血压动脉硬化引起，呈急性或亚急性起病。

（2）多无意识障碍。临床表现都不严重，较常表现为纯感觉性卒中（24%），纯运动性轻偏瘫（40%～60%），共济失调性轻偏瘫，构音不全，手笨拙综合征或感觉运动性卒中等。

（3）腰穿脑脊液无红细胞。

（4）如有条件时进行CT检查，以明确诊断。一般10天左右较易检出，10天内79%，1月内92%。

（5）MRI对腔隙梗死的检出优于CT，它具有敏感度高、无骨性伪影干扰等优点，特别适用于检出小脑及脑干内的小病灶。

三、治疗

（一）中药内治

1.辨证论治

中风中经络的辨证方法，分为肝阳暴亢、风火上扰证；风痰瘀血、痹阻脉络证；痰热腑实、风痰上扰证；气虚血瘀证；阴虚风动证五型。

（1）肝阳暴亢，风火上扰

1）证候：半身不遂，口舌㖞斜，舌强语謇或不语，偏身麻木，眩晕头痛，面红目赤，口苦咽干，心烦易怒，尿赤便干，舌质红或红绛，舌苔薄黄，脉弦有力。

2）治法：镇肝息风，滋阴潜阳。

3）方药：镇肝息风汤加减。怀牛膝15g，钩藤15g，赭石30g，龙骨30g，牡蛎30g，龟板30g，白芍20g，玄参15g，天冬15g，茵陈蒿30g，川楝子12g，生麦芽15g，甘草6g。

如肝阳上亢甚者加天麻、钩藤以增强平肝息风之力；心烦甚者加栀子、黄芩以清热除烦；头痛较重者加羚羊角、石决明、夏枯草以清息风阳；痰热较重者，加胆南星、竹沥、川贝母以清化痰热。

（2）风痰瘀血，痹阻脉络

1）证候：半身不遂，口舌㖞斜，舌强言謇或不语，偏身麻木，头晕目眩，舌质暗淡，舌苔薄白或白腻，脉弦滑。

2）治法：祛风活血，化痰通络。

3）方药：大秦艽汤加减。

秦艽12g，羌活10g，独活10g，防风10g，当归10g，白芍20g，川芎10g，白术12g，茯苓15g，黄芩15g，石膏30g（先煎），生地黄15g，丹参15g。

如年老体衰者，加黄芪以益气扶正；如呕逆痰盛、苔腻脉滑甚者，去地黄，加半夏、胆南星、白附子、全蝎等祛风痰，通经络；无内热者可去石膏、黄芩。

（3）痰热腑实，风痰上扰

1）证候：半身不遂，口舌㖞斜，舌强言謇或不语，偏身麻木，腹胀，便干便秘，头晕目眩，咯痰或痰多，舌质暗红或暗淡，苔黄腻，脉弦滑。

2）治法：化痰通腑。

3）方药：星蒌承气汤（《验方》）加减。胆南星15g，全瓜蒌15g，生大黄10g，芒硝

10g，枳实15g。腑气通后应予清化痰热、活血通络，药用胆南星、全瓜蒌、丹参、赤芍、鸡血藤。

如头晕重者，可加钩藤、菊花、珍珠母；若舌质红而烦躁不安，彻夜不眠者，属痰热内蕴而兼阴虚，可选加鲜生地黄、沙参、麦冬、玄参、茯苓、夜交藤等育阴安神之品，但不宜过多，否则有碍于涤除痰热。

（4）气虚血瘀

1）证候：半身不遂，口舌㖞斜，语言謇涩或不语，偏身麻木，面色㿠白，气短乏力，口流涎，自汗出，心悸便溏，手足肿胀，舌质暗淡，舌苔薄白或白腻，脉沉细，或细弦。

2）治法：益气，活血通络。

3）方药：补阳还五汤加减。黄芪30～60g，当归尾15g，川芎10g，赤芍15g，桃仁15g，红花6g，地龙15g，鸡血藤30g，乌梢蛇15g。

如半身不遂较重者加桑枝、穿山甲、水蛭等药加重活血通络、祛瘀生新；言语不利甚者加石菖蒲、远志化痰开窍；手足肿胀明显者加茯苓、泽泻、薏苡仁、防己等淡渗利湿；如大便溏甚者去桃仁加炒白术、山药以健脾。

（5）阴虚风动

1）证候：半身不遂，口舌㖞斜，舌强言謇或不语，偏身麻木，烦躁失眠，眩晕耳鸣，手足心热，舌质红绛或暗红，少苔或无苔，脉细弦或细弦数。

2）治法：滋阴息风。

3）方药：大定风珠加减。生地黄20g，麦冬15g，玄参15g，女贞子15g，钩藤30g，白芍20g，桑寄生30g，丹参15g，龟板、鳖甲各30g，五味子15g，炙甘草6g，阿胶9g。以上水煎去滓后入鸡子黄2个搅匀。

如偏瘫较重者可加牛膝、木瓜、地龙、蜈蚣、桑枝等通经活络之品。如有血瘀之时加丹参、鸡血藤、桃仁、土鳖虫等以活血祛瘀；语言不利甚加石菖蒲、郁金、远志开音利窍。

2.中成药

（1）大活络丹：每次1丸，每日2次，用于中风偏瘫、口舌㖞斜、语言不利。

（2）牛黄清心丸：每次1丸，每日2次，用于气血不足，痰热上扰引起中风不语、口舌㖞斜、半身不遂。

（3）华佗再造丸：每次8g，每日2次，用于瘀血或痰湿闭阻经络之中风偏瘫、口舌㖞斜、言语不清。

（4）人参再造丸：每次1丸，每日2次，用于风痰瘀血痹阻经络引起的中风偏瘫、语言不利、口舌㖞斜。

（5）天保宁：每次2片（80mg），每日3次，口服。适用于各型脑梗死。

（6）安脑丸：适用于脑梗死闭证，每次1丸，每日2次，口服或鼻饲。

（7）中风回春丸：每次18g，每日3次，用于风痰瘀血痹阻经络引起的中风偏瘫、语言不利、口舌㖞斜。

（8）复方丹参注射液：每次8～16mL加入5%GS500mL或生理盐水中，静脉滴注，每日1次。适用于气虚血滞、脉络瘀阻脑梗死患者。

（9）川芎嗪注射液：每次80～160mL加入5%GS500mL或生理盐水中，静脉滴注，每日1次。适用于气虚血滞、脉络瘀阻脑梗死患者。

（10）刺五加注射液：每次40～80mL加入5%GS500mL或生理盐水中，静脉滴注，每日1次。适用于各型脑梗死患者。

（11）血塞通注射液：每次250～500mg加入5%GS500mL或生理盐水中，静脉滴注，每日1次，10～15天为1个疗程。适用于各型脑梗死患者。

（12）丹参注射液或复方丹参注射液：8～16mL加入5%或10%GS250～500mL中静脉滴注，每日1～2次。适用于各型脑梗死患者。

（13）葛根素注射液：每次0.3～0.5g加入5%葡萄糖溶液250mL中静脉滴注，每日1次，14次为1个疗程。适用于各型脑梗死患者。

（二）针灸疗法

（1）头针肢体偏瘫者，主取病灶侧"运动区（顶颞前斜线）"，配取该侧"足运感区（顶旁上线）"。伴肢痛、肢麻者加取该侧"感觉区（顶颞后斜线）"，刺入帽状腱膜下，沿头皮平刺2寸左右，留针2h，捻转3次。每日头针1次，15天1疗程，可连用2~4疗程。

（2）体针闭证针刺人中、合谷；脱证艾灸气海、关元、百会等。偏瘫在患侧上肢取肩髃、曲池、外关等穴；下肢取环跳、阳陵泉、三阴交、昆仑等穴；失语针刺廉泉、哑门；口㖞斜针刺地仓、下关、翳风等穴。

（3）耳针取皮质下、脑点、神门、三焦、肝、肾、心。每次取穴3～5个，浅刺、中等强度，隔日1次。亦可改为以点状胶布敷压王不留行籽于上述耳穴，嘱患者不时自行按压王不留行籽，多予刺激，以增强疗效。

（4）眼针选上焦、下焦、肝区、三焦及肾区。

（5）综合针法采用头针、体针、鼻针、耳针、腕踝针轮换治疗，或同时应用双侧轮换施治。

四、预后与调理

腔隙性脑梗死一般预后良好，病死率及致残率较低，但易复发。在发病最初几年内腔隙性脑梗死的存活率和致残率预后好于其他类型卒中。然而就长期而言，腔隙性脑梗死病死率、卒中复发率和发展为认知障碍的可能性逐年增加。初次发病时血管危险因素、无症状小动脉病变程度可提示预后。有多种危险因素和严重小动脉病变的卒中患者更有可能致残和死亡。因此，在调摄中要注意以下几方面：

（一）控制血压

高血压是脑中风的第一危险因素，是发生出血性脑血管病的直接诱因，但血压降得过低也是发生脑血栓的诱因之一，故不可在进入安静状态之前，服用过量降压药物，平时血压宜控制在（18～20）/（11～12）kPa。

（二）控制血脂

高血脂常是动脉粥样硬化症的又一重要发病因素。遇有高脂血症者应加以积极治疗。

（三）降低血黏

血液黏度、血液浓度、血液聚集性和血液凝固性的异常增高或增强，也是脑血栓形成的发病因素之一，故针对有高黏血症的患者应积极采取预防性治疗措施。

（四）注意饮食

养成低盐、低动物脂肪、节制食量的饮食习惯，忌食辛辣，多食蔬菜、水果及豆制品等。

（五）调节情志

过于激动、紧张、忧郁常是本病发病的精神因素。因此，保持心情舒畅，调畅阴阳平衡，使气血畅达，脉络通和，是预防本病的重要措施之一。

（六）劳逸结合

起居有常，不妄劳作。适度的文体活动、练气功、打太极拳等不仅可避免身体肥胖，对保持身心健康，预防高血压和动脉硬化也十分有益。

（七）重视先兆

中年以后尤其是高血压病的患者不时发生眩晕、一侧肢体麻木无力、舌强语言不利被认为是本病的3大先兆。一旦发现有类似情况应及时就诊并作血液流变性等有关检查，若有发生缺血性中风之高度可疑者，宜服用阿司匹林等药物以预防中风之发生。

第八节 栓塞性脑梗死

栓塞性脑梗死又名脑栓塞，是指由身体其他部位的各种栓子随血流进入脑血管并阻塞不能使栓子通过的动脉血管而发生脑梗死，引起脑组织软化和坏死，而产生的临床症状和体征。本病属"中风"范畴。

脑栓塞可发生于各个年龄段，多发生于青壮年人。占脑卒中的5%～25%，病死率25%～35%，复发率50%～60%，主要为心源性脑栓塞。

一、病因机制

（一）中医学认识

1.病因

（1）积损正虚：年老体衰，或纵欲伤肾，肝肾阴虚，阴不制阳，肝阳偏亢，又因将息失宜，阳气浮动而生风，气血上逆，上蒙清窍突发本病。或素体阴亏血虚，阴不制阳，阴亏于下，阳亢于上，阳化风动，夹痰浊瘀血上扰清窍发为中风。

（2）劳倦内伤："劳则气耗"，劳力过度或久病伤气，均可导致气虚，气虚则运血无力，血液瘀滞，脑脉痹阻，筋脉失养而致半身不遂，偏身麻木。或烦劳过度，使阳气暴张，阳亢风动，气火俱浮，迫血上涌，或兼夹痰浊、瘀血上壅清窍，或血之与气并走于上，壅胀脑脉发为中风。

（3）饮食不节：嗜食肥甘厚味、炙烤之物，或饮酒过度，或饥饱失宜，损伤脾胃，使脾失健运，聚湿生痰，郁久化热，痰热互结，壅滞经脉，上蒙清窍发为中风。

（4）情志所伤：五志过极，或平素忧郁，肝失条达，肝气郁结，气机瘀滞，血行不畅，瘀结经脉。或暴怒伤肝，肝阳暴亢，引动心火，或心火暴盛，风火相煽，血随气逆，上冲犯脑。或长期精神紧张，虚火内燔，阴精暗耗，阳亢风动。凡此种种，均易引起气血逆乱，上扰清窍发为中风。

2.病机

（1）风痰瘀阻：由于年老体衰，或劳倦内伤，或饮食不节，使脏腑功能失调，痰浊内生，瘀血内停，当肝风内动之时，风痰相搏，上壅脑脉，内滞经脉，气血痹阻，故见半身不遂，口舌㖞斜，舌强言謇，偏身麻木。本型临床最为常见，一般病情稳定，病势较轻。

（2）风痰火亢：由于肝肾阴虚，肝阳偏亢，阳亢于上，阴亏于下，故平素常见头晕头痛，腰膝酸软，甚则偏身麻木，心烦易怒。若遇诱因触动，使肝阳暴涨，内风动越，风火内窜经络，气血逆乱，可见半身不遂，口舌㖞斜，语言謇涩或失语。本证常在起病后一周内变化较多，一般病情稳定，预后较好，亦有1周以内病势逐渐恶化，非但半身不遂加重，甚至神识迷蒙。

（3）痰热腑实：平素嗜好膏粱厚味及烟酒，损伤脾胃，运化失司，痰浊内生，若阳盛之体，则痰瘀化热，痰热互结，夹风阳上扰清窍，痹阻脑脉而突发半身不遂，口舌㖞斜，言謇失语。痰滞中焦，腑气不通，则脘腹胀满，大便秘结。本证常见于急性期，腑气不通是临床的主要表现，如果痰热不去，糟粕不下，清阳不升，浊阴不降，常可导致清窍闭塞，病情加重。

（4）阴虚风动：由于肝肾阴虚，阴不制阳，阳亢风动，气血逆乱，上犯脑脉，则见半身不遂，口舌㖞斜，五心烦热，头晕健忘等症。本证多见于年老体衰之人，临床单纯阴虚风动者不多见，每易兼夹血瘀，痰湿为患，但总以阴虚为主。

（5）风火上扰：五志过极，气郁化火，肝阳上亢，风火相煽，气血逆乱上冲犯脑，清窍闭塞发为中脏腑证，故见神志迷蒙，或神昏，半身不遂，颈项强急，本证邪实，最易扰乱神明，病情变化迅速，常见于急性期。

（6）痰湿蒙神：素体阳虚，痰湿内蕴，或饮食伤脾，脾失健运，痰湿内生，当肝风内动之时，痰湿借风阳上逆之势，闭塞清窍发为阴闭，而见神昏，静而不烦，肢冷偏瘫。若痰湿久郁化热，痰热内闭清窍，又可转化为阳闭证。若湿浊内盛日久，阳气衰微，元气败脱，又可化生脱证。本证病情危重，属中风危候，多难救治。

（二）现代医学认识

1.心源性栓塞

源于心脏的脑栓塞以心肌梗死的附壁血栓及风湿性心脏病伴心房纤颤形成脑栓塞的最多见。常见病有心肌梗死、风湿性心脏病、慢性心房纤颤、二尖瓣脱垂、各种类型的先天性心脏病、肺心病、梅毒性心脏病、高血压性心脏病、心肌炎、细菌性心内膜炎、心外科手术等。

2.其他原因引起的栓塞

（1）血管性脑栓塞：动脉瘤内血栓脱落、大动脉血管粥样硬化斑块脱落。

（2）空气栓塞性脑栓塞：一些诊断或治疗措施（如人工气脑、气腹、心脏手术、静脉注射、静脉内导管、脑血管造影，输卵管或子宫阴道手术、产科的手术刮宫术等），引起空气性脑栓塞。

（3）脂肪性脑栓塞：当外伤骨折时，特别是股骨粉碎性骨折时易发生脂肪栓子。

（4）肿瘤性栓塞：肺癌、乳腺癌、胃癌、肾及黑色素瘤等。

（5）寄生虫及虫卵的栓塞：比较少见，有溶组织阿米巴、猪囊尾蚴病、血吸虫病、疟原虫、旋毛虫等均可引起。

（6）感染性脑栓塞：大多是来自静脉的感染。如肺部的感染（肺脓肿、支气管扩张并感染、肺炎、肺结核等）均可产生感染性栓子。

少见的有羊水栓塞、异物栓子。

二、临床表现及诊断

（一）临床表现

脑栓塞属于急性脑血管病之一，其起病常迅速，多在数秒或数分钟内危及患者生命与健康。本病可发生于任何年龄，但青年人多于老年人。在青年人中以心源性栓子多见，而老年人则以动脉粥样硬化性栓子多见。脑栓塞可发生在任何状态下，可在活动中发生，也可在安静（或睡眠）状态下出现。约有1/3患者在睡眠状态下发病。

脑栓塞后神经系统功能障碍可分为以下几方面。

（1）全脑症状：如头痛、呕吐、嗜睡甚至昏迷等不同程度的意识障碍；

（2）局限症状：如局灶性癫痫、视野缺损、偏瘫、偏身感觉障碍，优势半球损害可产生失语等；

（3）椎-基底动脉系统栓塞：可产生眩晕、呕吐、共济失调或交叉性瘫痪等症状。

心源性栓子可伴有心脏病症状和体征，如心悸、气短等症状及原发性心脏功能障碍的表现。细菌性栓子若发展为化脓性脑炎、脑膜炎或脑脓肿等严重情况，患者的颅内压迅速升高，出现剧烈头痛、呕吐、视盘水肿，并伴有脑膜刺激征（如颈项强直、克氏征）和高热脂肪栓塞多发生在长骨骨折或手术后，除可发生突然昏迷、全身抽搐、颅内高压等急性脑部症状外，多有肺部症状如胸痛、气短、咯血等。皮肤和黏膜可见到瘀癍，患者常有高热。

各种栓子除了发生脑栓塞之外，也可导致其他器官（如肺、肝、脾脏）等部位的栓塞。

（二）诊断要点

（1）多为急骤起病。

（2）多数无前驱症状。

（3）一般意识清楚或有短暂意识障碍。

（4）有颈动脉系统和（或）椎-基底动脉系统的症状和体征。

（5）腰穿脑脊液一般不含血，若有红细胞可考虑出血性脑梗死。

（6）栓子来源可为心源性或非心源性，也可同时伴有其他脏器、皮肤、黏膜等栓塞症候。

（7）CT检查在闭塞动脉流域有低密度区，呈现中线偏位、出血性梗死等改变。

（8）脑血管造影可见闭塞的动脉内的栓子，有时可见动脉再开通、栓子移位情况。

（9）MRI图像有低信号图像，高信号图像也可有高低信号混合存在的情况。脑栓塞与脑血栓的鉴别见表6-1。

表6-1　脑栓塞与脑血栓鉴别诊断

	脑栓塞	脑血栓
发病年龄	多发生在青壮年人	多发生在老年人
常伴病	心脏病	脑动脉粥样硬化
发病特点	突然发病，多在活动时	起病缓慢，多在安静下发病
瘫痪情况	发病当时，瘫痪完全	瘫痪逐渐加重
意识	起病时可有短暂的意识障碍	意识大多清楚
癫痫发作	急性期常有	少有
脑血管病理改变	无病理改变，栓子与血管壁不粘连	有病理改变，血栓与血管壁粘连
发病血管	可发生一支或二支	脑单一深部血管，终末动脉
伴出血	常有	少见

三、治疗

（一）中药内治

1.辨证论治

（1）肝肾阴虚、肝风内动

1）证候：猝然昏仆，口眼㖞斜，半身不遂，肢体麻木，头痛头昏，舌强难言，舌红少苔，脉弦细数。

2）治法：滋阴潜阳，平肝息风。

3）方药：天麻钩藤饮（《杂病诊治新义》）加减。天麻10g，钩藤15g，石决明30g，山栀12g，黄芩12g，川牛膝15g，炒杜仲12g，益母草12g，丹参30g，川芎12g，桑寄生30g，首乌藤30g，桑枝30g。

便结加玄参、生地黄、火麻仁以养阴生津，润肠通便；肩关节痛加独活以通经活络止痛。

（2）肝肾阴虚，风痰上扰

1）证候：突发眩晕，视物不清，声音嘶哑，吞咽困难，口眼㖞斜，走路不稳，半身不遂，四肢瘫痪，头晕耳鸣，五心烦热，舌红或暗红，苔黄或黄腻，脉弦滑或细数。

2）治法：滋阴潜阳，镇肝息风。

3）方药：镇肝熄风汤（《医学衷中参西录》）加减。牛膝12g，生龙骨30g，牡蛎

30g，白芍12g，龟甲30g，赭石15g，玄参12g，天冬12g，生地黄20g，炒杜仲12g，竹茹10g。便结加大黄；失眠加首乌藤、酸枣仁。

（3）肝风内动，痰浊壅闭

1）证候：突然昏仆，神识不清，口眼㖞斜，半身不遂，痰涎上升，声如牵锯，面色潮红，呼吸急促，舌质红，苔白或腻，脉滑或弦滑。

2）治法：辛温开窍，豁痰息风。

3）方药：急用苏合香丸以辛温开窍，继以涤痰汤（《奇效良方》）祛湿化痰。陈皮12g，半夏12g，茯苓12g，甘草3g，胆南星6g，枳实12g，党参12g，石菖蒲9g，竹茹12g，生姜6g。

痰涎壅盛亦可加蛇胆陈皮末、皂角炭以加强化痰之力；若风盛可加天麻、钩藤、石决明以平肝息风。

（4）气虚血滞，脉络瘀阻

1）证候：后遗偏枯，肢软无力，口眼㖞斜，偏身麻木，口角流涎，语言謇涩，心悸气短，手足肿胀，舌淡或紫暗，苔白，脉细涩或虚弱。

2）治法：益气活血，通经活络。

3）方药：补阳还五汤（《医林改错》）加减。黄芪30g，当归尾12g，赤芍12g，川芎12g，桃仁10g，红花10g，地龙10g，全蝎3g，川牛膝12g，鸡血藤30g。

语言謇涩加石菖蒲、郁金，便溏去桃仁，加炒白术；便秘加火麻仁；手足肿胀加茯苓、桂枝。

2.中成药

（1）银杏叶制剂

①天保宁：适用于各型脑梗死，每次2片（80mg），每日3次，口服。

②舒血宁：适用证同天保宁，每次2片，每日3次，口服。

（2）安脑丸：适用于脑梗死闭证，每次1～2丸，每日2次，口服或鼻饲。

（3）华佗再造丸：适用于气虚血滞、脉络瘀阻，每次8g，每日3次。

（4）复方丹参注射液：适用于气虚血滞、脉络瘀阻证，每次8～16mL加5%葡萄糖注射液500mL，静脉滴注，每日1次。

（5）川芎嗪注射液：适用于气虚血滞、脉络瘀阻证，每次40～80mg加5%葡萄糖注射液500mL，静脉滴注，每日1次。

（6）刺五加注射液：适用于各型脑梗死患者，每次40～80mL加5%葡萄糖注射液500mL，静脉滴注，每日1次。

（二）针灸治疗

（1）针刺疗法通常选用的穴位如下。

1）头痛：太阳、头维、风池、列缺、合谷、印堂、百会。

2）头晕：列缺、合谷、三阴交、风池、内关、外关。

3）呃逆：天突、内关、膈俞、中脘、足三里。

4）呕吐：中脘、足三里、合谷。

5）抽搐：长强、少商、涌泉、人中、合谷。

6）面瘫：翳风、颊车、颧髎、地仓、合谷。

7）上肢瘫：肩髃、曲池、手三里、合谷。

8）下肢瘫：环跳、足三里、风市、阳陵泉、三阴交。

9）吞咽困难：廉泉、合谷。

10）失眠：神门、内关、三阴交、足三里。

11）尿潴留：八髎、三阴交、关元、气海。

12）遗尿：关元、中极、三阴交、阴陵泉。

（2）神经干电针疗法：负极连于主穴针柄上，正极连于配穴针柄上，形成电流回路，逐渐调节输出电流量及脉冲频率，以患者产生感应（酸、麻、胀和/或肌肉收缩），并能耐受为度，每次通电10～20mim每日或隔日1次，2～3周为1疗程。

四、预后与调摄

脑栓塞的预后决定于作为病因的心脏疾病的严重程度及脑损害的情况。脑栓塞病死率约30%。大多数因脑水肿、伴发内脏出血及感染并发症死亡。不同于一般脑缺血发作，本病的死亡与心脏功能不全和心脏的原发病变密切相关。70%左右的患者有不同程度的神经功能缺损，主要是偏瘫、失语，癫痫发作亦多见。多为心源性脑血管疾病并且有很高的复发率。因此，在调摄过程中要积极有效地治疗可发生脑栓塞的各种原发病，以尽力减少发生脑栓塞的可能性，如感染性心内膜炎、风心瓣膜病、心律失常、糖尿病、脉管炎等。

第九节　脑出血

脑出血又称脑溢血，系指脑实质内的出血，可由脑内动脉、静脉或毛细血管破裂而引起，尤以动脉破裂者居多。高血压、脑动脉硬化是其最主要病因，其他还有脑梗死继发性脑出血、血液疾病、抗凝或溶血栓治疗、颅内肿瘤和脑血管畸形等因素。概括为损伤性和非损伤性两大类。非损伤性脑出血又称原发性或自发性脑出血，是由脑内血管病变引起的出血，其中绝大部分是高血压病伴发的脑小动脉病变血管破裂出血所致，称高血压性脑出血。损伤性脑出血可参看其他书籍，这里主要叙述高血压性脑出血。临床以突然发病，头痛呕吐、昏迷、肢体瘫痪、口角㖞斜、言语不利等为主要表现。脑出血是临床上常见的急性脑血管病之一，多见于50～70岁中老年人，男性略多于女性，寒冷季节或气温骤降时发病较多。

中医学认为脑出血为出血性中风，属中风病中的重症，其发病特征与自然界"善行而数变"的风邪特征相似，故以中风命名，临床多从中脏腑的闭证、脱证等进行辨证治疗。

一、病因病机

（一）中医学认识

目前，中医学认为脑出血（中风病）的发生与气血逆乱而导致阴阳失调密切有关，而下列因素是构成气血、阴阳失调的重要方面。

（1）五志过极：由于情绪激动，未能自我调摄，可使脏腑受损，尤以心火、肝火上亢为甚。如暴怒使肝阳上亢，心火暴盛，血随气逆，上冲于脑。忧思悲恐又可使精耗血枯，甚则阴不敛阳，内风旋动。

（2）饮食肥甘：膏粱厚味，味过于咸，或味过于甘，均为本病易患因素。如膏粱厚味，助湿蕴热，易生痰化火，致疖疮、消瘅、中风诸疾。嗜酒者，心火重，脾湿盛，湿蕴热，风阳升，故酒后致中风者，也屡见不鲜。

（3）内伤积损：年老正气衰弱是发病的主要因素。年老气血本虚，加之内伤积损，或纵欲伤精，或久病气血耗伤，或劳倦过度，阴血亏虚则阴不制阳，风阳动越，挟气血痰火上冲于脑，蒙蔽清窍而发病。阳气者，烦劳则张，烦劳过度，易使阳气升张，引动风阳，致气血上逆而发病。

总之，本病是由于脏腑功能失调，正气虚弱，在情志过极，劳倦内伤，饮食不节，用力过度，气候骤变的诱发下，致瘀血阻滞，痰热内生，心火亢盛，肝阳暴亢，风火相煽，气血逆乱，上冲犯脑而形成本病。其病位在脑，与心、肝、脾、肾密切相关。其病机归纳起来不外风、火、痰、瘀、虚为主。

（二）现代医学认识

动脉粥样硬化有的也波及小动脉，使管壁变性，动脉周围组织缺血、坏死，在血压升高时可破裂出血。高血压与脑动脉硬化往往同时存在，互相影响，构成脑出血的主要病因，称为高血压动脉硬化性脑出血。高血压是脑出血最常见的病因，持续性高血压导致的动脉和小动脉硬化是脑出血最重要的原因。但不同部位和年龄的患者病因也会有所不同，如脑淀粉样血管病是老年人脑出血的重要原因，其他病因包括血液病（白血病、再生障碍性贫血、血小板减少性紫癜、血友病、红细胞增多症和镰状细胞贫血等）、动脉瘤、动静脉畸形、Moyamoya病、脑动脉炎、硬膜静脉窦血栓形成、夹层动脉瘤、原发或转移性肿瘤、梗死性脑出血、抗凝或溶栓治疗等。

二、临床表现与诊断

（一）临床表现

1.症状和体征

（1）头痛：约60%～70%的患者有急性起病的头痛，开始头痛位于出血部位，以后可满头痛，如果破入脑室或蛛网膜下隙均有剧烈头痛。

（2）呕吐：约50%～60%的患者起病有呕吐，少数患者为喷射样呕吐，严重者常合并胃肠道出血，呕吐咖啡色样胃内容物，随后有黑粪。

（3）头晕、眩晕：小脑出血或第四脑室出血者头晕、眩晕常为首发症状。如果伴有剧烈头痛，无意识障碍者，是比较典型的单纯小脑出血合并蛛网膜下隙出血。

（4）偏瘫：是脑出血最常见的症状，壳核、外囊出血病灶对侧出现不完全性偏瘫，进展型者和内囊后脑出血出现完全性偏瘫。

（5）偏身感觉障碍：病灶对侧偏身感觉障碍是内囊部位出血最常见的症状。

（6）偏盲：壳核、外囊出血者常出现病灶对侧偏盲，偏盲常常是由于脑出血或脑水肿压迫视放射所致，因而在壳核、外囊出血的局限型中偏盲发生率较少，而且在急性期过后，有时还可自行改善。

（7）失语症：优势半球壳核、外囊出血常常出现失语症，丘脑出血很少发生失语症，重症脑出血出现完全性失语，多数患者为运动性失语，少数患者出现感觉性失语。

（8）脑膜刺激征：基底节区出血破融入脑室，多数患者可引出脑膜刺激征，深度昏迷者脑膜刺激征消失。

（9）意识障碍：不同部位的脑出血，出血量和出血速度不同，意识障碍的程度也不同。一般来讲，血肿大，波及丘脑、丘脑底部和脑干网状结构者，意识障碍都比较严重，脑室出血和脑干出血常为中至深度昏迷。大多数脑出血患者都有不同程度的意识障碍，轻者嗜睡、昏睡，严重者深度昏迷。

（10）眼底视盘水肿大灶脑出血，特别是破入脑室者，脑水肿严重，颅内压增高，约70%～80%的患者可出现眼底视盘水肿。早期出现视盘水肿者往往提示预后不良，在发病后1～3h即出现视盘水肿者病死率100%，在48h内出现视盘水肿者病死率约71%。

2.并发症

（1）消化道出血：消化道出血是脑出血严重的并发症，其发生率和病死率均高，脑出血并发消化道出血的发生率为14.69%～61.8%，呕血一般发生在1周之内，以1～3天为多，便血发生在7～15天者为多。

（2）肺部并发症：脑出血后1～5天主要危险是肺部并发症，病死率很高，应高度重视。脑出血后肺部并发症的发生率为8.2%～67.0%，以肺部感染最为常见，发生肺部感染后，患者体温升高，呼吸困难，肺部可听到大量湿性啰音。

（3）心脏并发症：脑出血患者常并发心肌梗死即脑心综合征，还有因短期内应用大量脱水药物引起急性左心功能不全和急性肺水肿的表现。

（二）诊断

多数患者发病年龄在50岁以上；有高血压病史，本次起病血压明显升高；起病急骤，常在兴奋状态时发病，如情绪激动、过度疲劳和使力大便等；多数患者有剧烈头痛和频繁呕吐。严重时伴胃肠道出血，呕吐咖啡色样胃内容物或黑粪；病灶对侧有偏瘫、偏身感觉障碍，可能有偏盲，或其他神经系统局灶症状和体征；优势半球出血还有言语功能障碍；可有脑膜刺激征；多数患者有意识障碍，严重时昏迷；如破入脑室和蛛网膜下隙则为血性脑脊液；头颅CT扫描有肯定诊断价值，可见出血灶。

脑出血应与其他常见急性脑血管疾病如脑血栓、脑栓塞和蛛网膜下隙出血鉴别见表6-2。

表6-2　脑出血与急性脑血管疾病鉴别诊断

项目	缺血性脑血管病		出血性脑血管病	
	脑血栓形成	脑栓塞	脑出血	蛛网膜下隙出血
发病年龄	多在60岁以上	青壮年多见风湿性	59~65岁多见	各组年龄均有
常见病因	动脉粥样硬化	心脏病	高血压及动脉硬化	动脉瘤、动脉畸形、高血压动脉硬化
TIA史	常有	可有	多无	无
起病时状况	多在安静、血压下降、血流缓慢时	不定，常由静态到动态时	多在活动、情绪激动、血压上升时	同脑出血
起病缓急	缓慢（时、日）	最急（分、秒）	急（分、时）	急骤（分）
昏迷	常无或较轻	少，短暂	常有，持续较深	少，短暂较浅
头痛	多无	少有	常有	剧烈
呕吐	少	少	多	最多
血压	正常或增高	多正常	明显增高	正常或增高
瞳孔	多正常	多正常	患侧有时大	多正常
眼底	动脉硬化	可能见动脉栓塞	动脉硬化，可能见到视网膜出血	可见玻璃体膜下出血
偏瘫	多见	多见	多见	无
颈项直	无	无	多见	无
脑脊液	多正常	多正常	压力增高，含血	压力增高，血性
CT检查	脑内低密度灶	脑内低密度灶	脑内高密度灶	蛛网膜下隙高密度影
MRI	可见低密度灶	可见低密度灶	有高密度灶	蛛网膜下隙高密度灶

三、治疗

（一）中药内治

1.辨证论治

（1）中经络

1）络脉空虚，风邪入中：①证候：手足麻木，肌肤不仁，或突然口眼㖞斜，语言不利，口角流涎，甚则半身不遂。或兼见恶寒发热、肢体拘急，关节酸痛等症。舌苔薄白，脉浮弦或弦细；②治法：祛风通络，养血和营；③方药：大秦艽汤（《医学发明》）

加减。秦艽12g，当归尾12g，赤芍12g，川芎15g，生地黄20g，牛膝15g，羌活15g，防风10g，熟地黄20g，茯苓15g，生石膏30g，黄芩12g。

若仅见口眼㖞斜而无半身不遂等症者，可用牵正散加荆芥、防风、白芷以散风邪；兼表热者加金银花、连翘、薄荷以疏散风热，必要时加红花以活血化瘀。

2）肝肾阴虚，风阳上扰：①证候：平素头晕头痛，耳鸣目眩，膝酸腿软，突然发生口眼㖞斜，舌强语謇，半身不遂，舌质红或苔黄，脉弦细而数或弦滑；②治法：滋阴潜阳，镇肝息风；③方药：镇肝息风汤（《医学衷中参西录》）加减。怀牛膝10g，龙骨24g，生白芍24g，天冬24g，麦芽12g，代赭石30g，牡蛎24g，玄参15g，川楝子12g，茵陈蒿12g，甘草3g，龟甲15g。

面红口干，舌红少苔者，加生地黄、熟地黄、何首乌、枸杞子；头目眩晕者加珍珠母、夏枯草。

（2）中脏腑

1）闭证

①风火激荡，痰浊壅闭

a．证候：突然昏仆，口噤目张，气粗息高，或两手握固，或躁扰不宁，口眼㖞斜，半身不遂，昏蒙不知人，颜面潮红，大便干燥，唇舌红、苔黄腻，脉弦滑数。

b．治法：凉肝清脑息风，佐以化痰开窍。

c．方药：首先灌服（或鼻饲）至宝丹以辛凉开窍，继用羚羊角汤（《医醇賸义》）加减。羚羊角粉（另冲）2g，龟甲2g，生地黄15g，牡丹皮15g，白芍15g，柴胡12g，薄荷3g，蝉蜕8g，菊花15g，夏枯草15g，石决明12g。便结者加大黄。

②风盛湿郁，痰浊壅闭

a．证候：突然昏仆，不省人事，牙关紧闭，口噤不开，面白唇淡，痰涎壅盛，静而不烦，四肢欠温，苔白滑腻，脉沉滑。

b．治法：辛温开窍，豁痰息风。

c．方药：急用苏合香丸灌服（或鼻饲）以辛温开窍，并用涤痰汤（《奇效良方》）加减。制半夏12g，胆南星6g，陈皮12g，枳实12g，茯苓12g，党参12g，石菖蒲9g，竹茹12g，甘草3g，生姜6g。若痰涎壅盛，亦可加入蛇胆陈皮末、皂角炭以强化痰之力；若风盛，可加天麻、钩藤、僵蚕以平肝息风。

③痰热腑实，风痰上扰

a．证候：突发神昏，半身不遂，口舌㖞斜，言语謇涩或失语，腹胀便秘，痰多口臭，舌红苔黄腻，脉弦滑。

b．治法：清热化痰，通腑开窍。

c．方药：黄竹清脑颗粒。黄连6g，半夏10g，陈皮10g，茯苓15g，枳实10g，竹茹10g，大黄3g，当归15g。若痰涎壅盛，可加胆南星、菖蒲。

2）脱证

①阳脱

a．证候：突然昏仆，不省人事，目合口开，鼻鼾息微，手撒肢冷，汗多不止，二便自遗，肢体软瘫，舌痿、脉微欲绝。

b．治法：益气回阳，扶正固脱。

c．方药：参附汤（《妇人良方》）加减。本方以人参大补元气，附子回阳救逆，干姜助附子阳气，炙甘草益气温中解毒。共奏回阳救逆之功。如汗多不止，可重用山萸肉、煅龙牡、五味子，以敛汗固脱。

②阴脱

a．证候：面赤足冷，虚烦不安，脉极弱或浮大无根。

b．治法：峻补真阴，佐以扶阳。

c．方药：生脉散加味。生地黄15g，麦冬12g，石斛12g，巴戟天2g，肉苁蓉12g，五味子9g，石菖蒲9g，远志6g，附子（制）3g，肉桂1g，人参15g。必要时可加黄芪益气护卫。

③阴阳两脱

a．证候：猝倒，痰涎壅盛，喉间痰鸣如拽锯，汗出如雨而味咸，神昏不语，口开，目合，遗尿，手足懈弛不收，脉细微。

b．治法：摄纳真阴，固护元气。

c．方药：参附汤和大定风珠去麻仁。以参附汤救阳，大定风珠救阴，去麻仁之滑泄，以免伤正，意在救脱。

高热、抽搐加安宫牛黄丸。

2.中成药

（1）安宫牛黄丸：适用于中脏腑痰热闭证，每次口服1丸，每日1~2次。

（2）至宝丹：适用于中脏腑的阳闭证候者，每次1丸，每日2次。

（3）苏合香丸：适用于中脏腑的阴闭证候者，每次1丸，每日1~2次。

（4）醒脑静脉推注射液：适用于中脏腑闭证和脱证，每次40~60mL加5%葡萄糖注射液250~500mL静脉滴注，每日1次或分2次静脉滴注。

（5）清开灵注射液：适用于脑出血各种类型，每次40~60mL加5%葡萄糖生理盐水注射液500mL静脉滴注，每日1次。

（二）针灸疗法

（1）头痛：选太阳、头维、风池、列缺、合谷、百会等穴。

（2）头晕、眩晕：选列缺、合谷、三阴交、风池、内关等穴。

（3）呕吐：选中脘、足三里、合谷等穴。

（三）物理治疗

（1）脑部理疗：如碘离子直流电导入法；超声波疗法。

（2）肢体理疗：超短波疗法；痉挛肌电刺激疗法；方波脊髓下行通电疗法；生物反馈疗法；中频电疗法；热水浴疗法。

四、预后与调摄

脑出血的早期病死率很高，约有半数患者于发病数日内死亡，幸存者中多数留有不同程度的后遗症。脑出血的预后与出血部位、出血量、出血次数、全身情况和并发症等有关。轻症脑出血以及外囊出血、脑叶出血，预后较好，经治疗后偏瘫可明显恢复，通过功能锻炼，有的患者还可恢复工作。而内囊、脑室和脑桥部位的出血，预后较差，多于病后数小时或数天死于脑疝。昏迷1周以上者，多死于并发症或遗留后遗症。

患者常有忧郁、沮丧、烦躁、易怒、悲观失望等情绪反应。因此，家属应从心理上关心体贴患者，使之了解自己的病情，建立和巩固功能康复训练的信心和决心。

预防并发症，如压疮、肺炎、深静脉血栓、脑出血等。

保持瘫痪肢体功能位有助于其功能顺利康复，同时功能锻炼的配合也能加快其康复。

第十节 运动神经元病

一、概述

运动神经元病是一组选择性侵犯脊髓前角细胞、下段脑干运动神经核、皮质锥体细胞和锥体束的慢性进行性变性疾病。病变范围包括脊髓前角细胞、脑干运动神经元、大脑皮质锥体细胞以及皮质脊髓束、皮质延髓束。本病的病因及发病机制尚不明确，目前认为可能与兴奋性氨基酸、自由基氧化损伤、环境因素、营养因子以及病毒感染有关。多于中年后起病，男性多于女性。起病隐袭，进展缓慢。本病大多为散发性，但也有5%～10%患者为家族性。临床表现为下运动神经元损害所引起的肌萎缩、肢体无力和上运动神经元损害等体征。以肌萎缩侧索硬化型最多见，一般病程为3～5年。先是肌肉萎缩，最后在患者有意识的情况下因无力呼吸而死。所以这种患者也叫"渐冻人"。目前尚无有效治疗方法，一般以支持及对症疗法为主。

根据其缓慢起病，肢体无力，肌肉萎缩等发病的特点及表现，多归属于中医学"痿病"范畴；若见声音嘶哑，说话不清为主者，可归属于"瘖痱"范畴；若见肌束颤动，或肢体呈痉挛性瘫痪，又可将其归属于"颤病""痉病""失语"范畴。《素问·痿论篇》曰："肝主身之筋膜，脾主身之肌肉，肾主身之骨髓……肝气热，则胆泄口苦，筋膜干，筋膜干则筋急而挛，发为筋痿；脾气热，则胃干而渴，肌肉不仁，发为肉痿；肾气热，则腰脊不举，骨枯而髓减，发为骨痿。"《素问·痿论篇》曰："五脏因肺热叶焦，发为痿躄。"《三因极一病证方论·五痿叙论》中指出："痿躄证属内脏气不足之所为也。"

二、诊断与鉴别诊断

（一）临席表现

1.下运动神经元型：多于30岁左右发病，通常以手部小肌肉无力和肌肉逐渐萎缩起病，可波及一侧或双侧，或从一侧开始以后再波及对侧。因大小鱼际肌萎缩而手掌平坦，骨间肌等萎缩而呈爪状手。肌萎缩向上扩延，逐渐侵犯前臂、上臂及肩带。肌束颤动常见。

2.上运动神经元型：表现为肢体无力、发紧、动作不灵。症状先从双下肢开始，以后波及双上肢，且以下肢为重。肢体力弱，肌张力增高，步履困难，呈痉挛性剪刀步态，腱反射亢进，病理反射阳性。若病变累及双侧皮质脑干，则出现假性球麻痹症状，表现为发音不清、吞咽障碍、下颌反射亢进等。本症临床上较少见，多在成年后起病，一般进展甚为缓慢。

3.上、下运动神经元混合型：通常以手肌无力、萎缩为首发症状，一般从一侧开始以后再波及对侧，随病程发展出现上、下运动神经元混合损害症状，称肌萎缩侧索硬化症。病程晚期，全身肌肉消瘦萎缩，以致抬头不能，呼吸困难，卧床不起。

（二）诊断标准

1.必须有下列神经症状和体征

（1）下运动神经元病损特征（包括目前临床表现正常，肌电图异常）。

（2）上运动神经元病损特征。

（3）病情逐步进展。

2.下列检查有助于诊断

（1）肌电图呈神经源性损害：一处或多处肌束震颤，肌电图提示广泛的神经元损害，既往三肢肌电图仅能代表两个区域的下运动神经元损害，目前已将胸锁乳突肌肌电图作为脑区下运动神经元损害的证据。运动传导速度（MCV）及感觉传导速度（SCV）正常，但运动传导速度远端潜伏期可以延长，波幅低；F波异常，无神经传导阻滞。

（2）神经电图呈感觉传导速度正常，运动传导速度可有波幅的减低，F波异常。

（3）脑和脊髓的磁共振成像可正常。

（4）肌肉活检可见神经源性肌萎缩。

（三）鉴别诊断

1.脊髓型颈椎病

起病缓慢，主要是双上肢无力，肌肉萎缩，常伴感觉障碍，双下肢也可见沉重、无力，部分患者以锥体束征突出，严重者可见不完全性痉挛性截瘫。磁共振成像示以轻度中央旁型椎间盘突出占多数。运动神经元疾病常见胸锁乳突肌萎缩，而颈椎病无此表现。

2.进行性肌营养不良症

原发于肌肉的遗传性变性疾病。以进行性加重的肌肉萎缩无力为主，可伴有肌张力减低、腱反射减弱等表现，肌电图示肌源性改变，可与表现为肌肉萎缩无力、肌电图示神经源性损害的脊肌萎缩症鉴别。

3.多发性肌炎

急性或亚急性起病，渐进加重的肩胛带或骨盆带肌肉无力，表现为上楼、蹲起困难，两臂上举困难，抬头困难等。逐步可累及全身肌肉，伴关节肌肉疼痛，严重者出现吞咽和构音困难，其他还有皮肤、血管功能障碍等表现。肌无力、感觉障碍，而无运动神经元损害表现，两者可以鉴别。

三、辨证论治

（一）辨证分型

1.肺脾气虚

四肢无力，肌肉萎缩，手掌肉削，肌肤干枯，甚则四肢不用或见肌颤，倦怠，面色无华，短气乏力，痰多清稀，纳食减少，腹胀便溏，甚则足面水肿，舌质淡、苔白，脉弱。

2.湿热浸淫

四肢无力，肌肉萎缩，手足麻木，扪之微热，头重、身重，面黄，胸脘痞闷，小便赤涩，舌苔黄腻，脉濡数。

3.脾肾阳虚

四肢无力，肌肉萎缩，畏寒肢冷，下利清谷、滑脱不禁，甚则五更泻，舌质淡、苔白滑，脉沉细。

4.肝肾阴虚

肢体僵硬乏力，肌肉萎缩，时有肌束颤动，消瘦声嘶，目花、目干，易疲劳，肢麻，胁肋隐痛，夜眠多梦，遗精耳鸣，舌质红、少苔，脉弦细数。

5.痰瘀阻络

肢体乏力，肌肉萎缩，痰多，吞咽不利，纳呆，舌质暗红，边有瘀点、苔白腻，脉弦滑。

6.气血两虚

肢体萎弱，少气乏力，肌肉瘦削，皮肤松弛，精神疲惫，言语音低、呼吸短促微弱，神疲肢倦，懒于行动，自汗，心悸不宁，面色不华，舌质淡、苔薄白，脉沉细。

（二）辨证施治

1.肺脾气虚

治法：补脾益肺。

方药：补中益气汤合参苓白术散加减。党参、黄芪、炒白术、茯苓、炒扁豆、炒山药、炒薏苡仁、莲子肉、柴胡、升麻、木香、砂仁、炙甘草、大枣、生姜。燥热较甚者，可加黄柏、金银花；肌肤干枯者，加甜柿霜、芦根；咽干口渴者，可加葛根、乌梅、沙参；肌束颤动者，可加水牛角粉冲、钩藤后下。

2.湿热浸淫

治法：清利湿热。

方药：四妙散加味。苍术、黄柏、牛膝、防己、薏苡仁、木瓜、茯苓、泽泻、赤芍、丹参、当归、厚朴、陈皮、萆薢。心烦、舌红、少苔者，加薏苡仁、山药、沙参、天花粉。

3.脾肾阳虚

治法：温补脾肾。

方药：理中汤合桃花汤加减。党参、炒白术、茯苓、干姜、制附子、桂枝、赤石脂、防风、炙甘草、粳米。若肌软无力者，可加桂枝、升麻；面㿠神疲者，重用人参、黄芪；口淡纳少者，可加怀山药、扁豆；面浮气短者，可加麦冬、五味子、茯苓；肉痿形瘦者，可加黄精、枸杞子、熟地黄；肾阳衰微明显者，可加肉桂。

4.肝肾阴虚

治法：滋养肝肾。

方药：左归丸加减。熟地黄、山茱萸、枸杞子、白芍、麦冬、鸡血藤、泽泻、龟板、当归、黄柏、木瓜。肢麻无力，加天麻、桂枝；肢颤明显，加水牛角粉冲、钩藤后下；若肢体挛急者，可加地龙、僵蚕；掌热颧红者，可加玄参、知母；阴虚及阳者，可加菟丝子、肉苁蓉、淫羊藿、巴戟天、黄精。

5.痰瘀阻络

治法：化痰通络，活血祛瘀。

方药：化痰通络汤加减。法半夏、陈皮、天麻、川芎、红花、远志、石菖蒲、茯苓、竹節、枳实、党参、丹参、炙甘草。四肢不温者，加益智仁、补骨脂；兼头痛头沉者，加半夏、杏仁、胆南星。

6.气血两虚

治法：益气养血，舒筋荣肌。

方药：八珍汤加减。党参、白术、茯苓、川牛膝、木瓜、鸡血藤、当归、川芎、熟地黄、白芍、甘草。舌萎语謇者，可加全蝎、石菖蒲、郁金。

（三）施治策略

本病多于中年起病，发病隐袭，其病因可见燥热之毒内耗阴津所致，或先天不足，脾肾两虚。临证以虚证多见，奇经亏损，八脉失养，络气虚滞贯穿疾病始终。治疗以扶阳起痿，养荣生肌，益气通络为治法。注重调补各脏之气血阴阳，重用补元阳与元气之品。辅以西药支持对症治疗，试用神经生长因子等。配合适当功能锻炼、穴位注射、艾灸、理疗等。

（四）调护

（1）因痿证是以脏气内伤引起肢体失养、痿软不能随意任用的一种疾病，恢复内脏之精气甚为重要，故应做到情志宜遂、饮食合理、起居有节、劳逸结合、适当锻炼。

（2）对疾病有正确的认识，要有积极的生活态度，树立战胜疾病的信心。

（3）该病的治疗过程中，除内服药物外，还应配合针灸、推拿、气功、综合疗法，适当加强肢体功能活动，对于本病的恢复甚为重要，并有利于提高疗效。

鼓励早期患者坚持工作，并进行简单锻炼及日常活动。过于剧烈的活动，高强度的锻炼、用力以及过于积极的物理疗法反而会使病情加重。疾病中期讲话不清，吞咽稍困难者，宜进食半固体食物，因为流质食物易致咳呛，固体食物难以下咽；更应注意口腔卫生，防止口腔中有食物残渣留存。晚期患者吞咽无力，讲话费力，甚至呼吸困难，应予鼻饲以保证营养，必要时用呼吸机辅助呼吸。一旦发生呼吸道感染，必要时立即进行气管切开，便于清除气管内分泌物，借助器械以维持呼吸功能。因肌肉萎缩影响日常活动的患者，应尽早使用保护及辅助器械，防止受伤并保持适当的活动量，给病变组织以适当的刺激，促使其对营养物质的吸收和利用，尽可能地延缓病情进展，延长生命。平时注意调畅情志，保持心情愉快。饮食宜富含蛋白质及维生素，足量的糖类及微量元素，以保证神经肌肉所需营养，有益于延缓病情进展，且可减少并发症的发生。

第十一节　周期性瘫痪

一、概述

周期性瘫痪又称周期性麻痹，是一组与K＋代谢有关的代谢性疾病。临床表现为反复发作的突发的弛缓性骨骼肌瘫痪，可持续至数天，发作间歇期完全正常。

按发作时血清K＋浓度之不同，可分为低血钾、高血钾和正常血钾型周期性瘫痪。有遗传史者称为家族性遗传性周期性瘫痪；伴发甲状腺功能亢进、肾衰竭和代谢性疾病的发作性瘫痪，称为继发性周期性瘫痪。低血钾周期性瘫痪为我国常见的类型，多见散发病例，少数病例有家族遗传史，为常染色体显性遗传，以20～40岁多见，40岁后发作逐渐减少，男性患者数是女性的3倍。本节讨论的范围为低钾型周期性瘫痪。

周期性瘫痪属于中医痿证的范畴。《素问·痿论篇》："阳明者，五脏六腑之海，主润宗筋，宗筋主束骨而利关节也。"《景岳全书·杂证谟·痿证》："痿证之义，《黄帝内经》言之详矣，观所列五脏之证，皆言为热，而五脏之证，又总于肺热叶焦，以致金燥水亏，乃成痿证。如丹溪之论治，诚得之矣，然细察经文，又曰：悲哀太甚则胞络绝，传为脉痿；思想无穷，所愿不得，发为筋痿；有渐于湿，以水为事，发为肉痿之类，则又非尽为火证。皆其有余不尽之意，犹有可知。故因此而生火者有之，因此而败伤元气者亦有之。元气败伤则精虚不能灌溉，血虚不能营养者，亦不少亦。若概从火论，则恐真阳亏败，及土衰水涸者，有不能堪。故当酌寒热之深浅，审虚实之缓急，以施治疗，庶得治痿之全矣。"

二、诊断与鉴别诊断

（一）诊断标准

根据Admasand Vinor（1981年）和Funnanand Baic（1986年）制定的低钾性周期性麻痹标准进行诊断：

（1）青壮年发病，发作常在睡眠中或晨醒时。

（2）有饱餐、酗酒、剧烈运动、外伤、感染等诱因。

（3）肢体瘫痪常自腰背部和双侧髋部开始，向下肢远端蔓延，也可发展到上肢。呼吸一般不受影响，个别严重发作可能造成呼吸肌瘫痪和（或）心律失常而威胁生命。

（4）腱反射降低或消失。

（5）血清钾浓度降低。心电图T波降低，U波出现，QRS波群增宽等低钾表现。临床根据反复发作的双下肢或四肢急性软瘫，以及发作诱因，结合发作时血清钾和心电图的改变，即可作出正确的诊断。

（二）鉴别诊断

1.急性脊髓炎四肢瘫痪或截瘫

发病急，1～2d形成脊髓横贯性损害。急性期脊髓休克时为肢体瘫痪或弛缓性瘫痪，后期为痉挛性瘫痪；有感觉障碍平面（束性感觉障碍），大小便障碍，早期无病理反射，脑脊液细胞和蛋白正常或轻度增高，运动诱发电位显著，锥体束传导延迟。

2.多发性肌炎肢体无力

肌肉疼痛，血清肌酶谱明显增高，有肌肉压痛，病程较长，持续时间数月至1年以上；肌电图呈肌源性改变。

3.急性感染性多发性神经根炎

大部分发作前有感染史，主要是上呼吸道感染或消化道感染。症状逐渐加重，1～2周内达到高峰，肢体瘫痪持续时间较长且恢复缓慢，脑脊液检查常有蛋白–细胞分离现象。

三、辨证论治

（一）辨证分型

1.湿热浸淫

肢体瘫痪，自腰背及两髋部开始，向下肢蔓延，亦可及上肢，胸脘痞满，小便短赤，舌红、苔黄腻，脉濡数。

2.中气不足

四肢痿软，双手不能提物，双足不能站立行走，神疲倦怠，食谷不香，少气懒言，腰酸膝软，面萎无华，大便溏薄，舌淡、苔薄白，脉细无力。

3.瘀阻脉络

四肢痿软麻木，肌肤甲错，时有拘挛疼痛感，舌质紫黯、苔薄白，脉细涩。

4.肝肾亏虚

病久肢体痿软不用，肌肉萎缩，形瘦骨立，腰膝酸软，头晕耳鸣，或失禁，舌红绛、少苔，脉细数。

（二）辨证施治

1.湿热浸淫

治法：清热利湿。

方药：五妙散加味。苍术、黄柏、黄连、薏苡仁、牛膝、丹参、车前子、白术。胸脘痞闷，食欲缺乏便溏，可加用厚朴、茯苓、法半夏；口中黏腻，淡而无味，可加用藿香、佩兰、砂仁；肢体麻木或疼痛，关节屈伸不利，为有换血之象，可加用桃仁、红花、丹参；热象明显，口干咽燥或咽痛，则宜去苍术白术，加用知母、生地黄、连翘以清热养阴润肺。

2.中气不足

治法：补中益气，通经活络。

方药：补中益气汤加减。黄芪、党参、白术、甘草、升麻、柴胡、桂枝、桑寄生、牛膝。脾虚食滞，症见脘腹痞闷，嗳腐吞酸，厌食或纳食不香，可加用神曲、山楂、陈皮；脾虚湿困，水溢肌肤，症见面目水肿，小便不利，可加用车前子、泽泻、猪苓；脾气虚明显者，可将党参加量。

3.瘀阻脉络

治法：活血化瘀。

方药：圣愈汤加减。熟地黄、当归、白芍、川芎、黄芪、党参、桃仁、红花、川牛膝。手足麻木或疼痛，舌质黯甚，见瘀点或瘀斑，此为瘀血重、阻于络者，可改白芍为赤芍，加地龙、僵蚕、鸡血藤；若肌肤甲错，形体羸弱，手足痿软，为瘀血久滞之象，可用大黄䗪虫丸。

4.肝肾亏虚

治法：补益肝肾，滋阴清热。

方药：左归饮加减。熟地黄、山茱萸、山药、枸杞子、当归、白芍、黄柏、知母、龟甲、桑寄生、川牛膝。口干便黄阴虚甚者，可加重滋阴清热黄柏、知母、龟甲药物的用量，加生地黄；热象不明显，精血亏虚见面色无华，舌淡、苔薄，脉细者，可改龟甲为龟甲胶烊化，另加鹿角胶烊化、阿胶烊化，以补养精血，另可稍加陈皮，以行气和胃，防药物滋腻呆滞。

（三）施治策略

本病为发作性疾病，其形成原因与脾胃亏虚或肝肾亏损，湿热浸淫有关。治当分清脏腑病位、寒热虚实、轻重缓急，对湿热浸淫，应以祛湿清热为主；对脾胃亏虚者，健脾和胃为主；对肝肾亏损者，以补益肝肾为主。

（四）调护

（1）痿证的发生常与居住湿地，感受温热湿邪有关，因此，避居湿地，防御外邪侵袭，有助于痿证的预防和康复。

（2）病情危重，卧床不起，吞咽呛咳，呼吸困难者，要常翻身拍背，鼓励患者排痰，以防止痰湿壅肺和发生压疮。对瘫痪者，应注意患肢保暖，保持肢体功能体位，防止肢体挛缩和关节僵硬，有利于日后功能恢复。由于肌肤麻木，知觉障碍，在日常生活与护理中，应避免冻伤或烫伤。

（3）痿证患者常因肌肉无力，影响肢体功能活动，坐卧少动，气血运行不畅，加重肌肉萎缩等症状。因此，应提倡患者进行适当锻炼，对生活自理者，可打太极拳，做五禽戏。病情较重者，可经常用手轻轻拍打患肢，以促进肢体气血运行，有利于康复。

（4）注意精神饮食调养。《素问·痿论篇》云："思想无穷，所愿不得，意淫于外，入房太甚，宗筋弛纵，发为筋痿。"因此，注意精神调养，清心寡欲，避免过劳，生活规律，饮食宜清淡富有营养，忌油腻辛辣，对促进痿证康复亦具重要意义。

第十二节　肝豆状核变性

一、概述

肝豆状核变性，又称Wilson病，于1912年由Wilson首先报道，是由常染色体隐性遗传、铜代谢障碍所引起的肝硬化和以基底节变性为主的疾病。主要临床表现为进行性加重的肢体震颤、肌强直、构音困难、精神异常、肝硬化和角膜色素环（K-F环）。本病多为慢性或亚急性起病，进展缓慢，发病年龄在5～40岁，但以20岁前发病者多见。约1/3的病例有阳性家族史，不同家族发病年龄及发病形式不同，少数患者可短期内死于暴发性

肝豆状核变性可归属于中医学的"痉证""颤证""瘿瘕""肝风""风疾""积聚"等范畴；以精神症状为主者，部分可归属于"狂证""郁证"范畴。清代华岫云在《临证指南医案·肝风》按语中，首先阐述了痉证与肝脏的关系，认为"肝为风木之脏，因有相火内寄，体阴用阳，其性刚，主动主升倘精液有亏，肝阴不足，血燥生热，热则风阳上升，窍络阻塞，头目不清，眩晕跌仆，甚则瘿瘕痉厥矣"。《临证指南医案》专立"肝风"门。《素问·至真要大论篇》说："诸风掉眩，皆属于肝。""诸暴强直，皆属于风。"

二、诊断与鉴别诊断

（一）诊断依据

1.临床表现

（1）肝病史或肝病征急性、慢性、暴发性肝炎，肝硬化、门静脉高压症等。

（2）脑症状主要为锥体外系体征，如进行性震颤、早期肌僵直引起的构语不清、流

涎、精神异常等。

2.角膜色素环（K-F环）

3.家族史

4.辅助检查

（1）血清铜蓝蛋白（CP）<200mg/L或血清铜氧化酶<0.2活力单位。

（2）肝铜含量>250μg/g（干重）。

（3）24h尿铜排泄量>100μg。

（4）神经影像学检查：颅脑CT扫描可见双侧脑室扩大，双侧豆状核区异常低密度影，尾状核头部、小脑齿状核及脑干内也可有密度减低区，大脑皮层和小脑可示萎缩性改变。磁共振成像检查一般呈长T1信号和长T2信号，T1加权以低信号为主，T2加权以高信号为主，尤其T2加权的异常改变更明显。

（5）骨关节X射线检查

约96%患者骨关节X射线片异常，双腕关节最常受损，表现骨质疏松、骨关节炎、骨软化关节周围或关节内钙化、自发性骨折和脊椎骨软骨炎等。

（二）鉴别诊断

1.帕金森病

本病多见于老年人，其典型症状为静止性震颤，如手做"搓丸样"动作、肌强直运动减少、慌张步态、躯干俯屈及行走时双上肢无前后自然摆动，以及面具脸等。但肝豆状核变性发病多在青少年期，多有遗传性因素，精神障碍较重，并见严重的肝功能损害，角膜色素环（即K-F环）为其临床特征，可资鉴别。

2.Menkes病

Menkes病又称卷发病，属局限性灰质变性疾病，致病基因位于13号染色体长臂上Xq13.3，基因产物为铜转运P型ATP酶，除肝脏以外的其他组织均有表达。该病常于婴幼儿期发病，有精神运动性发育迟滞、癫痫发作、共济失调，锥体外系运动障碍和卷发等表现，但血清铜蓝蛋白和血清铜水平正常或降低，肾脏铜含量增高，肝铜含量降低，目前尚无特殊治疗方法。

3.舞蹈病

由于舞蹈-手足徐动型肝豆状核变性患者多见于儿童，少数患者临床表现同样以肌张力减低，四肢近端为主的、大幅度的、不规则的快速不自主运动为主要表现。尽管没有明确的感染病史，但常被误诊为感染性舞蹈病。二者鉴别诊断一般较为简单，只需裂隙灯检查和必要的铜代谢测定即可区别。

4.本病还须与急、慢性肝炎、肝硬化、肝肾综合征、老年性痴呆、精神病等相鉴别。

三、辨证论治

（一）辨证分型

1.阴虚风动

肢体震颤，手足徐动，言语不清，行走不稳，或智力减退，形体消瘦，头晕，失眠多梦，潮热盗汗，腰膝酸软，大便秘结，小便频数，舌体瘦小、舌质嫩红、少苔或无苔，脉沉细或弦细。

2.痰热动风

肢体震颤，口角流涎，胸脘痞满，纳呆，时呕恶，面色黧黑，舌质紫黯、有瘀点或瘀癍、苔厚腻或黄，脉弦滑略数。

3.风阳内动

肢体震颤，强直拘急，情绪急躁易怒，多动，或情志不舒，抑郁，胸胁胀闷，面红目赤，小便色黄，便秘，舌质红、苔黄而干或燥，脉弦略数。

4.气血亏虚

头摇肢颤，少寐健忘，面色不华，头晕神疲，纳呆，乏力，汗出，舌质淡、苔白，脉细弱。

（二）辨证施治

1.阴虚风动

治法：滋阴熄风。

方药：大定风珠加减。白芍、阿胶、麦冬、熟地黄、鸡子黄、山药、山茱萸、枸杞子、钩藤、鸡血藤、龟板、鳖甲、生牡蛎。腰膝酸软重者，加杜仲、桑寄生；智力下降、记忆减退者，加血肉有情之品，如紫河车等；兼头晕目眩者，加杭菊花以清利头目。

2.痰热动风

治法：清热化痰，熄风潜阳。

方药：导痰汤合天麻钩藤饮加减。制南星、半夏、枳实、茯苓、陈皮、竹節、石菖蒲、怀牛膝、天麻、钩藤、鸡血藤、生石决明。痰浊重者，可加天竺黄、郁金；郁久化热者，加黄连；本证多有脾胃亏虚的表现，可加党参、薏苡仁等。

3.风阳内动

治法：潜阳熄风。

方药：天麻钩藤饮加减。天麻、钩藤、生石决明、栀子、杜仲、桑寄生、怀牛膝、黄芩、夜交藤、茯神、益母草。肝火偏盛者，加龙胆草、牡丹皮；失眠多梦者，加酸枣仁、远志；夹痰浊内阻而见痰热互结者，加全瓜蒌、胆南星；大便燥结者，加大黄、芒硝。

4.气血亏虚

治法：补气养血。

方药：八珍汤加减。党参、白术、茯苓、当归、熟地黄、白芍、川芎、黄芪、炙甘草。肢颤甚者，加天麻、钩藤；失眠多梦者，加酸枣仁、远志。

（三）施治策略

本病的病理性质总属本虚标实。本病初期，本虚之象不明显，常见风火相煽、痰热壅阻之标实证，治以清热、化痰、熄风为主；本病中后期，以气血阴阳亏虚，其中以阴津精血亏虚为主；标为风、火、痰、瘀为患；病程较长，年老体弱，久则耗津伤液，其肝肾亏虚、气血不足等本虚之象逐渐突出，而标实之象多表现稍次，但在治疗当滋补肝肾，益气养血，调补阴阳为主的同时，仍不能忘记豁痰化瘀、通络熄风的治标之法。

（四）调护

由于肝豆状核变性是遗传性疾病，且终身需要服药治疗，故应低铜饮食，应耐心开导患者，帮助患者和家属调整心态，使其树立与疾病做斗争的信心，提高患者服药的依从性。应加强生活护理，协助日常生活，密切观察患者病情。饮食疗法是治疗肝豆状核变性的重要手段之一，禁用含铜高的饮用水及烹调用水，不能使用铜制的炊具和食具。低铜饮食，每日食物中的含铜量应控制在1.5mg以下。长期食用低铜高蛋白膳食，如牛奶、鸡蛋清、米、细面、蔬菜、水果、有鳞的淡水鱼等。避免食用含铜量高的食物，如动物内脏、虾、蟹、贝类、豆类、坚果类、蘑菇、巧克力、粗粮、蛋黄等。有食管静脉曲张的患儿除低铜饮食外，应避免吃刺激性和粗糙食物，以免引起上消化道出血。加强健康教育，向患者讲解疾病的有关知识，只要早期诊断，坚持适当的治疗方案，一般可取得较好的治疗效果。

第十三节　重症肌无力

重症肌无力（MG）是一种抗体介导的、细胞免疫依赖性、补体参与的神经-肌肉接头间传递障碍的获得性自身免疫性疾病。病变主要累及神经-肌肉接头处突触后膜上的烟碱型乙酰胆碱受体（AchR），临床主要表现为受累横纹肌病态疲劳，如眼睑下垂、复视、吞咽困难、构音不清、四肢无力及呼吸困难等。本病具有波动性和易疲劳性，1日内常表现为晨轻暮重，活动后加重。本病可发生在任何年龄，常见于20～40岁，40岁前女性患病率为男性的2～3倍，中年以上发病者以男性居多，10岁以前发病者仅占10%。家族性病例少见。本病属于中医学的"痿病"等病证范畴。

一、诊断依据

（一）临床表现

1.症状

发生于任何年龄，以10～35岁多见，慢性或亚急性起病。

多起病隐袭，首发症状多为一侧或双侧眼外肌麻痹，如眼睑下垂、斜视和复视，重者眼球运动受限，甚至眼球固定，但瞳孔括约肌一般不受累，双眼症状多不对称，10岁以下小儿眼肌受累较为常见。

骨骼肌受累：全身骨骼肌均可受累，以颅神经支配的肌肉更易受累，眼外肌无力多见（70%～90%），依次为延髓肌、颈肌、肩带肌、上肢肌、躯干肌和下肢肌。可呈全身性或局限性肌无力。

主要临床特征是受累肌肉呈病态疲劳，连续收缩后发生严重无力甚至瘫痪，经短期休息后又可好转；症状多于下午或傍晚劳累后加重，早晨或休息后减轻。受累肌肉常明显地局限于某一组，肢体无力很少独立出现。呼吸肌、膈肌受累可出现咳嗽无力、呼吸困难，重症可因呼吸麻痹或继发吸入性肺炎而死亡。心肌偶可受累，常引起突然死亡。

患者如急骤发生延髓支配肌肉和呼吸肌严重无力，以致不能维持通气功能即为危象。发生危象后如不及时抢救可危及患者生命，危象是重症肌无力死亡的常见原因。肺部感染或手术可诱发危象，情绪波动和系统性疾病可加重症状。

2.体征

疲劳试验阳性，即患肌进行持续或快速重复收缩（如睁闭眼、举臂动作）后，不久就出现短暂无力，休息后恢复。

（二）理化检查

（1）血、尿和脑脊液检查均正常。部分患者胸部CT可发现胸腺瘤，常见于40岁以上的患者。

（2）电生理检查：可见特征性异常，3Hz或5Hz重复电刺激时，约90%全身型重症肌无力患者出现衰减反应；微小终板电位降低，单纤维肌电图显示颤抖增宽或阻滞，阻滞数目在重症肌无力肌肉中增加。

（3）多数患者血清中抗AchR抗体阳性，全身型重症肌无力患者可达85%～90%。一般无假阳性。C3补体增高，周围血淋巴细胞对植物血凝素（PHA）刺激反应正常，AchR蛋白反应增高；2/3病例IgG增高，少数可有抗核抗体阳性。

（三）诊断要点

（1）本病主要侵犯骨骼肌，症状易波动、晨轻暮重。神经系统检查无锥体束征及感觉障碍。

（2）临床症状不典型者，可进行下列试验：

疲劳试验：受累肌肉重复活动后肌无力明显加重。

抗胆碱酯酶药物试验：

1）新斯的明试验：新斯的明1～2mg肌注，20分钟后肌力改善为阳性，可持续2小时。可同时给予0.4mg阿托品肌注以对抗新斯的明引起的毒蕈碱样反应。

2）腾喜龙试验：腾喜龙10mg用注射用水稀释到1mL，始量2mg静脉推注，15秒后加3mg，30秒加5mg，总量为10mg。在30秒内观察肌力的改善情况，可持续数分钟。症状迅速缓解为阳性，本药主要用于眼肌和其他部位肌肉的评估。

神经低频重复电刺激试验：阳性有助诊断。用低频（2～3Hz和5HZ）和高频（10Hz以上）重复刺激尺神经、腋神经或面神经，如出现动作电位波幅递减10%以上为阳性。约80%MG患者于低频刺激时出现阳性。本试验须在停用新斯的明24小时后检查，以避免假阳性。

高滴度AChR-Ab支持MG，但正常滴度不能排除诊断其特异性可达99%以上，敏感性为88%。

（3）常并发以下病证或症状：胸腺瘤或胸腺增生；甲状腺功能亢进；自身免疫疾病，如类风湿性关节炎、系统性红斑狼疮等。

二、辨证论治

重症肌无力是一种慢性虚损性病证，以虚为主，除病程中出现暂时痰浊阻滞或湿热浸淫为实邪较盛外，一般均为正气虚衰，据其临床表现，可辨其属脾、属肝、属肾。脾胃虚损、五脏相关是其主要病理基础，临床证候复杂。应分清病势缓急、标本虚实及脏腑主次。治疗应遵循以下原则：辨病论治和辨证论治相结合，中西医结合；分期论治；补益肝脾贯穿始终；避免燥热伤阴。

（一）脾胃虚损证

证候：眼睑下垂，朝轻暮重，少气懒言，肢体无力，或吞咽困难，食欲缺乏便溏，面色萎黄，舌质淡胖，边有齿痕，苔薄白，脉细弱。

治法：益气升阳，调补脾胃。

方药：补中益气汤加减。

黄芪30g，党参15g，白术15g，升麻9g，当归10g，陈皮10g，葛根15g，柴胡9g等。

加减：胸闷苔厚，加苍术15g，薏苡仁30g，厚朴9g以理气除湿；口苦，舌红，苔黄腻，加黄柏12g，茯苓15g，茵陈15g以清热除湿；食欲缺乏，加砂仁6g，炒麦芽15g，炒谷芽15g，焦三仙15g以和胃消食；多汗，加浮小麦30g，麻黄根9g以止汗；复视，加谷精草10g，沙苑子10g以明目；腰膝酸软，加补骨脂15g，仙灵脾15g以补肝肾，强腰膝。

中成药：①补中益气丸（浓缩丸），口服，1次8～10丸，1日3次；②参苓白术散，口服，1次6～9g，1日2～3次；③人参养荣丸（大蜜丸），口服，1次1丸，1日1～2次。

（二）脾肾阳虚证

证候：四肢倦怠无力，畏寒肢冷，吞咽困难，口齿不清，腰膝酸软，小便清长，或有便溏，舌体淡胖，苔薄白，脉沉细。

治法：温补脾肾。

方药：右归丸加减。

附子先煎9g，肉桂3g，杜仲12g，山茱萸12g，山药15g，党参15g，黄芪30g，鹿角胶烊化12g。

加减：便溏，完谷不化，加炒白术30g，补骨脂15g，肉豆蔻15g以温阳补肾，健脾止泻；食少纳呆，加焦三仙15g以消食和胃；腰膝酸软，加枸杞子15g，牛膝15g以补肝肾，强腰膝。

中成药：金匮肾气丸（大蜜丸），口服，1次1丸，1日2次。

（三）肝肾阴虚证

证候：目睑下垂，视物不清，或复视，目干而涩，少寐多梦，五心烦热，口干咽燥，头晕耳鸣，四肢乏力，腰膝酸软，舌红少苔，脉细数。

治法：滋补肝肾。

方药：左归丸加减。

生地黄30g，龟甲胶烊化12g，枸杞子15g，山茱萸15g，山药15g，牛膝15g，鹿角胶烊化15g，菟丝子15g。

加减：气虚乏力甚，加西洋参煮水代茶饮以益气；心烦失眠，加知母12g，栀子12g，炒酸枣仁20g，夜交藤30g以清热除烦，宁心安神；视物不清，加蒺藜15g，决明子15g以明目；头晕耳鸣，四肢酸软，加女贞子15g，旱莲草15g以补益肝肾。

中成药：①六味地黄丸（浓缩丸），口服，1次8丸，1日3次；②杞菊地黄丸（大蜜丸），口服，1次1丸，1日2次；③健步壮骨丸（大蜜丸），口服，1次1丸，1日2次。

（四）气血两虚证

证候：神疲乏力，四肢软弱无力，行动困难，心悸气短，少气懒言，面色无华，自汗，舌淡而嫩，苔薄白，脉弱。

治法：补气养血。

方药：八珍汤加减。

党参15g，白术15g，茯苓15g，甘草6g，当归12g，生地黄18g，白芍15g，川芎9g。

加减：舌暗，加丹参15g，红花10g以活血通络；心悸，加桂枝9g，炙甘草6g以温通经脉；失眠，加酸枣仁20g以养心安神。

中成药：①归脾丸（浓缩丸），口服，1次8～10丸，1日3次；②参麦注射液10～60mL加入5%葡萄糖注射液250～500mL中，静脉滴注，1日1次。

（五）湿邪困脾证

证候：眼睑下垂，眼胞肿胀，肢体困重，倦怠无力，胸膈痞闷，脘腹胀满，或纳呆便溏，或面晦污垢，舌胖大，边有齿痕，苔白腻，脉濡缓或滑。治法：醒脾化湿。

方药：藿朴夏苓汤加减。

防风12g，白芷10g，广藿香12g，厚朴9g，半夏9g，茯苓12g，豆蔻后下3g，薏苡仁30g，陈皮6g，泽泻6g。

加减：兼头晕头昏，脉弦滑，加钩藤后下15g，蒺藜10g，白僵蚕10g以散风平肝；肢体沉重，足胫微肿，加防风10g，泽兰10g，益母草10g以利水胜湿。

中成药：藿香正气软胶囊，口服，1次2粒，1日3次。

三、其他治法

（一）单方验方

（1）鸡血藤30g，水煎代茶饮。

（2）黄芪60～120g，单煎或入汤剂。

（二）中成药

雷公藤片：饭后口服，成人1日1～1.5mg/（kg·d），分3次服用。

（三）针刺

1.体针

主穴中脘、血海、气海、脾俞、肾俞、足三里、三阴交、太溪。眼肌型，加攒竹、鱼腰、太阳、四白；单纯上睑下垂者，加阳辅、申脉；延髓型，加风池、哑门、天突、廉泉；咀嚼乏力者，加合谷、下关；全身型，加肩髃、曲池、外关、合谷、环跳、风市、阳陵泉、太冲；抬头无力者，加风池、天柱、列缺。

2.耳针

取穴脾、肾、胃、内分泌、皮质下。上睑下垂者，加眼睑、上纵隔；声音嘶哑者，加声带、咽喉、肺等；全身型，加膝、肘、腕、指。毫针轻度刺激或王不留行贴压。

（四）穴位注射

取穴脾俞、肾俞、足三里、三阴交。药用黄芪注射液，每次每穴注入0.5~1mL，分注两个穴位，可四穴交替取用。每2周为1疗程。第1疗程采用每日法；休息3日后开始第2个疗程，用隔日疗法；再休息3日后开始第3个疗程，用隔3日疗法。

第十四节　多系统萎缩

一、概述

多系统萎缩是一组原因不明，病变累及锥体外系、锥体系、小脑和自主神经等多神经系统变性疾病。包括以小脑症状为主的橄榄脑桥小脑萎缩（OPCA）、以自主神经系统症状为主的Shy-Drager综合征（SDS）和以帕金森症状为主的纹状体黑质变性（SND）。病理表现为神经元缺失、角质细胞增生。其病理诊断的特异性标志是少突胶质细胞包涵体。本病散在发病，呈进行性进展。平均发病年龄为54岁，50岁以上者多系统萎缩的发病率为（3~5）/105。

根据其发病特点和临床表现，以直立性眩晕发作为主要表现归属于中医学的"眩晕"范畴，《灵枢·海论》曰："髓海不足，则脑转耳鸣，胫酸眩冒"；《灵枢·卫气》曰："上虚则眩"；《素问·六元正纪大论篇》云："木郁之法……甚则耳鸣旋转"；汉代张仲景认为痰饮是眩晕病的主要致病因素之一，《金匮要略·痰饮咳嗽病脉证并治》云："下有支饮，其人苦冒眩，泽泻汤主之"；而《丹溪心法·头眩》中强调"无痰不作眩"；《景岳全书·眩晕》指出"无虚不作眩"，都为眩晕的病因病机提供了丰富的辨证依据。

以语声不出，足废不用为主要症状者可属中医学中"喑痱"范畴，正如《圣济总录·肾脏门》所云："盖肾脉挟舌本，肾气内夺，气厥不至舌本，故不能语而为喑。肾脉循股阴，行内踝，入足下，肾气不顺，故足废而为痱。"

以突然昏仆，不省人事伴面色苍白、四肢逆冷，醒后无明显后遗症为症状的可属中医"厥证"范畴，《景岳全书·厥逆》说："厥者尽也，逆者乱也，即气血败乱之谓"，提出以虚实论治厥证。

以头部或肢体不自主颤抖为主要症状者归属于中医学"颤证"范畴，《素问·至真要大论篇》曰："诸风掉眩，皆属于肝"，《医宗己任编·战振栗》："大抵气血俱虚，不能养荣筋骨，故为之振摇不能主持也"，"须大补气血，人参养荣汤或加味人参养荣汤"……《素问·五常政大论篇》又有"其病动摇"，"掉眩癫疾"等描述，阐述了本病以肢体动摇为主要症状，属风象，多与肝肾气血相关。

多系统萎缩多中年以后发病，随病情进展行动逐渐迟缓、欠稳，坐立位时间减少，起则头眩，甚则昏厥，表情呆滞，语声低微，二便失禁，因此辨证以肝肾阴虚、气血亏虚为本，风痰瘀结为标。

二、诊断与鉴另别诊断

（一）诊断标准

多系统萎缩的临床表现包括帕金森症状，小脑和锥体外系体征，自主神经功能症状。目前诊断主要依据临床表现及病理检查，神经内分泌检查、头颅磁共振成像、肌电图等可提供诊断依据。

1999年Gilman（美国）等提出了多系统萎缩的四组临床特征和诊断标准。四组临床特征包括：

（1）自主神经功能障碍或排尿功能障碍。

（2）帕金森症状。

（3）小脑性共济失调。

（4）锥体系功能障碍。

Gilman诊断标准：

（1）可能多系统萎缩，其中一组临床特征加上另外两个分属不同系统的体征。

（2）很可能多系统萎缩，第一组临床特征加上对多巴胺反应差的帕金森症状或小脑性共济失调。

（3）确诊多系统萎缩需神经病理学证实。

（二）鉴别诊断

1.阿尔茨海默病

多隐性起病，进行性加重的智能衰退，病理特征为老年斑、神经元纤维缠结和神经元缺失，多系统萎缩不伴有智能减退。

2.帕金森病

二者均有运动缓慢，肌强直及震颤，帕金森应用多巴胺制剂可以缓解症状，多系统萎缩小脑和锥体系症状明显，磁共振成像显示小脑和脑干萎缩。

3.进行性核上性麻痹

发生常于40岁以上，特征表现垂直性核上性眼肌麻痹，以及站立或行走中身体突然向后倾倒，逐渐出现视物模糊、步态不稳、步距增宽、肢体震颤、言语含糊和吞咽困难，可合并认知功能障碍。神经影像学检查提示中脑顶盖部和四叠体区明显萎缩。

4.皮层基底节变性（CBD）

好发年龄60~80岁，临床表现有构音障碍、智能减退、认知障碍、失用、不对称性肌强直、肌张力不全、肌阵挛、强握反射和异己（alien）手（肢）征，头颅CT和磁共振成像提示为非对称性的皮质萎缩。

三、辨证论治

（一）辨证分型

1.脾胃气虚

头晕目眩，视物模糊甚者昏厥，乏力，倦怠懒言，自汗，纳呆食少，便溏，舌质淡白、体胖嫩或有齿痕、舌脉缓无力。

2.气血亏虚

头晕目眩，遇劳加重，心悸怔忡，面色口唇淡白，失眠多梦，气短懒言，倦怠乏力，舌淡苔薄白，脉细弱。

3.脾肾阳虚

头晕目眩，气短乏力，面色苍白，畏寒肢冷，腰膝酸软，腹中冷痛，面浮肢肿，夜尿频数，小便清冷，便溏，舌质淡嫩、苔白，脉沉细迟。

4.痰瘀阻络

四肢拘急，屈伸不利，肢体颤动，步态不稳，言语吞咽不清，头重如裹，反应迟纯，口黏多寐，语涩或舌体颤抖，舌体胖大、质紫黯或有瘀癍、苔白腻，脉弦涩。

5.阴虚阳亢

肢体强直、颤动，头晕目眩，耳鸣，步态不稳，眼干目涩，五心烦热，腰膝酸软，遗精盗汗，口干欲饮，小便色赤，大便干，舌质红、苔少，脉细数。

6.阴阳两虚

病程日久，肢体强硬，行动缓慢，表情呆板，反应迟钝，语言困难，肢体颤动，乏力，面色无华，畏寒怕冷，纳呆，夜寐不安，舌质淡、苔薄白，脉沉细。

（二）辨证施治

1.脾胃气虚

治法：健补脾胃，理气和中。

方药：香砂六君子汤加减。党参、炒白术、茯苓、炒扁豆、木香、砂仁、半夏、陈皮、黄芪、炙甘草。食欲缺乏，纳呆食者，可加用焦麦芽、焦山楂、焦神曲、鸡内金；脘腹冷痛者，加干姜、乌药、上肉桂冲服。

2.气血亏虚

治法：健运脾胃，益气养血。

方药：八珍汤加减。党参、黄芪、炒白术、茯苓、熟地黄、白芍、当归、川芎、木香、炙甘草。便溏者，加炒山药、炒扁豆、泽泻；胸阳不振、心悸怔忡、畏寒肢冷者，加桂枝、炮附子、薤白以温通胸阳。

3.脾肾阳虚

治法：温补脾肾，益气助阳。

方药：四君子汤合金匮肾气丸加减。党参、炒白术、熟地黄、山茱萸、炒山药、茯苓、牡丹皮、泽泻、炮附子、肉桂、川牛膝。遗精或小便频清长者，加桑螵蛸、金樱子；便溏者，加补骨脂、肉豆蔻。

4.痰瘀阻络

治法：化痰祛瘀，活血通络。

方药：化痰通络汤加减。半夏、白术、天麻、丹参、香附、酒大黄、三七、胆南星、枳实、鸡血藤、丝瓜络、竹茹。震颤较重者，加钩藤、僵蚕、全蝎、生龙骨、生牡蛎；痰多色黄者，加全瓜蒌、天竺黄、浙贝母；头晕头痛者，加菊花、夏枯草；兼有胸闷纳呆者，加鸡内金、砂仁后下、焦麦芽、焦山楂、焦神曲。

5.阴虚阳亢

治法：育阴潜阳，熄风通络。

方药：育阴通络汤加减。生地黄、白芍、女贞子、旱莲草、山茱萸、钩藤、天麻、丹参、全蝎、蜈蚣。口干者，加石斛、麦冬；大便干燥者，加火麻仁、肉苁蓉；头痛头晕眼花者，加菊花、密蒙花；腰膝酸软者，加炒杜仲、川牛膝、川断。

6.阴阳两虚

治法：阴阳双补，化瘀活血。

方药：龟鹿二仙汤加减。龟板胶、鹿角胶、熟地黄、党参、山茱萸、麦冬、紫菀、仙茅、仙灵脾、炙甘草。肢体抽搐震颤严重者，加天麻、钩藤；痰声辘辘，苔厚腻者，加全瓜蒌、苏子；心烦失眠者，加炒酸枣仁、夜交藤。

（三）施治策略

中医认为，本病以肝、脾、肾等脏腑虚损为本，而兼风、痰、瘀等标实之象。故治疗时主要是以补益肝肾，健脾益气养血为主，兼以化痰熄风、活血化瘀等治法。临床上并可配合西药、针灸、康复等综合治疗，效果较为明显。

（四）调护

患者晚期可因咽喉肌麻痹出现饮水呛咳、误吸、睡眠呼吸暂停等症状，因活动受限需要长期卧床，如护理不当则易并发压疮、肺部感染、泌尿系感染、深静脉血栓等，均可危及生命。因此，应当早发现早治疗，延缓病情进展，注意护理得当，对晚期患者应勤翻身扣背，注意检测相关指标，预防并发症的出现，及早知道进行康复治疗。

参考文献

[1] 唐佩福，王岩.骨折手术学[M].北京：人民军医出版社，2013.

[2] （美）斯库代里，（美）特里亚.骨科微创手术学上肢[M].天津：天津科技翻译出版有限公司，2014.

[3] 王维山，尹生云，李宽新.人工关节置换基础与临床[M].西安：西安交通大学出版社，2014.

[4] 王坤正，王岩.关节外科教程[M].北京：人民卫生出版社，2014.

[5] 戴克戎，裴福兴.中华骨科学关节外科卷[M].北京：人民卫生出版社，2014.

[6] （美）贝帝，（美）卡内尔.坎贝尔骨科手术学第12版第5卷运动医学及关节镜[M].北京：人民军医出版社，2015.

[7] （美）帕尔维齐，（美）霍萨克，（以）本德原.髋关节炎的手术治疗重建、置换与翻修北京：北京大学医学出版社，2014.

[8] 颜乾麟.颜德馨中医心脑病诊治精粹.北京：人民卫生出版社，2009.

[9] 高颖.中医临床诊疗指南释义脑病分册.北京：中国中医药出版社，2015.

[10] 张怀亮，崔书克.脑病辨证施治策略与案例.郑州：郑州大学出版社，2012.